Gynecologic Oncology
A Pocketbook

妇科肿瘤
诊疗手册

Ramea N. Eskander
Robert E. Bristow *Editors*

原书主编：〔美国〕拉梅兹·N.埃斯坎德
〔美国〕罗伯特·E.布里斯托
主　译：牛兆园　周　静

SPM 广东科技出版社
南方传媒 全国优秀出版社
·广州·

Translation from the English language edition:
Gynecologic Oncology A Pocketbook
edited by Ramez N. Eskander and Robert E. Bristow
Copyright © Springer Science + Business Media New York 2015
Springer is part of Springer Science + Business Media
All Rights Reserved

著作权合同登记号
图字：19-2015-204号

图书在版编目（CIP）数据

妇科肿瘤诊疗手册 /（美）拉梅兹·N. 埃斯坎德，
（美）罗伯特·E. 布里斯托主编；牛兆园，周静主译. —广
州：广东科技出版社，2022. 5
书名原文：Gynecologic Oncology A Pocketbook
ISBN 978-7-5359-7859-2

Ⅰ. ①妇… Ⅱ. ①拉… ②罗… ③牛… ④周…
Ⅲ. ①妇科病—肿瘤—诊疗—手册 Ⅳ. ①R737.3-62

中国版本图书馆CIP数据核字（2022）第078504号

妇科肿瘤诊疗手册 Fuke Zhongliu Zhenliao Shouce

出 版 人：严奉强
责任编辑：丁嘉凌
封面设计：创溢文化
责任校对：于强强
责任印制：彭海波
出版发行：广东科技出版社
　　　　　（广州市环市东路水荫路11号　邮政编码：510075）
销售热线：020-37607413
http://www.gdstp.com.cn
E-mail:gdkjbw@nfcb.com.cn
经　　销：广东新华发行集团股份有限公司
排　　版：广东科电有限公司
印　　刷：广东彩源印刷有限公司
　　　　　（广州市黄埔区百合三路8号　邮政编码：510700）
规　　格：787 mm×1 092 mm　1/32　印张15　字数360千
版　　次：2022年5月第1版
　　　　　2022年5月第1次印刷
定　　价：128.00元

如发现因印装质量问题影响阅读，请与广东科技出版社印制室联系调换（电话：020-37607272）。

主译简介

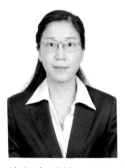

牛兆园，女，医学博士，青岛大学医学院附属医院副主任医师。1998年毕业于青岛大学，毕业后一直从事妇科临床工作，积累了丰富的临床经验，系统掌握了妇科各种常见病及多发病的诊治，熟练开展妇科各级常规手术及微创手术。

致力于妇科肿瘤的诊治及研究，擅长宫腔镜、腹腔镜手术及子宫瘢痕妊娠的治疗。主要学术任职包括山东省抗癌协会委员、青岛市宫颈疾病协会委员、青岛市老年医学学会妇科专业委员会常委。

发表论文5篇被SCI收录，获发明专利1项，承担省部级课题3项，获山东省科技创新成果奖1次，出版著作3部。

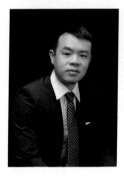

周静，男，医学博士，主任医师，同济大学兼职教授，硕士生导师。毕业于北京协和医学院临床医学专业（八年制）。曾就职于南方医科大学南方医院，作为中共中央组织第16/17批博士服务团挂职新疆生产建设兵团第九师医院副院长兼妇产科主任，后留疆工作，任新疆克拉玛依市中心医院妇幼中心主任，现任新疆克拉玛依市人民医院副院长。2018 年入选新疆维吾尔自治区高层次人才"天池计划"，2021年带领妇科科研团队获批国家临床重点专科建设项目。

擅长妇科恶性肿瘤与女性盆底疾病的微创手术治疗，常规开展经阴道经脐单孔腹腔镜手术。主要研究方向为妇科肿瘤微创治疗与医疗大数据在妇科的应用。

主持国家级项目1项，省级项目3项，发表论文15篇，其中SCI收录4篇。主要学术任职包括中国优生科学协会肿瘤生殖学分会常委、中国优生优育协会妇科肿瘤防治专业委员会委员、中国医师协会微无创医学专业委员会委员、新疆医学会妇科肿瘤专业委员会青年委员会副主任委员等十余项。

编者

Ramez N. Eskander, M.D.
Assistant Professor
Division of Gynecologic
Oncology
Department of Obstetrics
and Gynecology
University of California,
Irvine Medical Center
Orange, CA, USA

Robert E. Bristow, M.D., M.B.A.
The Philip J. DiSaia Prestigious
Chair in Gynecologic
Oncology
Professor and Director
Division of Gynecologic
Oncology
Department of Obstetrics
and Gynecology
University of California,
Irvine Medical Center
Orange, CA, USA

ISBN 978-1-4939-1975-8 ISBN 978-1-4939-1976-5 （eBook）

DOI 10.1007/978-1-4939-1976-5

Springer New York Heidelberg Dordrecht London Library of Congress Control Number: 2014953587 © Springer Science+Business Media New York 2015

册名称及商标等，即使没有特别说明，也不意味着这些名称不受相关法律法规保护而可随意使用。本书提供的建议和信息在出版时认为是真实的和准确的，作者、编辑及出版商均不对其中某些错误或纰漏承担法律责任，在此也未做出与之相关的任何保证、明示或暗示。

Springer is part of Springer Science+Business Media （www.springer.com）

前　　言

　　我们充满激情地完成拙作《妇科肿瘤诊疗手册》（第一版）。医学生、住院医生、医学研究员及低年资职员所肩负的任务日益增加，同时他们又需要不断丰富自己的知识库和加强临床敏感性。在这个网络医学时代，医疗保健服务提供者担负的责任日益加重，务必快速高效地接受、理解并分享与治疗计划和患者保健相关的大量信息。

　　使用传统教科书难以完成如此艰巨的任务，需要一本便于读者使用的纸质或电子手册，精炼复杂疾病的评估和处置原则，使其易于理解和掌握。妇产科住院医生和肿瘤研究者缺乏这种资源，此为本手册编写的初衷。

　　本手册分为5部分，分别为妇科常见肿瘤、化学药物治疗（简称"化疗"）、放射治疗（简称"放疗"）、外科基本技能、姑息治疗。本手册以重点提示和简明表格的方式进行介绍以保证框架结构简单有效，为读者提供可随身携带的值得信赖的诊疗信息。每种疾病均包括详细的流行病学、遗传学、分期及外科处置原则，所提供的最新诊疗策略建立在大量重要的临床试验基础之上。另外，放疗、化疗、外科基本技能及姑息治疗等章节均采用相同的框架结构，与以往出版的手册明显不同。

　　最后，我们对涉及妇科肿瘤诊治教育与培训的各种优秀教科书深表敬意，希望这本手册能为读者提供实用的参考指南。

　　敬请雅正，以便进一步提高本书质量。

Ramez N. Eskander

Robert E. Bristow

于美国加利福尼亚州

致　　谢

　　仅以此书献给我们的妻子Michelle、Rachel及可爱的孩子们Jackson、Haley、Chloe与Abigail，他们的鼎力支持和鼓励使得本书得以迅速出版发行！也感谢我们的同事和导师的大力支持！我们的患者面对癌症充满勇气和信心，给予我们巨大的精神动力，特致谢意！

原作编著者

Robert E. Bristow, M.D., M.B.A. Division of Gynecologic
Oncology, Department of Obstetrics and Gynecology, Irvine
Medical Center, University of California, Orange, CA, USA

Alexandre Buckley, M.D. Division of Gynecologic Oncol-
ogy, Department of Obstetrics and Gynecology, Columbia
University College of Physicians and Surgeons, New York,
NY, USA

Columbia University Medical Center, New York, NY, USA

Jamie Capasso, D.O. Department of Internal Medicine,
Irvine Medical Center, University of California, Orange,
CA, USA

Elizabeth L. Dickson, M.D. Division of Gynecologic
Oncology, Department of Obstetrics, Gynecology and
Women's Health, University of Minnesota Medical Center,
Fairview, Minneapolis, MN, USA

Ramez N. Eskander, M.D. Division of Gynecologic Oncol-
ogy, Department of Obstetrics and Gynecology, Irvine Medi-
cal Center, University of California, Orange, CA, USA

Sara M. Jordan, M.D. Gynecologic Oncologist, Southwest
Gynecologic Oncology Associates, Inc., Albuquerque, NM,
USA

Lauren Krill, M.D., M.S. Division of Gynecologic Oncol-
ogy, Department of Obstetrics and Gynecology, Irvine Medi-
cal Center, University of California, Orange, CA, USA

Quan Li, Pharm.D. Department of Pharmacy, The James
Cancer Hospital, The Ohio State University, Columbus,

OH, USA

Solomon Liao, M.D., A.A.H.P.M. Department of Internal Medicine, Irvine Medical Center, University of California, Orange, CA, USA

Susan G. R. McDuff, M.D., Ph.D. Department of Radiation Medicine and Applied Sciences, University of California San Diego Health System, La Jolla, CA, USA

Michael T. McHale, M.D. Department of Reproductive Medicine, UC San Diego Moores Cancer Center, La Jolla, CA, USA

Sally A. Mullany, M.D. Division of Gynecologic Oncology, Department of Obstetrics, Gynecology and Women's Health, University of Minnesota Medical Center, Fairview, Minneapolis, MN, USA

Rosene D. Pirrello, B.Pharm., R.Ph. Department of Pharmacy Services, UC Irvine Health Department of Pharmacy Services, Irvine Medical Center, University of California, Orange, CA, USA

Leslie M. Randall, M.D. Department of Gynecologic Oncology, Irvine Medical Center, University of California, Orange, CA, USA

Ana I. Tergas, M.D., M.P.H. Division of Gynecologic Oncology, Department of Obstetrics and Gynecology, Columbia University College of Physicians and Surgeons, New York, NY, USA

Krishnansu S. Tewari, M.D., F.A.C.O.G., F.A.C.S. The Division of Gynecologic Oncology, The Gynecologic Oncology Group at UC Irvine, Irvine Medical Center, University of California, Orange, CA, USA

Kristy K. Ward, M.D., M.A.S. Department of Reproductive Medicine, UC San Diego Moores Cancer Center, La Jolla, CA, USA

Jack L. Watkins, Pharm.D., B.C.O.P. Department of Clinical Effectiveness, University of Texas MD Anderson Cancer Center, Houston, TX, USA

Rebecca Liddicoat Yamarik, M.D., M.P.H. Providence Trinity Care Hospice, Torrance, CA, USA

Catheryn M. Yashar, M.D. Department of Radiation Medicine and Applied Sciences, University of California San Diego Health System, La Jolla, CA, USA

翻译委员会

主译　牛兆园　青岛大学医学院附属医院妇产科

　　　　周　静　新疆克拉玛依市中心医院妇产科

译者　（以翻译章节先后顺序排列）

　　　　朱　茜　深圳市人民医院妇产科

　　　　周　静　新疆克拉玛依市中心医院妇产科

　　　　刘兴阳　中山大学附属第一医院惠亚医院妇产科

　　　　沈慧敏　中山大学附属第一医院惠亚医院妇产科

　　　　杨国奋　中山大学附属第一医院妇产科

　　　　龙健婷　中山大学附属第一医院肿瘤科

　　　　王　岩　中山大学附属第一医院放疗科

　　　　高显华　长海医院结直肠外科

　　　　廖洪映　中山大学附属第六医院胸外科

　　　　傅文凡　广州医科大学附属肿瘤医院胸外科

　　　　常志刚　北京医院ICU

　　　　牛兆园　青岛大学医学院附属医院妇产科

目　　录

第一部分
妇科常见肿瘤

第一章 上皮性卵巢癌、低恶性潜能卵巢肿瘤及卵巢性索间质肿瘤

RAMEZ N. ESKANDER、ROBERT E. BRISTOW 编著

朱茜、周静 译

流 行 病 学

· 卵巢癌仍是目前最常见的妇科恶性肿瘤，居美国女性恶性肿瘤死亡率第5位。

· 2014年约有21 980例新发病例，其中死亡病例14 270例[1]。

· 目前尚无有效的筛查方案，因此大部分晚期患者（约75%）需要手术治疗和辅助化疗。

· 一名女性终生罹患卵巢癌的风险是1.8%（约1/70人）。

· 绝经后妇女发现附件包块为恶性的概率显著高于绝经前妇女。

· 发病率随年龄的增长而增长，在56 ~ 60岁达到峰值[1]。在大于40岁女性中，附件包块为恶性的风险增至1/3。

· 一些危险因素已被证实与卵巢癌发病相关（表1–1）。

表1–1 上皮性卵巢癌的发病相关因素[2]

未产妇
初潮过早
绝经延迟

续表

年龄增长
白种人
家族史
乳腺癌病史
激素替代治疗[a]
促排卵药物[a]
滑石粉[a]

a：有争议。

早期检测与筛查

· 目前卵巢癌筛查与诊断方法包括盆腔检查、经阴道超声（TVUS）、肿瘤标记物糖类抗原125（CA125）、多标记物组合和生物信息学。
· 单纯盆腔检查缺乏敏感性和特异性。
· CA125敏感性不高（仅1/2早期卵巢癌产生的CA125可被检测到）。
· CA125升高可见于其他非肿瘤疾病，导致假阳性结果。
· 美国和英国的两个大型随机前瞻性研究采用CA125和经阴道超声对一般风险的患者进行联合筛查[3]。

1. 美国前列腺癌、肺癌、结肠癌和卵巢癌筛查研究项目（PLCO）

78 216名55～74岁的女性被随机分为两组，一组进行为期4年的筛查，共行6次CA125和经阴道超声的联合筛查（39 105人），另一组常规治疗（39 111人）。

（1）最长随访时间为13年。

（2）主要结局：因卵巢癌死亡。

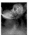

（3）研究结果：两组死亡率相似。

①筛查组3.1/10 000，对照组2.6/10 000［相对危险比（RR）=1.18；95%置信区间（95%CI）为0.82～1.71］。

②卵巢癌筛查不降低死亡率。

（4）筛查组中缺乏分期，可能影响该筛查方案的敏感性。

2. 英国卵巢癌筛查联合试验研究项目（FOCSS）

（1）检测两种筛查方法的有效性。一组为多模块筛查方式，通过基于糖类抗原125（CA125）水平的卵巢癌风险算法（ROCA）预测卵巢癌风险，并辅以经阴道超声进行筛查；另一组单独以经阴道超声进行筛查。

①ROCA测量的并非CA125单独一个数值，而是CA125随时间的变化程度。

②2013年美国临床肿瘤学会（ASCO）年度会议上展示了英国FOCSS II 期研究结果[4]。

（2）英国FOCSS II 期研究修改了筛查方案，采用每4个月在线系统评估，当需要额外的检查时告知医生。

（3）共4 531名妇女参与该研究。

（4）患者卵巢癌的终生风险>10%，并且年龄>35岁。

（5）筛查方案的敏感性为75%～100%，特异性为96.1%，阳性预测值13%。

尽管结果可观，但该方案仍存在一定局限性。

①具有卵巢癌家族史、$BRCA$基因突变和/或林奇综合征（Lynch综合征）的人群有不同的卵巢癌发病风险。

②研究对象的平均年龄是44岁，低于卵巢癌的平均发病年龄，甚至低于$BRCA$基因突变患者的卵巢癌平均发病年龄。

③研究算法不具有概括性。

（6）目前，无医疗机构推荐对具有卵巢癌平均风险的人群进行筛查。

（7）现有的研究缺乏卵巢癌筛查可降低死亡率的相关证据，因此2012年美国预防服务工作组（USPSTF）不推荐对卵巢癌进行筛查（D级推荐）。

遗传性卵巢癌

- 遗传性乳腺癌–卵巢癌综合征（HBOC）最初是一个基于家族史的临床诊断，表现为家族中多个亲属罹患早发乳腺癌和/或卵巢癌。
- 生殖细胞系*BRCA1*、*BRCA2*基因突变约占侵袭性卵巢癌的15%。
- *BRCA1*、*BRCA2*基因突变与交界性卵巢癌无关。
- *BRCA1*、*BRCA2*基因突变可导致卵巢癌15%~50%的终生发病风险。
- 其他一些基因（约10个）被证实可能导致遗传性卵巢癌，高达29%的卵巢癌由这些基因引起。

（1）最常见的突变基因包括*RAD51C*、*TP53*、*CHEK2*、*BRIP1*[5]。

（2）目前关于多基因面板测试和新一代的基因测序的研究正在进行中。

- 约1/3遗传性卵巢癌患者无患癌亲属。
- 35%患者确诊遗传性卵巢癌的年龄超过60岁。
- 2014年妇科肿瘤医师协会（SGO）临床实践指南对所有诊断卵巢癌、输卵管癌或原发性腹膜癌的妇女，无论年龄及家族史，均需遗传咨询及基因检测。
- *BRCA1*基因（表1–2）。

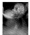

表1-2　*BRCA1*基因

位置	染色体17q21
功能和突变	*BRCA*基因作用于同源重组和DNA修复，该基因80%的突变会导致功能丧失或移码的改变
发病率	见于90%的HBOC病例，45%的点突变乳腺癌由该突变引起
风险	到70岁时，可造成50%的卵巢癌风险和85%的乳腺癌风险；若已经证实有*BRCA*1突变，可造成39%～46%的卵巢癌风险 与胰腺、前列腺、子宫、食管、胃肠道其他恶性肿瘤相关
预防	使用5年口服避孕药可将卵巢癌风险降低50% 已生育或年龄＞35岁的携带者，推荐行双侧附件切除术（BSO）或经腹全子宫切除术+双侧附件切除术（TAH/BSO）以降低风险 若拒绝手术，需进行每6个月1次的经阴道B超和CA125联合筛查

·*BRCA*2基因（表1-3）。

表1-3　*BRCA2*基因

位置	染色体13q12
功能和突变	*BRCA*基因作用于同源重组和DNA修复，该基因80%的突变会导致功能丧失或移码的改变
风险	造成40%～85%的乳腺癌终生风险 在已经证实有*BRCA2*突变的携带者中，卵巢癌风险较*BRCA1*稍低（10%～20%），但与普通人群相比风险仍显著增加

续表

位置	染色体13q12
预防	使用5年口服避孕药可将卵巢癌风险降低50% 已生育或年龄＞35岁的携带者，推荐行双侧附件切除术（BSO）或经腹全子宫切除术+双侧附件切除术（TAH/BSO）以降低风险 若拒绝手术，需进行每6个月1次的经阴道B超和CA125联合筛查

· Lynch综合征（遗传性非息肉病性结直肠癌，HNPCC）也与卵巢癌发病相关。

（1）有早发性子宫内膜癌或结直肠癌家族史者（＜50岁），需警惕Lynch综合征的可能。

（2）由DNA错配修复基因的突变引起，包括*MLH1*、*MLH3*、*MSH2*、*MSH6*、*PMS2*基因[6,7]。结直肠癌的终生风险为30%～54%；子宫内膜癌的终生风险为42%～69%；卵巢癌的终生风险为9%～12%。

（3）超过50%患Lynch综合征的妇女首发的恶性肿瘤为子宫内膜癌。

· Lynch综合征（表1-4）。

表1-4　Lynch综合征

位置	MSH2—染色体2p16 MLH1—染色体3p21 （以上是与Lynch综合征相关的最常见的两个突变基因）
功能和突变	突变导致错配修复受损，产生微卫星不稳定，从而引起遗传不稳定性和不受控制的增殖、侵袭及转移

续表

风险	造成9%~12%的卵巢癌终生风险 增加子宫内膜、结肠、上泌尿系、胃肠道、胰腺和肝脏等其他部位恶性肿瘤的风险 任何Lynch综合征相关的恶性肿瘤终生风险接近75%
预防	推荐的筛查方案包括： ——从25岁（或诊断结直肠癌的最早年龄之前10年）开始，每年行结肠镜检查 ——由于*MSH6*突变引起的恶性肿瘤为迟发型，其突变筛查可从30岁开始 ——从30~35岁开始，除了通过经阴道超声和CA125筛查子宫内膜癌和卵巢癌外，可考虑每年行子宫内膜活检 ——每年尿酸和皮肤检查 ——可考虑上消化道内镜检查

临 床 表 现

· 尽管最初将卵巢癌描述成一种隐匿性疾病，但最近的研究显示，患者在确诊之前普遍有盆腹腔症状和月经异常[8]。

（1）Goff等总结了一系列卵巢癌的症状[9]，包括腹痛、盆腔痛、尿频和/或尿急、腹围增大/腹胀、食欲下降/早饱感。

（2）56.7%的早期患者及79.5%的晚期患者有以上症状。

· 超过75%的患者发病后被诊断时已经是晚期。

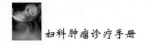

病 理 学

- 卵巢癌中，上皮性卵巢癌占80% ~ 90%，生殖细胞肿瘤占3% ~ 5%，性索间质肿瘤占5% ~ 6%。
- 75% ~ 80%上皮性卵巢癌为浆液性癌。
- 转移性肿瘤［包括子宫内膜癌、宫颈癌、乳腺癌、胃肠道肿瘤（Krukenberg）和淋巴瘤］占卵巢癌剩余的5%。

1. 上皮性卵巢癌
- 高级别浆液性癌（75% ~ 80%）。
- 子宫内膜样癌（10%）。
- 透明细胞癌（10%）。
- 黏液性癌（3%）。
- 低级别浆液性癌（<5%）。
- 移行细胞癌/恶性Brenner瘤（<1%）。
- 高级别浆液性癌和低级别浆液性癌目前被认为是两种具有独立发病机制的恶性肿瘤。

2. 高级别浆液性癌
- 卵巢癌的最常见类型，确诊时肿瘤很少局限于卵巢（<10%）。
- 肿瘤体积跨度从镜下可见，直至超过25 cm。
- 典型的囊性和多房性。
- 镜下一般表现为乳头状、腺状、微囊性和实性改变。
- 有时可见砂粒体，但不如低级别浆液性癌中常见。
- 常见明显的细胞异型和有丝分裂。
- $p53$和$p16$基因广泛表达。
- 亦可见$WT-1$、$estrogen$和$Pax-8$基因的表达。

3. 低级别浆液性癌
- 罕见，占卵巢癌不足5%[10]。

· 常在晚期被确诊，预后差。

· 常与交界性成分并存。

· 镜下特征为破坏性的间质浸润。

· 与高级别浆液性癌相比，有丝分裂活性低，细胞核异型性少。

· 常见*KRAS*和*BRAF*基因突变。

4. 黏液性癌

· 几乎所有黏液性癌在早期（Ⅰ期）发现。

· 肿瘤体积较大（＞20 cm）。

· 5%～10%为双侧（双侧可能提示为胃肠道转移到卵巢的恶性肿瘤）。

· 镜下见肿瘤细胞与宫颈内膜、肠道或幽门部细胞相似。

· 常有包括CDX2和CK20在内的胃肠道标记物表达。

· 超过75%有*KRAS*基因突变。

5. 子宫内膜样癌

· 常在早期发现，预后较好。

· 典型的低级别，但化疗敏感。

· 15%～20%可与子宫内膜癌并存。

· 实性和/或囊性，可由子宫内膜异位症引起。

· 镜下特点与低级别子宫内膜腺癌相似。

· 典型表达vimentin、ER、PR和CA125。

· 最常见的体细胞突变见于*β–Catenin*和*PTEN*基因（与子宫内膜腺癌类似）。

· 双侧病变率高达15%。

6. 透明细胞癌

· 与子宫内膜样癌类似，透明细胞癌常在早期发现，预后较好。

· 但若在晚期发现，预后差，生存结局类似浆液性或子宫内膜腺癌（对铂类化疗药不敏感）。

- 常由子宫内膜异位症引起。
- 肿瘤体积大，囊性。
- 实性部分由多层透明细胞质的肿瘤细胞构成。
- 缺乏ER和WT-1的表达。
- 与*ARID1A*突变相关。

7. 交界性或低恶性潜能（LMP）肿瘤

- 可为浆液性或囊液性（表1-5）。

表1-5　浆液性或囊液性LMP的特点

浆液性LMP	囊液性LMP
占LMP的65%	—
发现时的中位年龄为35～40岁	—
局限于卵巢，生长缓慢	—
10%有微小浸润	10%～20%有微小浸润
35%有腹膜种植	有*KRAS*基因突变
*Ki67*和*p53*低表达	CK7、CDX2和CK20表达阳性
10年生存率95%～100%	—

8. 生殖细胞肿瘤

- 占卵巢癌3%～5%，发现时多在Ⅰ期（局限于卵巢）（70%）。
- 最常见的发病年龄为10～30岁。
- 除无性细胞瘤外，几乎均为单侧（无性细胞瘤双侧可达15%）。
- 无性细胞瘤、不成熟畸胎瘤、卵黄囊瘤和混合瘤占恶性生殖细胞肿瘤的90%。

9. 肿瘤标记物

- HCG：胚胎细胞、绒毛膜癌、混合型生殖细胞瘤。

- AFP：卵黄囊/内胚窦瘤、胚胎细胞、混合型生殖细胞瘤。
- LDH：无性细胞瘤。
- 卵巢甲状腺肿是一种"单胚层"畸胎瘤，成分几乎均为成熟甲状腺组织。
- 恶性罕见，但也曾被报道过。
- 非妊娠绒毛膜癌极为罕见，有早期血行播散的倾向。

手 术 治 疗

- 手术探查的目的是诊断和治疗。
- 手术切除的目标是确定分期和尽可能切除肉眼可见病灶，以达到0期别（镜下残留病灶）。
- 传统分期手术包括以下几方面。
  - （1）全子宫和双附件切除。
  - （2）盆腔和腹主动脉旁淋巴结切除。
  - （3）大网膜切除。
  - （4）腹膜活检（盆壁、膀胱浆膜、子宫直肠窝、结肠周围和横膈）。
  - （5）留取腹腔积液行细胞学检查。
  - （6）对任何可疑病灶进行活检。
- 对于晚期患者，手术的主要目的并非分期，而是尽可能切除所有病灶。该手术可能需要：肠管切除（+/−造口术）、横膈全层切除或腹膜切除、脾切除、腹膜剥离，或与其他团队合作切除部分肝脏、胰腺、受侵犯的肾脏/肾上腺等。
- 以下为卵巢癌FIGO分期2014年1月修改版（表1-6，斜体字为修改版调整内容）。

表1-6　卵巢癌FIGO分期2014年1月修改版

Ⅰ期：肿瘤局限于卵巢

旧版本	新版本
ⅠA 肿瘤局限于一侧卵巢，包膜完整，卵巢表面无肿瘤；腹腔积液或腹腔冲洗液中未找到恶性细胞	ⅠA 肿瘤局限于一侧卵巢，包膜完整，卵巢表面无肿瘤；腹腔积液或腹腔冲洗液中未找到恶性细胞
ⅠB 肿瘤局限于双侧卵巢，其他同ⅠA	ⅠB 肿瘤局限于双侧卵巢，其他同ⅠA
ⅠC 肿瘤局限于一侧或双侧卵巢，并伴有如下任何一项：包膜破裂、卵巢表面有肿瘤、腹腔积液或腹腔冲洗液中有恶性细胞	ⅠC 肿瘤局限于一侧或双侧卵巢 ⅠC1 术中手术导致肿瘤破裂 ⅠC2 术前肿瘤包膜破裂或卵巢表面有肿瘤 ⅠC3 腹腔积液或腹腔冲洗液中有恶性细胞

Ⅱ期：肿瘤累及一侧或双侧卵巢，伴有盆腔蔓延（在骨盆缘以下）或腹膜癌

旧版本	新版本
ⅡA 肿瘤蔓延和/或种植于子宫和/或输卵管	ⅡA 肿瘤蔓延和/或种植于子宫和/或输卵管
ⅡB 肿瘤蔓延至盆腔的其他腹膜内组织	ⅡB 肿瘤蔓延至盆腔的其他腹膜内组织
ⅡC ⅡA或ⅡB，伴有腹腔积液或腹腔冲洗液中有恶性细胞	旧分期中的ⅡC被取消

Ⅲ期：肿瘤侵犯一侧或双侧卵巢，伴有细胞学或组织学证实的盆腔外腹膜播散和/或腹膜后淋巴结转移

续表

旧版本	新版本
ⅢA 盆腔外腹膜的镜下转移	ⅢA 腹膜后淋巴结阳性，和/或盆腔外腹膜的镜下转移 ⅢA1 仅有腹膜后淋巴结阳性 ⅢA1（i）转移灶直径≤10 mm ⅢA1（ii）转移灶直径≥10 mm ⅢA2 盆腔外（在骨盆缘以上）腹膜的镜下转移±腹膜后淋巴结阳性
ⅢB 肉眼见肿瘤累及盆腔外腹膜，转移灶最大直径≤2 cm	ⅢB 肉眼见肿瘤累及盆腔外腹膜，转移灶最大直径≤2 cm ± 腹膜后淋巴结阳性，包括蔓延至肝脏/脾脏包膜
ⅢC 肉眼见肿瘤累及盆腔外腹膜，转移灶最大直径≥2 cm，和/或区域淋巴结转移	ⅢC 肉眼见肿瘤累及盆腔外腹膜，转移灶最大直径≥2 cm，和/或区域淋巴结转移，包括蔓延至肝脏/脾脏包膜

Ⅳ期：腹膜外的远处转移

旧版本	新版本
Ⅳ腹膜外的远处转移，包括肝实质转移	ⅣA 胸水细胞学阳性
	ⅣB 肝脏和/或脾脏实质转移，腹腔外脏器转移（包括腹股沟淋巴结和腹腔外淋巴结）

·其他建议。

（1）分期时应注明组织学类型，包括分级。

15

（2）如有可能，需注明原发部位（卵巢、输卵管或腹膜）。

（3）对于原本定为Ⅰ期的肿瘤但却存在紧密黏附者，当组织学上证实肿瘤细胞存在黏附，需将分期提高到Ⅱ期。

肿瘤细胞减灭术范例和新辅助化疗的作用

· 1934年Meigs首次提出卵巢癌肿瘤细胞减灭术的概念。

· 之后，Griffiths发表了一项里程碑式的研究结果，指出肿瘤残余灶与患者生存期呈反比[11, 12]。

· 肿瘤细胞减灭术后的残余灶以剩余肿瘤的最大直径为界定值，是最重要的一项预后指标[13, 14]。

（1）尽管如此，术后对残余灶的界定仍缺乏共识。

（2）美国妇科肿瘤学组（GOG）将术后残余灶最大直径≤1 cm作为理想肿瘤细胞减灭术的标准[15, 16]。

（3）目前数据表明，行肿瘤细胞减灭术切除所有肉眼可见病灶，可获得最佳生存结局[17-24]（表1-7）[25]。

（4）理想的肿瘤细胞减灭术，取决于术者的技巧、教育/训练、经验和个人观念。

（5）尽管肿瘤细胞减灭术对生存结局有重要影响，但各文献报道的最大切除率（无肉眼可见病灶）差异明显，范围为50%～85%。

（6）遗憾的是，主要的手术操作与发病率及死亡率相关。

（7）2010年一项回顾性调查对晚期卵巢癌Ⅰ期肿瘤细胞减灭术中扩大的上腹部手术操作导致的主要并发症进行了评估，提示：其中31名患者（22%）出现了3～5级并发症，其中包括2例死亡（1.4%）。

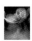

表1-7　肿瘤细胞减灭术的重要性[15, 18, 25]

研究者	类型	试验项目	结果
Hoskins 等[15]	GOG 97 + GOG 52 辅助数据研究	GOG 97：顺铂50 mg/m^2 + 环磷酰胺500 mg/m^2，1次/3周×8次	完全切除直至无肉眼可见残余病灶（5年生存率为60%）
		顺铂100 mg/m^2 +环磷酰胺1 000 mg/m^2，1次/3周×8次	理想但仍肉眼可见残余灶（5年生存率为35%）
		GOG 52：顺铂75 mg/m^2，1次/3周×6次	次理想残余灶（5年生存率为20%）
		顺铂75 mg/m^2 + 紫杉醇135 mg/m^2，1次/3周×6次	
Chang 等[18]	荟萃分析	包括18项研究	病灶切除量每增加10%，中位生存率提高28%

理想标准：0.1 cm≤残余灶最大直径＜2 cm；次理想标准：残余灶最大直径＝2 cm。

新辅助化疗的作用

· 部分晚期卵巢癌患者不适合行基础肿瘤细胞减灭术，原因包括以下几方面。

　　（1）肿瘤生物学/肿瘤的分布（胸内转移病灶无法切除、肝实质内多发病灶）。

　　（2）医学合并症。

　　（3）无法获得适当的外科诊治。

· 以上情况，通常采用新辅助化疗。

· 此外，由于肿瘤细胞减灭术可能引起手术并发症，并且完全切除肉眼可见病灶具有多变性，近10年来新辅助化

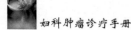

疗受到密切关注。

· 欧洲目前有两项Ⅲ期前瞻性随机临床试验，将晚期卵巢癌新辅助化疗与Ⅰ期手术进行比较（表1-8）[25]。

· 两项研究结果均未显示Ⅰ期肿瘤细胞减灭术的疗效优于新辅助化疗。

· Vergote等[26]的研究结果显示，与基础肿瘤细胞减灭术后再化疗相比，新辅助化疗之后再行肿瘤细胞减灭术的死亡危险比为0.98（90% CI为0.84～1.13，P=0.01，为无显著性差异），而疾病进展的危险比为1.01（90% CI为0.89～1.15）。

表1-8　研究新辅助化疗的Ⅲ期临床试验[25-27]

研究者	试验设计	无进展生存期	总生存期	手术结局	不良事件
Vergote等[26]	PS组与NACT组，Ⅲ期或Ⅳ期，盆腔外转移灶＞2 cm，区域淋巴结转移，CA125：CEA＞25	两组均为12个月	PS组：29个月NACT组：30个月	PS组：理想残余灶占41.6%；完全肿瘤细胞减灭术占18.4%NACT组：理想残余灶占80.6%	PS组：死亡率2.5%NACT组：死亡率0.7%PS组：大出血率7.4%NACT组：大出血率4.1%

续表

研究者	试验设计	无进展生存期	总生存期	手术结局	不良事件
CHO－RUS[27]	NACT组与PS组，Ⅲ期或Ⅳ期，血CA125：CEA＞25，预期采用卡铂化疗，患者全身状态耐受治疗	PS组：10.3个月 NACT组：11.7个月	PS组：22.8个月 NACT组：24.5个月	NACT组不逊于PS组：NACT组可提高肿瘤细胞减灭术理想率，并减少术后不良反应的发生	PS组：死亡率5.6% NACT组：死亡率0.5%

NACT：新辅助化疗；　PS：Ⅰ期手术。

局限性

（1）部分患者在随机分组后被排除试验（阿根廷组718例纳入患者中48例被排除）。

（2）围术期死亡率的解释偏倚。

（3）采用了不同的化疗方案。

（4）手术结局具有明显差异。

· MRC CHORUS（2013 ASCO年会）3期随机试验对初诊为晚期卵巢癌的患者（共550例）施行新辅助化疗（NACT）和Ⅰ期手术（PS）进行了比较[27]。

（1）两组的无进展生存期和总生存期均无显著性差异。

（2）Ⅰ期手术组和新辅助化疗组28天死亡率分别为5.6%、0.5%。

局限性

（1）Ⅰ期手术组有较低的镜下残留病灶率。

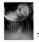

（2）两组中位手术时间均为120分钟，导致对Ⅰ期手术组手术的效果产生疑问。

（3）20%的患者有2~3次的手术史，并非合适的研究对象。

· 目前，我们期待着日本临床肿瘤组（JCOG）0602号试验，它将再次对Ⅰ期手术和新辅助化疗进行比较。

上皮性卵巢癌辅助化疗的研究进展

1. 早期高危卵巢癌

· 现已有3个大型临床试验对早期高危卵巢癌的化疗疗效进行了评估（表1-9）[28]。

表1-9　评估早期高危上皮性卵巢癌化疗疗效的随机临床试验[28-32]

试验	试验设计	结果
一线化疗方案		
ICON 1[29]	477例患者随机分组：辅助化疗组与术后观察组对比	$HR=0.66$，支持辅助化疗（无手术分期）
ACTION[30]	448例患者随机分组：Ⅱ~Ⅲ级的Ⅰa期和Ⅰb期癌、所有级别的Ⅰc~Ⅱa期癌，以及所有透明细胞癌归为辅助化疗组与术后观察组对比	无复发间期$HR=0.63$，支持辅助化疗组；两组的总生存率无明显差异（只有1/3患者进行了准确分期）

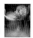
续表

试验	试验设计	结果
GOG 157[31]	457例患者（Ⅲ级的Ⅰa期和Ⅰb期癌、所有级别的Ⅰc期癌、透明细胞癌和完全切除的Ⅱ期癌）随机分组：3个化疗疗程组与6个化疗疗程组对比	两组复发率和死亡率无明显差异（29%患者分期不准确）
GOG 175[32]	542例患者（Ⅲ级的Ⅰa期和Ⅰb期癌、透明细胞癌、所有级别的Ⅰc期癌和Ⅱ期癌）随机分组：化疗+维持化疗组与化疗后观察组对比	两组的5年生存率无明显差异

化疗：卡铂/紫杉醇；维持化疗：紫杉醇；GOG：美国妇科肿瘤学组；ICON：国际卵巢肿瘤协作组；ACTION：卵巢肿瘤的辅助性化疗试验；*HR*：危险比。

·纳入标准：Ⅱ~Ⅲ级的Ⅰa期和Ⅰb期癌、所有级别的Ⅰc~Ⅱa期癌和所有透明细胞癌。

（1）国际卵巢肿瘤协作组试验1（International Collaborative Ovarian Neoplasm Trial 1，ICON 1）[29]。

（2）卵巢肿瘤的辅助性化疗试验（The Adjuvant Chemotherapy Trial in Ovarian Neoplasia，ACTION）[30]。

ICON 1试验无手术分期，并且其中部分患者肿瘤可能已达到Ⅲ期。

ACTION试验中，只有1/3患者进行了准确分期。

在准确分期患者组，辅助化疗未见明显疗效。

值得注意的是，这两项试验57%的患者采用卡铂单药辅助化疗，而其他27%采用顺铂化疗。

（3）GOG 157试验对早期高危卵巢癌分别行3个化疗

疗程和6个化疗疗程辅助化疗，并进行了比较[31]。

29%患者手术分期不完全或不恰当。

与3个疗程化疗相比，6个疗程化疗的复发率降低了24%（*HR*=0.761，95% *CI*为0.51～1.13，*P*=0.18）。

两组总死亡率相似（*HR*=1.02，95%*CI*为0.662～1.57）。

（4）最近，GOG 175试验将肿瘤完全切除术后的早期高危卵巢癌患者随机分为两组，一组卡铂/紫杉醇化疗+24周低剂量紫杉醇维持化疗，另一组卡铂/紫杉醇化疗+化疗后观察，比较了两组的无复发间期和安全性[32]。

维持化疗组和化疗后观察组的5年复发率分别为20%、23%（*HR*=0.807，95% *CI*为0.565～1.15）。

两组5年生存率分别为85.4%和86.2%。

维持化疗组的神经、皮肤和感染等化疗毒副反应显著增加。

2. 晚期上皮性卵巢癌

·晚期卵巢癌行肿瘤细胞减灭术+铂类和紫杉醇为基础的辅助化疗。

·在发现铂类化疗药物之前，采用烷化剂马法兰、塞替派、环磷酰胺或苯丁酸氮芥行单药化疗。

·GOG 111试验对顺铂、紫杉醇等化疗药物的疗效进行了研究[33]。

（1）386例Ⅲ期（次理想肿瘤细胞减灭术后）或Ⅳ期患者被随机分为两组，第一组接受6个疗程的顺铂（75 mg/m^2）+紫杉醇（135 mg/m^2，>24小时静脉滴注）联合化疗，第二组接受顺铂（75 mg/m^2）+环磷酰胺（750 mg/m^2）联合化疗。

（2）紫杉醇组在总体疗效、临床完全缓解率、无进展生存期和总生存期方面，都显著优于环磷酰胺组（两组无进展生存期分别为18个月、13个月，总生存期分别为38个月、24个月）。

- 一项包含680例患者的欧洲–加拿大试验OV–10，同样对顺铂（75 mg/m²）+紫杉醇（175 mg/m²，>3小时静脉滴注）联合化疗和顺铂（75 mg/m²）+环磷酰胺（750 mg/m²）联合化疗进行了比较[34]。

　　紫杉醇组在总体疗效、临床完全缓解率、无进展生存期（16个月、12个月）和总生存期（36个月、26个月）方面，都显著优于环磷酰胺组。

- GOG 111试验结束后，GOG开始了GOG 158试验[35]。

　　（1）该试验为非劣性试验，对卡铂（AUC 7.5）+紫杉醇（175 mg/m²，>3小时静脉滴注）联合化疗和顺铂（75 mg/m²）+紫杉醇（135 mg/m²，>24小时静脉滴注）联合化疗进行了比较。

　　（2）卡铂组和顺铂组的中位无进展生存期分别为20.7个月、19.4个月，中位总生存期分别为57.4个月、48.7个月，两组之间无显著性差异。

　　（3）与顺铂+紫杉醇联合化疗相比，卡铂+紫杉醇联合化疗毒性更小，给药更方便。

　　（4）对已行理想的肿瘤细胞减灭术（残余病灶<1.0 cm）的患者，卡铂+紫杉醇联合化疗后中位生存期接近5年。

- 之后的GOG 182/ICON5试验对卡铂+紫杉醇联合化疗基础上加用吉西他滨、拓扑替康或多柔比星脂质体后的疗效进行了分析[36]。

　　（1）这项试验募集了>4 000例晚期上皮性卵巢癌患者。

　　（2）与卡铂+紫杉醇联合化疗相比，加用其他任一药物对无进展生存期和总生存期都无明显改善。

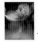

（3）对于已行理想或次理想肿瘤细胞减灭术的患者，在标准卡铂+紫杉醇联合化疗基础上加用另一种细胞毒性药物，对无进展生存期和总生存期都无明显改善。

3. 腹腔内化疗

· 除静脉化疗（Ⅳ）外，GOG对腹腔内化疗（IP）也进行了研究。

· 在两个比较Ⅳ和Ⅳ+IP的Ⅲ期临床试验结束并获得阳性结果之后，GOG开始了另一项研究（GOG 172试验），比较了Ⅳ紫杉醇（135 mg/m², >24小时静脉滴注）+Ⅳ顺铂（75 mg/m²）化疗方案和Ⅳ紫杉醇（135 mg/m², >24小时静脉滴注）+IP顺铂（100 mg/m²，第2日）+IP紫杉醇（60 mg/m²，第8日）化疗方案的疗效（表1–10）[25, 37–39]。

（1）所有患者化疗前都进行了理想的肿瘤细胞减灭术，残余病灶≤1 cm。

（2）单纯Ⅳ组和Ⅳ+IP组的中位生存期分别为49.5个月、66.9个月。

（3）Ⅳ+IP组的死亡风险比为0.71（P=0.007 6）。

（4）值得关注的是IP化疗耐受性，Ⅳ+IP组的3～4级出血、代谢、胃肠道毒副反应非常明显。Ⅳ+IP组中只有42%的患者完成了6个疗程的化疗。

· 综合以上研究结果和既往研究阳性结果，美国国家癌症研究所（NCI）推荐Ⅲ期卵巢癌患者在行理想的肿瘤细胞减灭术后可考虑Ⅳ+IP化疗。

· 为了改善IP化疗的耐受性，研究者提出了一些可替换的治疗剂量。

· Barlin等人对102例行理想的肿瘤细胞减灭术后的门诊上皮性卵巢癌患者进行研究，得出一个有效的IP改良后剂量[40]。

表1-10　腹腔内化疗相关研究[25, 37-39]

研究	病例数	试验设计	无进展生存期	总生存期	3～4级不良反应
Markman等[37]	462	IV顺铂/紫杉醇，疗程间隔3周×6个疗程或IV卡铂，疗程间隔28天×2个疗程，之后再行IV紫杉醇+IP顺铂	IP组28个月 IV组22个月 RR=0.78，P=0.01	IP组63个月 IV组52个月 RR=0.81，P=0.05	IP组发生白细胞减少占77%，血小板减少占49%，胃肠道反应占37%，神经毒性反应占12%
Alberts等[38]	546	对FIGO Ⅲ期卵巢癌行IP顺铂+IV环磷酰胺与IV顺铂+IV环磷酰胺	无记录	IP组49个月，95%CI为42～56个月 IV组41个月，95%CI为34～47个月	IP组发生白细胞减少占40%，血小板减少占8%，胃肠道反应占18%
Armstrong等[39]	415	IV顺铂/紫杉醇与IV紫杉醇+IP顺铂，IP顺铂，疗程间隔3周×6个疗程，残余病灶≤1 cm	IV组18.3个月 IP组23.8个月，95%CI为0.80 （0.64～1.0），P=0.05	IV组49.5个月 IP组66.9个月 95%CI为0.75 （0.58～0.97），P=0.03	IP组发生白细胞减少占76%，胃肠道反应占46%，代谢反应占27%，神经毒性反应占19%

（1）改良后方案：第1日，IV紫杉醇（135 mg/m^2，＞3小时静脉滴注）；第2日，IP顺铂（75 mg/m^2）；第8日，IP紫杉醇（60 mg/m^2）。疗程间隔21日，共6个疗程。

（2）该方案无进展生存期和总生存期分别为29个月、67个月，且80%患者可完成≥4个疗程。

· GOG 252试验现已完成，该试验的结果对理想肿瘤细胞减灭术后腹腔内化疗的疗效进行了进一步的验证，同时探索了紫杉醇和抗血管生成剂贝伐珠单抗两者剂量密集化疗的疗效潜能（在本章稍后讨论）。

4. 腹腔内热灌注化疗（HIPEC）

· HIPEC对于卵巢癌算是一种新的治疗方案，但事实上该概念已提出有40余年。

· 关于HIPEC的研究最初应用于胃肠道肿瘤的腹膜转移瘤、腹膜间皮瘤和腹腔假黏液瘤[41-44]。

· 已有学者对HIPEC在肿瘤细胞减灭术后常规化疗期的应用进行了研究。

· HIPEC的应用基于以下几个重要原理。

（1）热疗对肿瘤细胞直接和选择性的细胞毒作用。

（2）与传统化疗药物有协同作用，且不增加毒性。

（3）除热疗外，可使药物的穿透力从3 mm增强至5 mm[45-52]。

（4）当予常规腹腔内化疗时，术后腹腔广泛粘连可影响药物分布，并显著增加疼痛和化疗毒性。

理论上，Ⅰ期手术后应用HIPEC治疗，有助于药物在腹腔内的均匀分布，从而增强药物的抗肿瘤作用。

· 2007年完成了首项关于HIPEC应用于晚期卵巢癌的Ⅱ期临床试验（表1-11）[25, 42]。

表1-11　关于肿瘤细胞减灭术+HIPEC在晚期卵巢癌中的应用的Ⅱ期试验[25, 53-55]

研究	病例数	肿瘤分期	治疗背景	HIPEC药物及相关剂量	温度/℃	持续时间/min	总生存期	无进展生存期	常见2~3级毒副作用
Di Giorgio等[53]	47	ⅢC~Ⅳ期上皮性卵巢癌	22例原发25例复发	顺铂75 mg/m²	42~43	60	30.4个月（中位数）	27.4个月（中位数）	胸腔积液（8.5%），感染（8.5%），胃肠道反应（10.6%），出血（6.4%）
Lim等[54]	30	Ⅲ~Ⅳ期上皮性卵巢癌	30例原发（其中14例行新辅助化疗）	顺铂75 mg/m²	41.5	90	无记录	无记录	血液系统反应（86.7%），胃肠道反应（30%），感染（16.7%），肺部反应（23.3%），心血管反应（13.3%）
Deraco等[55]	26	Ⅲ~Ⅳ期上皮性卵巢癌	26例原发	顺铂40 mg/L灌注液+多柔比星15 mg/L灌注液	42.5	90	60.7%未达到5年生存期	30个月（中位数）15.2%达到5年无进展生存期	血液系统反应（4%），胃肠道反应（4%），感染反应（14.3%），肺部（14.3%）

（1）这项开放性前瞻性单中心非随机研究纳入了47例患者，其中22例患者行初次肿瘤细胞减灭术、25例患者行二次肿瘤细胞减灭术后即刻行HIPEC治疗（顺铂75 mg/m^2），之后再行常规化疗。

（2）主要的并发症（胃肠道瘘、腹腔内出血和血栓）发生率为21.3%，住院死亡率为4.2%（2例患者发生肺栓塞）。中位总生存期为30.4个月，中位生存期为24个月，中位无病生存期为27.4个月[53]。

- 紧接着又有另外一项研究对晚期原发卵巢癌行肿瘤细胞减灭术+HIPEC的可行性进行了评估。
- Lim等人对30例行Ⅰ期手术且术后残余灶<1 cm的患者进行术中HIPEC（顺铂75 mg/m^2，温度41.5 ℃，持续90分钟）[54]。
- 最近完成了一个多中心Ⅱ期试验，该试验对26例Ⅲ～Ⅳ期上皮性卵巢癌患者行肿瘤细胞减灭术+HIPEC，对其无进展生存期和总生存期进行了评估[55]。
- 经过25个月的中位随访期，患者5年总生存率为60.7%，5年无进展生存率为15.2%（中位无进展生存期30个月）。
- 至今尚无Ⅲ期临床试验对晚期卵巢癌、输卵管癌或原发性腹膜癌HIPEC疗效进行评估。

卵巢癌的抗血管生成治疗

- 研究表明，血管生成对于肿瘤的侵袭和转移至关重要，同样也是肿瘤生长超过1～2 mm所必需[56, 57]。

这些过程需要血管的聚集、循环内皮细胞和促血管生成因子。

- 临床前动物模型研究显示，抑制血管生成可抑制肿瘤生长。

· 贝伐珠单抗是一种针对血管内皮生长因子（VEGF）的人体单克隆抗体，现已经被合成并用于早期研究。

· 贝伐珠单抗中和VEGF-A，抑制其与VEGF受体-1、VEGF受体-2的结合，从而阻断了VEGF信号转导通路，进而抑制VEGF诱导的细胞增殖、侵袭，一氧化氮的合成、迁移和组织因子的产生。

· 目前已确定了血管生成级联反应中4个独立靶点（图1-1）[58]。

　　（1）血管内皮生长因子（VEGF）。

　　（2）血管生成素（Ang）。

　　（3）成纤维细胞生长因子（FGF）。

　　（4）血小板源性生长因子（PDGF）。

· 现有8个Ⅲ期随机临床试验得出了阳性结果，证实了5种不同抑制血管生成药物对卵巢癌的抑制作用（5种药物及其靶点详见图1-1[59-65]）。

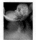

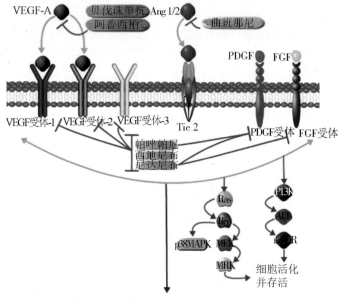

血管生成、血管新生及血管渗透性过高

图1-1　血管生成通路及被抑制的靶点[58]

卵巢癌中血管生成级联反应及抗血管生成策略。图中VEGF依赖途径和非VEGF依赖途径均已被标识。

· 表1-12详细描述了几项关键的Ⅲ期随机临床试验，这些试验对抑制血管生成药物对晚期卵巢癌的疗效进行了评估[58]。

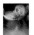

表1-12　关于卵巢癌中抑制血管生成药物作用的Ⅲ期随机临床试验[58-65]

试验	病例数	纳入标准	分组	3～4级不良反应[a]	Ⅰ期终点	Ⅱ期终点
GOG 218[59]	1 873	不完全切除或完全[b]切除术后的Ⅲ期卵巢癌、任何Ⅳ期卵巢癌，GOG评分0～2	Ⅳ卡铂（AUC 5）+Ⅳ紫杉醇（175 mg/m²）+安慰剂+安慰剂维持治疗，疗程间隔3周 Ⅳ卡铂（AUC 5）+Ⅳ紫杉醇（175 mg/m²）+Ⅳ贝伐珠单抗（15 mg/kg）+安慰剂维持治疗，疗程间隔3周 Ⅳ卡铂（AUC 5）+Ⅳ紫杉醇（175 mg/m²）+Ⅳ贝伐珠单抗（15 mg/kg）+Ⅳ贝伐珠单抗（15 mg/kg）维持治疗，疗程间隔3周	高血压（29%）；胃肠道反应（2.6%）；蛋白尿（1.6%）；静脉血栓（6.7%）	中位无进展生存期10.3个月、11.2个月与14.1个月；$HR=0.717^{c}$（0.625～0.824）；$P<0.001$	中位总生存期39.3个月、38.7个月与39.7个月 $HR=0.915^{c}$（0.727～1.15），$P=0.45$

31

续表

试验	病例数	纳入标准	分组	3～4级不良反应ª	I期终点	II期终点
ICON 7[60]	1 528	I～ⅡA期卵巢癌（透明细胞癌，3级）；ⅡB～Ⅳ期卵巢癌；ECOG评分0~2	IV卡铂（AUC 5）+IV紫杉醇（175 mg/m²），疗程间隔3周；IV卡铂（AUC 5）+IV紫杉醇（175 mg/m²）+IV贝珠单抗（7.5 mg/kg）+IV贝伐珠单抗（7.5 mg/kg）维持治疗，疗程间隔3周	出血（1%）；高血压（6%）；静脉血栓（4%）；胃肠道穿孔（1%）；粒细胞减少（17%）	中位无进展生存期17.3个月，19.0个月 HR=0.81（0.70~0.94）P=0.004 1	中位总生存期58.6个月与58个月 HR=0.99（0.85~1.14），P=0.85
OCEANS[61]	484	铂类敏感的复发性卵巢癌ᵈ；ECOG评分0~1	IV卡铂（AUC 4）+IV西他滨（1 000 mg/m²）安慰剂，疗程间隔3周；IV卡铂（AUC 4）+IV西他滨（1 000 mg/m²）+IV贝伐珠单抗（15 mg/kg），疗程间隔3周	高血压（17.4%）；蛋白尿（8.5%）；出血（5.7%）；瘘/脓肿（1.6%）；静脉血栓（4%）	中位无进展生存期8.4个月与12.4个月 HR=0.484（0.388~0.605）P<0.000 1	中位总生存期的数据不成熟，客观反应率为78.5%与57.4%；P<0.000 1 反应持续时间10.4个月与7.4个月 HR=0.534（0.408~0.698）

续表

试验	病例数	纳入标准	分组	3~4级不良反应[a]	Ⅰ期终点	Ⅱ期终点
AURELIA[62]	361	铂类抵抗的复发性卵巢癌[b]，既往≤2次化疗，无肠梗阻和累及直肠和乙状结肠的证据，ECOG评分0~2	IV紫杉醇（80 mg/m²）第1、第8、第15、第22日；或IV拓扑替康（4 mg/m²）第1、第8、第15日，疗程间隔4周；或IV聚乙二醇多柔比星脂质体（40 mg/m²），疗程间隔4周 以上化疗方案+IV贝伐珠单抗（15 mg/kg）疗程间隔3周	高血压（20.0%）；蛋白尿（12.8%）；瘘/脓肿（2.2%）；胃肠道穿孔（1.7%）；静脉血栓（3.4%）	中位无进展生存期3.4个月与6.7个月 $HR=0.48$ （0.36~0.60）；$P<0.001$	中位总生存期13.3个月与16.6个月 $HR=0.85$ （0.66~1.08）；$P=0.174$
ICON 6[65]	456	铂类敏感的复发性卵巢癌[d]ECOG评分0~1	化疗方案（三者之一）：铂类+紫杉醇；铂类+吉西他滨；卡铂单药，疗程间隔3周）+PO安慰剂维持治疗 以上化疗方案+PO西地尼布20 mg/日+PO安慰剂维持治疗 以上化疗方案+PO西地尼布20 mg/日+PO西地尼布20 mg/日维持治疗	高血压（7%）；腹泻（5%）；乏力（20%）；声音改变（2%）；出血（25%）	中位无进展生存期'9.4个月与12.5个月 $HR=0.57$ （0.45~0.74）；$P=0.024$	中位总生存期17.6个月与20.3个月 $HR=0.70$ （0.51~0.99）；$P=0.042$

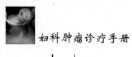

续表

试验	病例数	纳入标准	分组	3～4级不良反应a	I期终点	II期终点
TRINOVA-1[63]	919	复发性卵巢癌（无进展间期＜12个月）；≤既往3次抗肿瘤治疗；GOG评分0～1	IV紫杉醇、第1、第8、第15日，疗程间隔4周+IV安慰剂，疗程间隔1周 IV紫杉醇、第1、第8、第15日，疗程间隔4周+IV Trebananib（15 mg/kg），疗程间隔1周	水肿（5%）；腹腔积液(20%)；胸腔积液(13%)	中位无进展生存期5.4个月与7.2个月 $HR=0.66$（0.57～0.77）；$P<0.001$	客观反应率为29.8%与38.4%（$P=0.0071$）中位总生存期（期中分析）17.3个月与19.0个月 $HR=0.86$（0.69～1.08）；$P=0.19$

续表

试验	病例数	纳入标准	分组	3~4级不良反应ª	I期终点	II期终点
AGOOVAR12/LUME-Ovar1[64]	1 366	晚期（FIGO 2B~4）上皮性卵巢癌 ECOG评分 0~2	尼达尼布200 mg PO 2次/日+紫杉醇（175 mg/m²）+卡铂（AUC 5 or 6），疗程间隔3周+尼达尼布200 mg PO 2次/日≥120周 安慰剂PO 2次/日+紫杉醇（175 mg/m²）+卡铂（AUC 5 or 6），疗程间隔3周+安慰剂PO 2次/日≥120周	粒细胞减少（44%）；贫血（14%）；血小板减少（18%）；腹泻（20%）；ALT升高（15%）；AST升高（7%）；高血压和乏力（4%）	中位无进展生存期17.3月、16.6个月 HR=0.84（0.72~0.98）；P=0.023 9（RECIST评价标准和CA 125）	尚未成熟

a：实验组；b：实验方案调整后，行理想肿瘤细胞减灭术Ⅲ期卵巢癌的患者也符合纳入标准；c：对照组全程使用贝伐珠单抗组的比较；d：无进展间期≤6个月；e：无进展间期≥6个月；f：维持治疗组和仅原化疗方案组的比较；g：对照组和全程使用贝伐珠单抗组的比较。

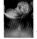

- 尽管如此，FDA并未批准抗血管生成药物用于妇科肿瘤（但这有望随着关于宫颈癌的GOG240试验而改变，详见宫颈癌章节）。
- 表1-13列出了FDA和欧洲药品管理局已批准的抗血管生成药物的适应证，也包括美国国立综合癌症网络（NCCN）关于贝伐珠单抗用于卵巢癌的推荐[58]。

表1-13　已批准的抗血管生成药物的适应证[58]

抗血管生成药物	美国食品药品监督管理局（FDA）	NCCN关于卵巢癌的推荐	欧洲药品管理局（EMA）
贝伐珠单抗（阿瓦斯汀）［基因泰克/罗氏］	转移性结直肠癌 转移性肾细胞癌 复发性成胶质细胞瘤 转移性非小细胞肺癌	等级3（作为一线药物） 等级2B（复发性，联合卡铂＋吉西他滨）	晚期和复发性卵巢癌 转移性结直肠癌 转移性肾细胞癌 转移性非小细胞肺癌 转移性乳腺癌
帕唑帕尼（福退癌）［葛兰素史克］	晚期软组织肉瘤 晚期肾细胞癌	—	晚期软组织肉瘤 晚期肾细胞癌
西地尼布（Recentin）［阿斯利康］	—	—	—
Trebananib（AMG386）［安进］	—	—	—

续表

抗血管生成药物	美国食品药品监督管理局（FDA）	NCCN关于卵巢癌的推荐	欧洲药品管理局（EMA）
尼达尼布（Vargatef）［勃林格殷—格翰］	—	—	—
VEGF-trap[a]（阿伯西普）［再生元］	老年黄斑变性	—	对奥沙利铂不敏感或治疗后病情进展的结直肠癌

a：无第Ⅲ期随机对照试验。

卵巢癌中聚腺苷二磷酸-核糖聚合酶（PARP）抑制剂和合成致死

· 长期以来，生殖细胞系*BRCA1*、*BRCA2*基因突变被认为是乳腺癌和卵巢癌最高危的因素（如前文所述）。

· 这些基因对于细胞发育至关重要，对保持基因组稳定具有重要作用。

· 缺乏*BRCA1*或*BRCA2*，可导致染色体重排，这对胚胎发育是致死性的[66]。

· 无差错的同源重组机制（HR）必须依赖*BRCA*基因的功能。

· 同源重组机制（HR）并非DNA损伤修复的唯一机制，非同源性末端连接（NHEJ）、单链复性（SSA）等过程也易出错，并且常常导致总体染色体重排（GCR）[67, 68]。

· 高达24%的晚期卵巢癌患者表现出同源重组缺陷。

· 合成致死的概念（图1-2）[69]。

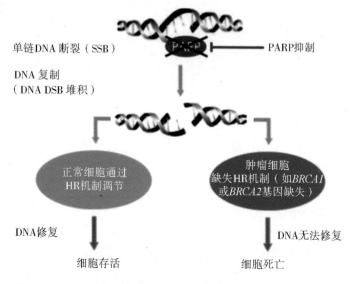

单链DNA断裂（SSB）　　　　　　　　　PARP抑制

DNA复制
（DNA DSB堆积）

正常细胞通过
HR机制调节

肿瘤细胞
缺失HR机制（如*BRCA1*
或*BRCA2*基因缺失）

DNA修复　　　　　　　　　　　　　　DNA无法修复

细胞存活　　　　　　　　　　　　　细胞死亡

图1-2　PARP-1存在缺陷而无法修复单链DNA断裂时，持续的单链DNA断裂将在复制叉处转化成双链DNA断裂（DSB）[69]

　　（1）PARP-1存在缺陷而无法修复单链DNA断裂时，持续的单链DNA断裂将转化成双链DNA断裂（DSB）[70, 71]。

　　（2）正常情况下，双链DNA断裂可通过精密的同源重组机制进行修复，该机制依赖于*BRCA*基因。

　　（3）然而，在*BRCA*缺陷的细胞中，DSB通过NHEJ、SSA等非同源修复机制进行修复，导致染色体不稳定、细胞周期停滞和凋亡。

·在一系列里程碑式的文章中，均提及PARP抑制剂在BRCA缺陷的细胞系中的临床价值。

·之后一些Ⅱ期临床试验也证实了PARP抑制剂对复发性卵巢癌的疗效[75-79]（表1-14）[69]。

表1-14　关于PARP抑制剂在卵巢癌的II期研究 [69, 75-79]

研究	病例数	药物剂量和用法	客观有效率（ORR）	无进展生存期（PFS）	3/4级不良反应
Gelmon等[77]	65	奥拉帕尼400 mg，口服，每日2次	BRCA突变携带组：41% BRCA野生型组：24%	未报道	乏力、恶心、呕吐、食欲下降
Audeh等[75]	56	奥拉帕尼400 mg，每日2次（n=33） 奥拉帕尼100 mg，口服，每日2次（n=24）	400 mg组：33% 100 mg组：13%	未报道 未报道	恶心、乏力、贫血[a]
Kaye等[78]	97	奥拉帕尼200 mg，口服，每日2次 奥拉帕尼400 mg，口服，每日2次 脂质体阿霉素50 mg/m²（疗程间隔28日）	200 mg组：25% 400 mg组：31% 阿霉素组：18%	6.5个月 8.8个月 7.1个月[b]	恶心、乏力、呕吐、贫血[c]
Ledermann等[79]	256	奥拉帕尼400 mg，口服，每日2次 安慰剂	奥拉帕尼组：12% 安慰剂组：4%	8.8个月 4.8个月 （HR=0.35；P<0.001）	恶心、乏力、呕吐、贫血

a：仅限于400 mg组；b：考虑到生存期时间，HR=0.88无显著意义；c：仅限于奥拉帕尼组。

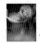

· 随着PARP抑制剂的疗效和安全性在Ⅱ期临床试验中得到证实，研究者们也开始设计和注册一些相关的前瞻性Ⅲ期试验（图1-3、表1-15）[69]。

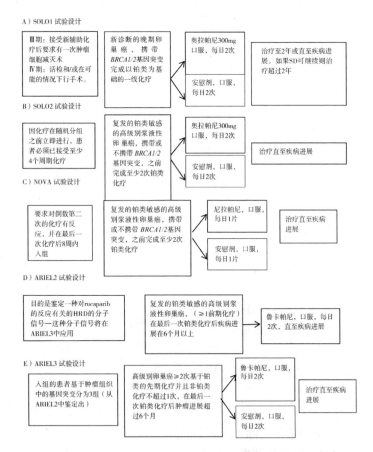

A）SOLO1 试验设计

Ⅲ期：接受新辅助化疗后要求有一次肿瘤细胞减灭术
Ⅳ期：活检和/或在可能的情况下行手术。

新诊断的晚期卵巢癌，携带*BRCA1/2*基因突变完成以铂类为基础的一线化疗

奥拉帕尼300mg口服，每日2次

安慰剂，口服，每日2次

治疗至2年或直至疾病进展。如果SD可继续则治疗超过2年

B）SOLO2 试验设计

因化疗在随机分组之前立即进行，患者必须已接受至少4个周期化疗

复发的铂类敏感的高级别浆液性卵巢癌，携带或不携带*BRCA1/2*基因突变，之前完成至少2次铂类化疗

奥拉帕尼300mg口服，每日2次

安慰剂，口服，每日2次

治疗直至疾病进展

C）NOVA 试验设计

要求对倒数第二次的化疗有反应，并在最后一次化疗后8周内入组

复发的铂类敏感的高级别浆液性卵巢癌，携带或不携带*BRCA1/2*基因突变，之前完成至少2次铂类化疗

尼拉帕尼，口服，每日1片

安慰剂，口服，每日1片

治疗直至疾病进展

D）ARIEL2 试验设计

目的是鉴定一种对rucaparib的反应有关的HRD的分子信号—这种分子信号将在ARIEL3中应用

复发的铂类敏感的高级别浆液性卵巢癌，（≥1前期化疗）在最后一次铂类化疗后疾病进展在6个月以上

鲁卡帕尼，口服，每日2次，直至疾病进展

E）ARIEL3 试验设计

入组的患者基于肿瘤组织中的基因突变分为3组（从ARIEL2中鉴定出）

高级别卵巢癌≥2次基于铂类的先期化疗并且非铂类化疗不超过1次，在最后一次铂类化疗后肿瘤进展超过6个月

鲁卡帕尼，口服，每日2次

安慰剂，口服，每日2次

治疗直至疾病进展

图1-3 PARP抑制剂治疗卵巢癌的Ⅲ期试验研究设计[69]

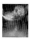

表1-15　　PARP抑制剂治疗卵巢癌的Ⅲ期试验[69]

试验	研究对象设定	药物
SOLO 1 NCT01844986	以铂类为基础的一线化疗方案治疗后达到完全或部分缓解	奥拉帕尼
SOLO 2 NCT01874353	对铂类药物敏感的复发性卵巢癌	奥拉帕尼
NOVA NCT01847274	对铂类药物敏感的复发性卵巢癌	Niraparib
ARIEL 3	待定	Rucaparib

· 2014年6月，FDA肿瘤药物咨询委员会（ODAC）投票反对加速审批奥拉帕尼用于生殖系*BRCA1/2*突变的卵巢癌治疗。

（1）主要的批评包括原始数据的子集分析、继发恶性肿瘤的药物毒性风险，以及奥拉帕尼治疗对总生存期无改善。

（2）ODAC小组推荐在SOLO 2试验完成并分析试验结果后再审批奥拉帕尼。

交界性卵巢肿瘤的治疗

· 对于已完成生育的早期交界性卵巢肿瘤患者，推荐行子宫+双侧附件切除术，并行手术分期。
· 对于年轻的早期患者若要求保留生育功能，可选择行单侧卵巢切除或卵巢囊肿切除术，并行手术分期。
　卵巢囊肿切除术有高达30%的复发率。
· 对于晚期和复发性交界性肿瘤患者，推荐行肿瘤细胞减灭术。

· 辅助化疗仅适用于部分患者（如肿瘤不可切除、侵袭性转移种植、肿瘤快速增长伴随症状进展）。

· 对于肿瘤局限于卵巢的患者，不推荐行辅助化疗。

· Barnhill等人对一项GOG前瞻性研究进行了报道，该研究对146例未进行辅助化疗的Ⅰ期浆液性交界性卵巢肿瘤患者进行了随访[80]。在42.2个月的中位随访期内，无肿瘤复发患者。

· 为了强调这一点，一个大型荟萃分析结果显示，Ⅰ期患者无病生存率为98.2%，疾病特异生存率为99.5%[81]。

· 挪威四项前瞻性随机试验显示，对于Ⅰ期、Ⅱ期患者，辅助化疗并不改善生存期且增加药物毒性，有无辅助化疗的总生存率分别为99%、94%[82]。

· 对于晚期交界性卵巢肿瘤，在患者行二次手术时也对以铂类为基础的化疗效果进行了报道。

（1）Gershenson等人的研究报道，对20例初次肿瘤细胞减灭术后有肉眼可见残余病灶患者和12例初次肿瘤细胞减灭术后有镜下可见残余病灶患者行二次开腹手术，分别有8例和5例患者在化疗后获得完全缓解[83]。

（2）Barakat等人的研究报道，对7例有肉眼可见残余病灶患者和8例有镜下可见残余病灶患者行二次开腹手术，分别有2例和7例患者在以铂类为基础的化疗后获得病理上的完全缓解，并且只有1例因肿瘤进展死亡[84]。

· 重要的是，化疗和未化疗的患者的生存期无明显差异。

· Sutton等人对GOG试验中32例已行理想肿瘤细胞减灭术的晚期交界性卵巢肿瘤患者进行了分析[85]。

（1）这些患者被随机分为两组：一组行顺铂+环磷酰胺+多柔比星治疗，另一组行顺铂+环磷酰胺治疗。

（2）32例患者中有15例行二次开腹手术，其中9例患者病灶持续存在。然而，在31.7个月的中位随访期间，32例患者中有31例存活，仅有1例死亡，且死因与卵巢肿瘤无关。

· 交界性肿瘤中分裂活跃细胞所占比例低，这可能是对化疗药物相对不敏感的原因。

· 此外，对已有侵袭性腹膜种植的交界性浆液性肿瘤行辅助化疗，并不改善再次复发的时间和总生存期。

· 如前所述，即使为晚期肿瘤患者，仍有良好的总生存率。

卵巢生殖细胞肿瘤的治疗

· 卵巢恶性生殖细胞肿瘤较罕见，具有侵袭性，但在肿瘤的各个分期都有可能治愈。

· 恶性生殖细胞肿瘤仅占卵巢癌的1%~2%，常见于育龄期妇女，近70%的生殖细胞肿瘤发生于20岁之前。

· 对于可疑恶性生殖细胞肿瘤的年轻患者，推荐的治疗包括以下几方面。

（1）完整剔除肿瘤。

（2）若输卵管未受侵犯，则保留输卵管。

（3）留取腹腔冲洗液或腹腔积液行细胞学检查。

（4）检查大网膜，切除可疑病灶。

（5）检查髂淋巴结和腹主动脉、下腔静脉淋巴结并对可疑病灶进行活检。

· ⅠA期肿瘤、Ⅰ级未成熟畸胎瘤和ⅠA期无性细胞瘤在肿瘤细胞减灭术后观察即可，其余恶性生殖细胞肿瘤在行肿瘤细胞减灭术后需系统地进行术后化疗，治愈率达90%~95%。

· 我们对于卵巢生殖细胞肿瘤化疗的理解源自更常见的睾

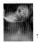

丸肿瘤在辅助治疗方面的进展。

- 长春新碱、放线菌素D和环磷酰胺的联合化疗为首个可治愈卵巢生殖细胞肿瘤的化疗方案。

- Gershenson等对80例非无性细胞瘤的恶性生殖细胞肿瘤患者进行了研究，这些患者在德克萨斯大学安德森博士癌症中心接受了长春新碱、放线菌素D和环磷酰胺的联合化疗（VAC方案）[86]。

66例患者在首次手术后行VAC方案化疗，其中46例患者（70%）达到持续缓解。

- 该方案随后调整为长春碱、博来霉素和顺铂联合化疗方案（VBP方案）。

（1）在一项GOG试验中，97例生殖细胞肿瘤患者接受了3~4个疗程的VBP方案化疗[87]。

（2）在35例非无性细胞瘤患者中，15例（43%；*CI*为26%~61%）达到完全缓解。

（3）56例行二次开腹手术的患者中，40例（71%；*CI*为58%~83%）未见肿瘤或成熟神经胶质组织。2年生存率为71%（*CI*为62%~89%），无病生存率为51%（*CI*为41%~62%）。

- 最后，根据睾丸肿瘤的治疗经验，含依托泊苷的化疗方案表现出更高的疗效指数（尤其是神经和胃肠道毒性），因此VBP方案再次调整为博来霉素、依托泊苷和顺铂的联合治疗方案（BEP方案）。

- 在一项随机研究中，261例患播散性生殖细胞肿瘤的男性患者行VBP或BEP方案化疗，VBP方案组中74%的患者和BEP方案组中83%的患者达到无病生存状态[88]。

（1）在157例肿瘤体积较大的患者中，VBP方案组中61%的患者和BEP方案组中77%的患者达到无病生存状态（$P<0.05$）。

（2）BEP方案组患者生存率更高（P=0.048）。

（3）另外，BEP方案组的部分毒副反应更低，包括感觉异常（P=0.02）、腹部绞痛（P=0.000 8）、肌痛（P=0.000 02）。

· 尽管无性细胞瘤对放疗敏感，但放疗可能引起不孕，因此年轻患者更适合BEP方案辅助化疗。

· Gershenson等报道了28例接受VAC方案后的化疗患者均恢复了正常的月经周期。

· 重要的是，化疗诱导的闭经可能与特殊的给药方式和患者年龄相关。患者越年轻，卵巢储备越好，在完成化疗后可更快恢复正常排卵。

卵巢性索间质肿瘤的治疗

· 由于恶性性索间质肿瘤较罕见，对于晚期或复发的恶性性索间质肿瘤行辅助化疗的信息较局限。

· 目前尚无相关的前瞻性研究，而由于回顾性研究存在局限性（包括样本量小、治疗方案差异），亦难以得出最佳治疗方案的结论。

尽管如此，研究者也探索了一些治疗方案。

（1）多柔比星+顺铂（AP）。

（2）环磷酰胺+多柔比星+顺铂（CAP）。

（3）长春碱+博来霉素+顺铂（VBP）。

（4）博来霉素+依托泊苷+顺铂（BEP）。

· 晚期或复发性性索间质肿瘤中，以上方案的有效率范围为37%～100%[89]。

· 最近也采用了卡铂+紫杉醇联合化疗方案。目前的GOG 187试验即是研究紫杉醇单药化疗对持续性或复发性性索间质肿瘤患者的疗效。

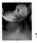

若紫杉醇对该人群有效，它可能会被进一步用于初始治疗。

参 考 文 献

［1］SIEGEL R，MA J，ZOU Z，et al．Cancer statistics［J］．CA Cancer J Clin，2014，64：9-29.

［2］SCHORGE J O，MODESITT S C，COLEMAN R L，et al．SGO white paper on ovarian cancer：etiology，screening and surveillance［J］．Gynecol Oncol，2010，119：7-17.

［3］SMITH RA，MANASSARAM-BAPTISTE D，BROOKS D，et al，Cancer screening in the United States，2014：a review of current American Cancer Society guidelines and current issues in cancer screening［J］．CA Cancer J Clin，2014，64：30-51.

［4］ESKANDER R N，TEWARI K S．American Society of Clinical Oncology 2013：summary of scientific advancements in gynecologic cancer［J］．Int J Gynecol Cancer，2014，24：13-18.

［5］WALSH T，CASADEI S，LEE M K，et al．Mutations in 12 genes for inherited ovarian，fallopian tube，and peritoneal carcinoma identified by massively parallel sequencing［J］．Proc Natl Acad Sci U S A，2011，108：18032-18037.

［6］AARNIO M，SANKILA R，PUKKALA E，et al．Cancer risk in mutation carriers 0f DNA-mismatch-repair genes［J］．Int J Cancer，1999，81：214-218.

［7］DUNLOP M G，FARRINGTON S M，CAROTHERS A D，et al．Cancer risk associated with germline DNA mismatch repair gene mutations［J］.Hum Mol Genet，1997，6：105-110.

［8］CLARKE-PEARSON D L．Clinical practice．Screening for ovarian can-cer［J］．N Engl J Med，2009，361：170-177.

［9］GOFF B A，MANDEL L S，DRESCHER C W，et al．Development of an ovarian cancer symptom index: possibilities for earlier detection.Cancer, 2007, 109: 221-227.

[10] GERSHENSON D M, SUN C C, LU K H, et al. Clinical behav-ior of stage II-IV low-grade serous carcinoma of the ovary [J]. Obstet Gynecol, 2006, 108: 361-368.

[11] MEIGS J. Tumors of the female pelvic organs [M]. New York: Macmillan, 1934.

[12] GRIFFTHS C T. Surgical resection of tumor bulk in the primary lreatment of ovarian carcinoma [J]. Natl Cancer Inst Monogr, 1975, 42: 101-104.

[13] FADER A N, ROSE P G. Role of surgery in ovarian carcinoma [J].J Clin Oncol, 2007, 25: 2873-2883.

[14] BRISTOW R E, TOMACRUZ R S, ARMSTRONG D K, et al. Survival effect of maximal cytoreductive surgery for advanced ovarian carcinoma during the platinum era: a meta-analysis [J]. J Clin Oncol, 2002, 20: 1248-1259.

[15] HOSKINS W J, MC GUIRE W P, BRADY M F, et al. The effect of diameter of larg-cst residual disease on survival after primary cytoreductive surgery in patients with suboptimal residual epithelial ovarian carcinoma [J]. Am J Obstet Gynecol, 1994, 170: 974-979.

[16] OMURA G A. BUNDY B N, BEREK J S, et al. Randomized trial of cyclophoslophamide plus cisplatin with or without doxoru-bicin in ovalran carcinoma;a Giynccologic Oncology Group Study [J]. J Clin Oncol, 1989, 7: 457-465.

[17] ALETTI G D, DOWDY S C, GOSTOUT B S, et al. Aggressive surgical effort and improved survivalin advanced-stage ovarian cancer [J]. Obstet Gynecol, 2006, 107: 77-85.

[18] CHANG S-J, BRISTORW R E. Evolution of Surgical treatment

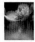

para-digms for advanced-stage ovarian Callcer.rcdefining, 'op-timal' residual disease［J］. Gynecol Oncol, 2012, 125: 483-492.

［19］CHI D S, EISENHAUER E L, LANG J, et al. What is the optimal goal of primary cytoreductive surgery for bulky stage 111C epithelial ovarian carcinoma（EOC）? ［J］Gynecol Oncol, 2006, 103: 559-564.

［20］DU BETS A, RRUSS A, PUJADE-LAURAINE E, et al. Role of surgical outcomc as prognosl ic tactor in advanced epithelial ovarian cancer: a Combined exploratory analysis of 3 prospectively randomized phase 3 multicenter tri-als: by the Arbeitsgemeinschaft Gynaekologische Onkologie Studiengruppe Ovarialkarzinom（AGO-OVA R）and the Groupe d'Investigateurs Nationaux Pour les Etudes des Cancers de 1'Ovaire（GINECO）［J］. Cancer, 2009, 115: 123-144.

［21］EISENKOP S M, SPIRTOS N M, FRIEDMAN R L, et al. Relative influences of tumor volume beIore surgery and the cy-toreductive outcome on survival for patients with advanced ovarian cancer: a prospective study［J］. Gynecol Oncol, 2003, 90: 390-396.

［22］WIMBERGER P, WEHLING M, LEHMANN N, et al. Influ-ence of residual tumor on outcome in ovarian cancer patients with FIGO stage IV disease: an exploratory analysis of the AGO-OVAR（Arbeitsgemeinschaft Gvnaekologische Onkologie Ovarian Cancer Study Group）［J］. Ann Surg Oncol, 2010, 17: 1642-1648.

［23］WINTER W E, MAXWELL G L, TIAN C, et al. Prognostic factors for stage Ⅲ epithelial ovarian cancer: a Gynecologic On-cology Group Study［J］. J Clin Oncol, 2007, 25: 3621-3627

[24] WINTER W E, MAXWELL G L, TIAN C, et al. Tumor re-sidual after surgical cytoreduction in prediction of clinical outcome in stage IV epithelial ovarian cancer: a Gynecologic Oncology Group Study [J]. J Clin Oncol, 2008, 26: 83–89.

[25] HODEIB M, ESKANDER R N, BRISTOW R E. New para-digms in the surgical and adjuvant treatment of ovarian cancer [J]. Minerva Ginecol, 2014, 66: 179–192.

[26] VERGOTE I, TROPE C G, AMANT F, et al. Neoadjuvant chemotherapy or primary surgery in stage ⅢC or Ⅳ ovarian cancer [J]. N Engl J Med, 2010, 363: 943–953.

[27] SEAN KEHOE J H, NANKIVELL M, JAYSON G C, et al. Chemotherapy or upfront surgery for newly diagnosed advanced ovarian cancer: results from the MRC CHORUS trial [J]. J Clin Oneel, 2013: 31.

[28] ESKANDER R N, DI SAIA P J. Chemotherapy of ovarian cancer [M] // DELIGDISCH L, KASE N G, COHEN C J. Altchek's diagnosis and management of ovarian disorders. 3rd ed. New York: Cambridge University Press, 2013: 415–424.

[29] COLOMBO N, GUTHRIE D, CHIARI S, et al. International Collaborative Ovarian Neoplasm trial 1: a randomized trial of adjuvant chemotherapy in women with early–stage ovarian cancer [J]. J Natl Cancer Inst, 2003, 95: 125–132.

[30] TRIMBOS J B, PARMAR M, VERGOTE I, et al. International Collaborative Ovarian Neoplasm trial 1 and adi uvant chemo-therapy in ovarian neoplasm trial: two parallel randomized phase Ⅲ trials of adjuvant chemotherapy in patients with early–stage ovarian carcinoma [J]. J Natl Cancer Inst, 2003, 95: 105–112.

［31］BELL J，BRADY M R，YOUNG R C，et al．Randomized phase III trial of three versus SIX cycles of adj uvant carboplatin and paclitaxel in early stage epithelial ovarian carcinoma：a Gynecologic Oncology Group study［J］．Gynecol Oncol，2006，102：432-439．

［32］MANNEL R S，BRADY M F，KOHN E C，et al．A randomized phase III trial of IV carboplatin and paclitaxel×3 courses followed by observation versus weekly maintenance low-dose paclitaxel in patients with early-stage ovarian carcinoma：A Gynecologic Oncology Group Study［J］．Gynecol Oncol，2011，122（1）：89-94．

［33］MCGUIRE W，HOSKINS W，BRADY M，et al．Cyclophosphamide and cisplatin compared with paclitaxel and cisplaltin in patients with stage Ⅲ and stage IV ovarian cancer［J］．N Engl J Med，1996，334：1-6．

［34］PICCART M J．BERTELSEN K，JAMES K，et al．Randomized intergroup trial of cisplatin-paclitaxel versus cisplatin-cvclophosphamide in women with advanced epithelial ovarian cancer：three-year results［J］．J Natl Cancer Inst，2000，92：699-708．

［35］OZOLS R，BUNDY B，GREEF B，et al．Phase Ⅲ trial of carboplatin and paclitaxel cornpared with cisplatin and paclitaxel in patients with optimally resccted stage Ⅲ ovarian cancer：a Gynecologic Oncology Group study［J］．J Clin Oncol，2003，21：3194-3200．

［36］BOOKMAN M A，BRADY M F，MCGUIRE W P，et al．Evaluation of new platinum-based treat-ment regimens in advanced-stage ovarian cancer：a Phase Ⅲ Trial of the Gynecologic Cancer Intergroup［J］．J Clin Oncol，2009，27：1419-1425．

[37] MARKMAN M, BUNDY B N, ALBERTS D S, et al. Phase III trial of standard-dose intravenous cisplatin plus paclitaxel versus moderately high-dose carboplatin followed by intravenous paclit-axel and intraperitoneal cisplatin in small-volume stage III ovarian carci-noma: an intergroup study of the Gynecologic Oncology Group, Southwestern Oncology Group, and Eastern Cooperative Oncology Group [J]. J Clin Oncol, 2001, 19: 1001-1007.

[38] ALBERTS D S, LIU P Y, HANNIGAN E V, et al. Intraperi-toneal cisplatin plus intravenous cyclo-phosphamide versus intra-venous cisplatin plus intravenous cyclophosphamide for stage III ovarian cancer [J]. N Engl J Med, 1996, 335: 1950-1955.

[39] ARMSTRONG D K, BUNDY B, WENZEL L, et al. Intraperi-toneal cisplatin and paclitaxel in ovarian cancer [J]. N Engl J Med, 2006, 354: 34-43.

[40] BARLIN J N, DAO E, ZGHEIB N B, et al. Progression-free and overall survival of a modified outpatient regimen of primary intraVenous / intrape ritoneal pacli-taxel and intraperitoneal cisplatin in ovarian, fallopian tube.and primary peritoneal cancer [J]. Gynecol OncOL, 2012, 125 (3): 621-624.

[41] VERWAAL V J, VAN RUTH S, D E BREE E, et al. Ran-domized trial of cyto-reduction and hyperthermic intraperitoneal chemotherapy ver-sus systemic chemotherapy and palliative sur-gery in patients with peritoneal carcinomatosis of colorectal cancer [J]. J Clin Oncol, 2003, 21: 3737-3743.

[42] SPRATT J S, ADCOCK R A, MUSKOVIN M, et al. Clinical delivery system for intraperitoneal hyperthermic che-motherapy [J]. Cancer Res, 1980, 40: 256-260.

[43] FUJIMOTO S, TAKAHASHI M, MUTOU T, et al. Improved mortality rate of gas-tric carcinoma patients with peritoneal

carcinomatosis treated with intraperitoneal hyperthermic chemo-perfusion combined with surgery [J]. Cancer, 1997, 79: 884-891.

[44] FUJIMOTO S, TAKAHASHI M, MUTOU, et al. Successful intraperitoneal hyperthermic chemoperfusion for the prevention of postoperative peritoneal recurrence in patients with advanced gastric carcinoma [J]. Cancer, 1999, 85: 529-534.

[45] VERNON C. Hyperthermia in cancer growth regulation [J]. Biotherapy, 1992, 4: 307-315.

[46] SHIU M H, FORTNER J G. Intraperitoneal hyperthermic treatment of implanted peritoneal cancer in rats [J]. Cancer Res, 1980, 40: 4081-4084.

[47] ROBINS H I. Role of whole-body hyperthermia in the treatment of neoplastic disease: its current status and future prospects [J]. Cancer Res, 1984, 44: 4878s-83.

[48] OHNO S, SIDDIK Z H, KIDO Y, et al. Thermal enhancement of drug uptake and DNA adducts as a possible mechanism for the effect of sequencing hyperthermia on cisplatin-induced cytotoxicity in L1210 cells [J]. Cancer Chemother Pharmacol, 1994, 34: 302-306.

[49] NICOLETTO M O, PADRINI R, GALEOTTI F, et al. Pharmacokinetics of intra-peritoneal hyperthermic perfusion with mitoxantrone in ovarian cancer [J]. Cancer Chemother Pharmacol, 2000, 45: 457-462.

[50] LARKIN J M. A clinical investigation of total-body hyperthermia as cancer therapy [J]. Cancer Res, 1979, 39: 2252-2254.

[51] KOWAL C D, BERTINO J R. Possible benefits of hyperthermia to chemotherapy [J]. Cancer Res, 1979, 39: 2285-2289.

[52] JOHNSON R J, SUBJECK J R, MOREAU D Z, et al. Radia-

tion and hyperthermia [J]. Bull N Y Acad Med, 1979, 55: 1193-1204.

[53] DI GIORGIO A, NATICCHIONI E, BIACCHI D, et al. Sammartino R Cytoreductive surgery (peritonectomy proce-dures) combined with hyperthermic intraperitoneal chemother-apy (HI-PEC) in the treatment of diffuse peritoneal carcinomatosis from ovarian cancer [J]. Cancer, 2008, 113: 315-325.

[54] LIM M C, KANG S, CHOI J, et al. Hyperthermic intraperitoneal chemotherapy after exten-sive cytoreductive surgery in patients with primary advanced epithelial ovarian cancer: interim analysis of a phase II study [J]. Ann Surg Oncol, 2009, 16: 993-991000.

[55] DERACO M, KUSAMURA S, VIRZI S, et al. Cytoreductive surgery and hyperthermic intraperitoneal chemotherapy as upfront therapy for advanced epithelial ovarian cancer: multi-institutional phase-II trial [J]. Gynecol Oncol, 2011, 122: 215-220.

[56] ESKANDER R N. RANDALL L M. Bevacizumab in the treatment of ovarian cancer [J]. Biologics, 2011, 5: 1-5.

[57] FOLKMAN J. Tumor angiogenesis: therapeutic implications [J].N Engl J Med, 1971, 285: 1182-1186.

[58] ESKANDER R N, TEWARI K S. Incorporation of anti-anDogenesls therapy in the management of advanced ovarian carcinoma-mechanistics, review of phase III randomized clinical trials, and regulatory implications [J]. Gynecol Oncol, 2014, 132: 496-505.

[59] BURGER R A, BRADY M E, BOOKMAN MA, et al. Incor-poration of bevacizumab in the primary treatment of ovarian cancer [J]. N Engl J Med, 2011, 365: 2473-2483.

[60] PERREN T J, SWART A M, PFISTERER J, et al. A phase 3

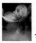

trial of beva-cizumab in ovarian cancer [J]. N Engl J Med, 2011, 365: 2484-2496.

[61] AGHAJANIAN C, BLANK S V, GOFF B A, et al. OCEANS: a randomized, double-blind. placebo-controlled phase Ⅲ trial of chemotherapy with or without bevacizumab in patients with platinum-sensitive recurrent epithelial ovarian, primary perito-neal, or fallopiar tube cancer [J]. J Clin Oncol, 2012, 30: 2039-2045.

[62] PUJADE-LAURAINE E, WAGNER U, AAVALL-LUNDQVIST E, et al. Pegylated liposomal Doxorubicin and Carboplatin com-pared with Paclitaxel and Carboplatin for patients with platinum-sensitive ovarian cancer in late relapse [J]. J Clin Oncol, 2010, 28: 3323-3329.

[63] MONK B J, POVEDA A, VERGOTE I, et al. A phase Ⅲ. random-ized, double-blind trial of weekly paclitaxel plus the angiopoietin 1 and 2 inhibitor, trebananib, or placebo in women with recur-rent ovarian cancer: TRINOVA-1 [J]. Ann On-col, 2013, 24: 799-808.

[64] ANDREAS D U BOIS G K, RAY-COQUARD I, REUSS A, et al. AGO-OVAR 12: a randomized placebo-controlled GCIG / engot-intergroup phase Ⅲ trial of standard trontline chemotherapy+/-nintedanib fot advanced ovarian cancer, Late Breaking Abstract [J]. Int J Gyn Cancer, 2013, 23 (Suppl 1): LBA 1.

[65] LEDERMANN J A, HACKSHAW A, KAYE S, et al. Rand-omized phase Ⅱ placebo-controlled trial of maintenance therapy using the oral triple angiokinase inhibitor BIBF 1120 after chemo-therapy for relapsed ovarian cancer [J]. J Clin Oncol, 2011, 29: 3798-3804.

［66］POTHURI B. BRCAl-and BRCA2-related mutations: therapeutic Implications in ovarian cancer［J］. Ann Onc01, 2013, 24（24 Suppl 8）: viii22-7.

［67］VENKITARAMAN A R. Cancer susceptibility and the functions of BRCAl and BRCA2［J］. Cell, 2002, 108: 171-182.

［68］KHANNA K K, JACKSON S R. DNA double. strand breaks: signaling, repair and the cancer connection［J］. Nat Genet, 2001, 27: 247-254.

［69］ESKANDER R N, TEWARI K S. PARP inhibition and synthetic lethalitv in ovarian cancer［J］. Expert Rev Clin Pharmacol, 2014, 7（5）: 613-622.

［70］HOEIJMAKERS J H. Genome maintenance mechanisms for preventing cancer［J］. Nature, 2001, 411: 366-374.

［71］DANTZER F, D E LA RUBIA G, MENISSIER-DE MURCIA J, et al. Base excision repair is impairea in mammalian cells lacking Poly（ADP-ribose）polymerase-1［J］. Biochemistry, 2000, 39: 7559-7569.

［72］MCCABE N, LORD C J, TLJTT A N, et al. BRCA2-deficient CAPAN-1 cells are exucmely sensitive to the inhibition of poly（ADP-ribose）polynerase an issue of potency［J］. Cancer Biol Ther, 2005, 4: 934-936.

［73］FARMER H, MCCABE N, LORD C J, et al. Targeting the DNA repair defect in BRCA mutant cells as a therapeutic strategy［J］.Nature, 2005, 434: 917-921.

［74］BRYANT H E, SCHULTZ N, THOMAS H D, et al. Spccilfic killing of BRCA2-deficient tumours with inhibitors of poly（ADP-ribose）polvmerase［J］. Nature, 2005, 434: 913-917.

［75］AUDEH M W, CARMICHAEL J, PENSON R T, et al. Oral poly（ADP-ribose）polymerase inhibitor olaparib in patients

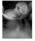

with BRCA1 or BRCA2 mutations and recurrent ovarian cancer: a proof-of-concept trial [J]. Lancet, 2010, 376: 245-251.

[76] COLEMAN R L, SILL M, AGHAJANIAN C, et al. Swisher EM A phase Ⅱ evaluation of the potent. highly selective PARP inhibitor velipa-rib in the treatment of persistent or recurrcnl epiⅢclial ovarian, fallopian tube, or primary peritoneal cancer in patients who carry a germline BRCA1 or BRC A2 mutation-a Gynccologic Oncology Group study. Presented at: SGO 45111 Allllual Meeting on Women's Cancer [J]. Tampa, FL, 2014: Abstract 136.

[77] GELMON K A, TISCHKOWITZ M, MARKAY H, et al. Olaparib in patients with recurrent high-grade serous or poorly differenti-ated ovarian carcinoma or triple-negative breast cancer: a phase 2. multicentre, open-label, non-randomised study [J]. Lancet Oncol, 2011, 12: 852-861.

[78] KAYE S B, LUBINSKI J, MATULONIS U, et al. Phase Ⅱ, open-label, randomized, multicenter study compar-ing the efficacy and safety of olaparib, a poly (ADP-ribose) polymerase inhibitor. and pegylated liposomal doxorubicin in patients with BRCA1 or BRCA2 mutations and recurrent ovar-ian cancer [J]. J Clin Oncol, 2012, 30: 372-379.

[79] LEDERMANN J, HARTER P, GOURLEY C, et al. Olaparib maintenance therapy in platinum-sensitive relapsed ovarian cancer [J].N Engl J Med, 2012, 366: 1382-1392.

[80] BARNHILL D R, KURMAN R J, BRADY M E, et al. Preliminary analysis of the behavior of stage I ovarian serous tumors of low malignant potential: a Gynecologic Oncology Group study [J]. J Clin Oncol, 1995, 13: 2752-2756.

[81] SEIDMAN J D, KURMAN R J. Ovarian serous borderline

tumors: a critical review of the literature with emphasis on prog-nostic indicators [J]. Hum Pathol, 2000, 31: 539-557.

[82] TROPE C, KAERN J, VERGOTE I B, et al. Are bor-derline tumors of the ovary overtreated both surgically and svs-temically? A review of four prospective randomized trials including 253 pa-tients with borderline tumors [J]. Gynecol Oncol, 1993, 51: 236-243.

[83] GERSHENSON D M, SILVA E G. Serous ovarian tumors of low malig-nant potential with peritoneal implants [J]. Cancer, 1990, 65: 578-585.

[84] BARAKAT R R, BENJAMIN I, LEWIS J L, et al. Platinum-based chemotherapy for advanced-stage serous ovarian carcinoma of low malignant potential [J]. Gynecol Oncol, 1995, 59: 390-393.

[85] SUTTON G P, BUNDY B N, OMURA G A, et al. Stage Ⅲ ovarian tumors of low malignant potential treated with cisplatin combination therapy (a Gynecologic Oncology Group study) [J].Gynecol Oncol, 1991, 41: 230-233.

[86] GRESHENSON D M, COPELAND L J, KAVANGH J J, et al. Treatment of malignant nondysgerminomatous germ cell tumors of the ovary with vincristine, dactinomycin. and cyclophosphamide [J]. Cancer, 1985, 56: 2756-2761.

[87] WILLIAMS S D, BLESSING J A, MOORE D H, et al. Cispla-tin, vinblastine, and bleomycin in advanced and recurrent ovar-ian germ-cell tumors. A trial of the Gynecologic Oncology Group [J]. Ann Intern Med, 1989, 111: 22-27.

[88] WILLIAMS S D, BIRCH R, EINHORN L H, et al. Treatment of disseminated germ-cell tumors with cisplatin. bleomycin. and either vinblastine or etoposide [J]. N Engl J Med, 1987,

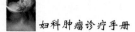

316: 1435-1440.

[89] COLOMBO N, PARMA G, ZANAGNOLO V, et al. Management of ovarian stromal cell tumors [J]. J Clin Oncol, 2007, 25: 2944-2951.

第二章　宫　颈　癌

SARA M. JORDAN、KRISHNANSU S. TEWARI　编著
刘兴阳、周静　译

解　　剖

- Cervix即宫颈（拉丁文为"颈"），意思为子宫的颈部。宫颈的一般长度为2~4 cm，与子宫体相连处为狭部（isthmus）。宫颈位于阴道内的部分称为宫颈阴道部（exocervix），表面被覆的复层鳞状上皮与阴道上皮相同。宫颈壁主要由多层平滑肌组织与结缔组织构成。

　　宫颈的血液供应：经阔韧带（broad ligament）及宫旁组织从两侧供应宫颈。

流　行　病　学

- 宫颈癌是全世界范围内第2常见的女性恶性肿瘤，其死亡率达52%[1]。宫颈癌病例中86%出现在发展中国家[1]。全球发病率与死亡率的改变主要取决于筛查与疫苗的应用。在过去的50年中，宫颈癌筛查与疫苗的普及使发达国家的宫颈癌发病率与死亡率下降了75%[2]。
- 据估计美国2014年有12 360例新增宫颈癌病例，与宫颈癌相关的死亡有4 020例[3]。
- 在美国，宫颈癌是第3常见的妇科恶性肿瘤（位于子宫体恶性肿瘤与卵巢恶性肿瘤之后），在所有女性

恶性肿瘤中则位于第12位。在1945年，美国宫颈癌死亡率为15/100 000，到1991年，这个数字下降到了3.4/100 000。

- 宫颈癌是目前唯一病因明确的恶性肿瘤。
- 宫颈癌的病因为人乳头状瘤病毒（human papillomavirus，HPV），一种经性行为传播的致瘤病毒。

其感染性的HPV是一个环状双链DNA病毒，病毒DNA可整合至宿主DNA中导致细胞恶变。一旦整合成功，HPV E6基因编码蛋白可使 *p53* 端粒酶降解，而HPV *E7* 基因编码蛋白可与pRB蛋白形成复合物，从而使本来结合于pRB蛋白的E2F释放，启动下游一系列基因表达，最终导致细胞永生化（表 2-1）。低危型HPV（6型、11型）感染可致生殖道疣（genital warts），而高危型HPV（较常见的16型、18型、31型及45型，较不常见的33型、35型、39型、51型、54型、55型、56型、58型、59型、66型及68型）的DNA整合则可导致宫颈细胞的不典型增生甚至癌变（图2-1）[4]。

- 超过95%的宫颈鳞状细胞癌与30%～40%的宫颈腺癌中可检测到HPV的存在。
- 高危型HPV可致鳞柱交界处细胞发生突变，最终发生细胞不典型增生甚至癌变。
- 未经治疗的情况下宫颈上皮内瘤变（CIN）发展为宫颈癌的概率：CIN1为16%，CIN2为30%，CIN3为70%。
  CIN3发展为宫颈浸润癌的时间为0～20年。

表2-1 HPV基因组

E1	E2	E4	E5	E6	E7	L1	L2
ATP酶	E6与E7调节器	破坏细胞角蛋白基质，释放病毒粒子	增强膜结合表皮生长因子	结合并降解p53端粒酶	结合pRB蛋白释放并活化E2F	大衣壳（保守序列）	小衣壳（可变序列）

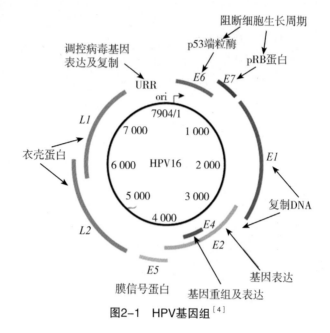

图2-1 HPV基因组[4]

· 高危因素：

（1）社会经济地位低。

（2）多个性伴侣、初次性生活年龄过早、滥交、合并感染其他性传播疾病。

（3）吸烟。

（4）免疫功能障碍（HIV感染或免疫抑制剂的使用）。

· 发展为宫颈癌的最高危因素是未进行正规的筛查。在许多南美、非洲及亚洲国家，宫颈癌是妇女恶性肿瘤相关死亡的首要病因。

1. 预防

· 禁欲可预防HPV导致的宫颈癌，但许多妇女处于性活跃期，因此暴露于HPV感染的风险中。

· 现有2个美国FDA批准的用于预防宫颈癌的疫苗（表

62

2-2）。

（1）四价疫苗GARDASIL。

FDA于2006年通过。

2007年，一项名为FUTURE（Females United to Uni-laterally Reduce Endo/Ectocervical Disease）Ⅱ双盲、随机对照试验对该宫颈癌疫苗进行了研究，研究对象为12 167名年龄为15～26岁的女性，在接种GARDASIL或安慰剂后随访3年，结果显示在符合方案的人群中，GARDASIL可预防98%的宫颈上皮不典型增生或宫颈浸润癌的发生（在按意向处理人群中也可达到44%的预防效果）。FUTUREⅠ试验是一个随机对照、双盲、应用安慰剂的Ⅲ期临床试验，研究对象为5 455名16～24岁女性，试验结果显示疫苗对HPV 16型和HPV 18型感染导致的生殖器湿疣与对宫颈上皮不典型增生或宫颈浸润癌一样，有100%的预防作用。一个包含3 817名年龄在24～45岁女性的双盲、随机对照的试验提示，GARDASIL可预防90.5%的HPV 6型、HPV 11型、HPV 16型、HPV 18型感染。默克公司（Merck）也正在将GARDASIL与某个单价HPV疫苗的效果进行对比。

（2）二价疫苗CERVARIX。

年轻人中的乳头状瘤试验（Papilloma Trial Against Cancer in Young Adults，PATRICIA试验）是一个Ⅱ期临床、随机对照、双盲、前瞻性试验，试验结果在2009年公布。在对18 644名年龄为15～25岁的女性接种CERVARIX或安慰剂后，疫苗对HPV 16型和18型感染所致的CINⅡ～Ⅲ期病变有92.9%的预防效果。有证据表明疫苗有交叉保护作用。

目前没有GARDASIL与 CERVARIX效果的直接对比研究。

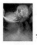

表2-2　HPV疫苗

项目	GARDASIL	CERVARIX
HPV类型	6型，11型，16型，18型	16型、18型
给药方式	0.5 mL肌内注射，0、2个月、6个月	0.5 mL肌内注射，0、1～2个月、6个月
适应证	宫颈癌、CIN、AIS、外阴癌、VIN、阴道癌、VAIN、肛门外生殖器湿疣	宫颈癌、CIN、AIS
适用人群	9～26岁男性或女性	9～25岁女性
免疫治疗咨询委员会（ACIP）	推荐11～12岁女性接种，13～26岁女性可补种；批准9～26岁男性可接种	—
制造工艺	酵母	昆虫细胞
佐剂	无定型羟基磷酸铝硫盐（Merck and Co., Inc）	3-去乙酰单磷酰脂质A+氢氧化铝（MPL，Coixa/GSK）

2. 诊断

· 宫颈癌的早期症状：阴道分泌物增多，为稀薄、清亮或血性，常不能引起患者重视。

· 典型症状：间断、无痛性阴道流血或同房后阴道流血，但并非最常见症状。随着疾病进展，阴道流血量增加、频率增加，最终将发展为持续阴道流血。如阴道流血出现在绝经后女性，可使疾病更易于被发现与诊断。

·疾病晚期可能因为癌细胞侵犯至宫旁组织甚至盆壁，导致侧腹部或腿部疼痛，这往往表示输尿管或坐骨神经已受累。膀胱或直肠受累常出现血尿或便血，甚至造成膀胱阴道瘘或直肠阴道瘘。淋巴水肿可能是晚期疾病或复发性疾病的表现，是由于盆壁受累所致的静脉梗阻所造成的。

·大体标本。

（1）最常见：生长于宫颈的外生型、质脆、体积大的息肉状病损（图2-2）。

（2）病变也可生长自宫颈管，使宫颈呈桶形。位于宫颈管内的病变多为腺癌，病变源于宫颈管黏液腺细胞。由于发生于宫颈管内，疾病常较隐匿。宫颈管僵硬，表面仅见微小溃疡病灶或肿物。溃疡状病变浸润整个宫颈。

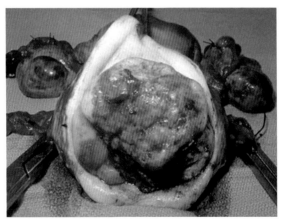

图2-2　宫颈浸润癌的大体标本（图片由Krishnansu S. Tewari医生提供）

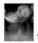

3. 筛查

· 预防、筛查与早期治疗对宫颈癌患者而言是非常重要的。

· 宫颈上皮不典型增生与宫颈癌的发展是一个缓慢的过程，在目前的筛查策略下是可以早期诊断的，并且在早期诊断的基础上多数可治愈。

· 疾病晚期方得以确诊常常已发展为不可治愈，并导致死亡。

· 细胞学检查（宫颈脱落细胞涂片，即papanicolaou smear，Pap）及阴道镜检查均为有效的筛查手段。宫颈癌筛查指南（美国阴道镜检查和宫颈病理学学会，ASCCP）见表2-3。

表2-3　ASCCP 宫颈癌筛查指南

人群	复查建议
<21 岁	无需筛查
21～29 岁	每3年1次细胞学检查，无需HPV检查
30～65 岁	每5年1次细胞学与HPV联合筛查
>65 岁	如以往规律筛查结果均为阴性，无需筛查（以往无CIN或宫颈癌病史）
子宫切除后	无需筛查（包括子宫切除前，无CIN或宫颈癌病史）
HPV 疫苗接种后	与未接种女性相同

· Pap涂片结果异常时需要进一步行阴道镜检查，有必要时行宫颈组织活检。

· 阴道镜检查结合醋酸白试验，可在放大情况下观察变色区域。

（1）满意的阴道镜检查要求整个鳞柱交界（squamocolumnar junction，SCJ）可见。

（2）需要行宫颈组织活检的阴道镜阳性表现：醋酸白色区域，轮廓不规则，异型血管，点状或镶嵌，病灶范围涉及多个象限。

（3）除妊娠外，均应行宫颈管刮除术（endocervical curettage，ECC）。

· 宫颈上皮不典型增生或早期宫颈浸润癌（ⅠA1期）可行宫颈电环切术（loop electrosurgical excision procedure，LEEP）或冷刀锥切（cold knife cone，CKC）。

· ASCCP指南（www.asccp.org）应用于异常细胞学检查结果及组织学病理结果的分流。

4. 病理（表2-4[4]）

· 宫颈癌的4个主要转移途径：

（1）阴道黏膜的直接蔓延。

（2）浸润肌层，尤其是宫颈管病变。

（3）沿宫颈旁及子宫旁淋巴管转移（第一站：闭孔淋巴结、髂内淋巴结、髂外淋巴结、骶前淋巴结；第二站：髂总淋巴结、腹股沟淋巴结、腹主动脉旁淋巴结）（图2-3）[4]。

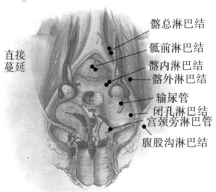

图2-3 宫颈癌的淋巴结转移途径[4]

（4）邻近器官的直接蔓延（宫旁、膀胱、肠道）。

表2-4　不同临床分期的盆腔及腹主动脉旁淋巴结转移率[4]

临床分期	盆腔淋巴结转移率/%	腹主动脉旁淋巴结转移率/%
Ⅰ	15	6
Ⅱ	29	17
Ⅲ	47	30

· 发生于宫颈管黏液腺的宫颈腺癌，发病通常较隐匿，因此常形成桶状宫颈。

· 根据临床分期调整后，宫颈腺癌与鳞状细胞癌患者的生存率没有明显区别（表2-5[5]、表2-6）。

1998年FIGO年度报告对比了超过1 000名宫颈鳞状细胞癌患者及1 138名宫颈腺癌患者，对于Ⅰ期患者，两者生存无明显差异。

表2-5　肿瘤临床分期、治疗方案与患者5年生存率[5]

临床分期	仅手术/%	仅放疗/%	手术+放疗/%
ⅠB1	94.5	80.1	83.6
ⅠB2	91.4	73.7	76.7
ⅡA	72.6	64.5	76.2
ⅡB	73.0	64.2	64.3

表2-6 宫颈癌的病理类型

病理类型	发病率
非腺癌	
鳞状细胞癌	65%~85%
疣状癌	罕见
肉瘤样癌	罕见
腺癌	
宫颈管腺癌	10%~25%
子宫内膜样癌	罕见
透明细胞癌	罕见
黏液性癌	罕见
浆液性癌	罕见
腺样囊性癌	罕见
绒毛管状腺癌	罕见
其他，混合性腺癌	
腺鳞癌	5%
宫颈毛玻璃细胞癌	罕见
小细胞癌	罕见
非上皮性肿瘤	罕见
癌肉瘤，平滑肌肉瘤，子宫内膜音质肉瘤，生殖细胞肿瘤，黑色素瘤，淋巴瘤，神经内分泌肿瘤	

5. 临床分期

· 宫颈癌采用临床分期，详见表2-7。

· 体格检查，妇科检查。

· 宫颈冷刀锥切（CKC）或宫颈环形电切术（LEEP）。

· 影像学检查包括胸片、静脉肾盂造影、CT尿路造影、钡灌肠。

· 膀胱镜检查。

· 肠镜检查。

表2-7　2014年宫颈癌FIGO（International Federation of Gynecology and Obstetrics）分期

宫颈癌分期	描述
Ⅰ	癌灶局限在宫颈（健儿宫体可以不予考虑）
ⅠA	肉眼未见癌灶，仅在显微镜下可见浸润癌，（浅表浸润的肉眼可见癌灶也为ⅠB期）间质浸润测量范围限制于深度5 mm[a]，宽度7 mm
ⅠA1	间质浸润深度≤7 mm
ⅠA2	间质浸润深度>3 mm至5 mm，宽度≤7 mm
ⅠB	肉眼可见癌灶局限于宫颈，或显微镜下可见病变≥ⅠA
ⅠB1	肉眼可见癌灶最大直径≤4 mm
ⅠB2	肉眼可见癌灶最大直径≥4 mm
Ⅱ	癌灶已超出宫颈，但未达盆壁。癌累及阴道，但未达阴道下1/3
ⅡA	癌灶累及阴道上2/3，无明显宫旁浸润
ⅡA1	肉眼可见病灶最大直径≤4 mm
ⅡA2	肉眼可见癌灶最大直径≥4 mm
ⅡB	有明显宫旁浸润，但未达盆壁
Ⅲ	癌灶扩散至盆壁，肛诊癌灶与盆壁间无缝隙，癌灶累及阴道下1/3，除外其他原因所致的肾盂积水或无功能肾
ⅢA	癌灶累及阴道下1/3，但未达盆壁
ⅢB	癌灶已达盆壁，或有肾盂积水或无功能肾
Ⅳ	癌灶扩散超出真骨盆或癌灶浸润膀胱黏膜
ⅣA	癌灶扩散至邻近的盆腔器官
ⅣB	远处转移

a：浸润深度从癌起源的表面上皮或腺体的基底部开始测量不应大于5 mm。脉管受累不影响分期。

6. PET/CT 分期

· 2005年，Centers for Medicare and Medicaid Services 通过了 FDG-PET在宫颈癌中的应用，如对新诊断宫颈癌及局部进展期宫颈癌患者的分期、宫颈癌复发的监测评价。

· PET在初治宫颈癌患者盆腔淋巴结转移检测中的敏感性达80%，而CT的敏感性为48%[6]。

· 一个2007年的荟萃分析总结了41例相关研究，结论显示PET/CT对淋巴结阳性的检测敏感性的特异性分别为82%与95%，均高于CT（50%和92%）与MR（56%和91%）检查。PET检查所示淋巴结阳性可成为宫颈癌患者治疗效果、盆腔复发风险及患者生存的预测指标[6]。

7. 遗传

· 目前尚没有已知的宫颈癌遗传基础。

8. 手术、化疗、放疗的适应证

· 在过去几十年中，宫颈癌的分期标准及治疗建议变化显著（表2-8）。

· 1944年，广泛性子宫切除术由Joe V.Meigs在哈佛大学首次实施。

· 并发症发生率为1%～5%。

· Piver &Rutledge分型将子宫切除术分为5种经典类型（表2-9）。

（1）对盆腔中8个区域的理解对完成广泛性子宫切除术尤其重要（图2-4）[4]。

（2）盆腔淋巴结清扫范围。

外侧：生殖股神经。

内侧：膀胱上动脉。

远端：旋髂深静脉。

近端：髂总动脉分叉以上2 cm。

底部：闭孔神经。

（3）手术者技术熟练的情况下，手术并发症少于5%（表2-10）。

表2-8　不同分期宫颈癌的治疗

临床分期	标准治疗	保留生育功能治疗
ⅠA1，–LVSI	筋膜外子宫切除	宫颈锥形切除
ⅠA1，+LVSI	筋膜外子宫切除+/–盆腔淋巴结清扫	宫颈锥形切除+经腹腔镜盆腔淋巴结清扫
ⅠA2，隐性 ⅠB1	改良广泛子宫切除+盆腔淋巴结清扫+/–辅助治疗	宫颈广泛切除+盆腔淋巴结清扫
ⅠB1、ⅠB2、ⅡA	广泛性子宫切除+盆腔淋巴结清扫+/–辅助治疗	除ⅠB1≤2 cm（非宫颈小细胞癌）外，均应行广泛性子宫切除+盆腔淋巴结清扫
ⅠB2～ⅣA	放化疗+高剂量率后装放疗+/–治疗前经腹腔镜盆腔淋巴结清扫	除ⅠB1≤2 cm（非宫颈小细胞癌）外，均应行广泛性子宫切除+盆腔淋巴结清扫
孤立的中央性盆腔复发	已行放疗，可行盆腔脏器廓清术	未行放疗，可行放化疗
ⅣB，治疗不敏感或非中央型复发	顺铂+紫杉醇+贝伐珠单抗+/–姑息性放疗用于止血或控制骨转移病灶	顺铂+紫杉醇+贝伐珠单抗顺铂+/–姑息性放疗用于止血或控制骨转移病灶

LVSI：淋巴血管间隙浸润。

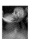

表2-9 Piver & Rutledge子宫切除术分型

分型	描述	指征
I	筋膜外子宫切除	CIN，早期间质浸润
II	切除1/2主骶韧带及阴道上1/3	—
III	切除全部主骶韧带及阴道上1/3	Ib，IIa
IV	切除所有输尿管周围组织、膀胱上动脉及阴道上3/4	前盆中央型复发
V	切除部分远端输尿管及膀胱	中央型复发，或初治时肿瘤累及远端输尿管或膀胱

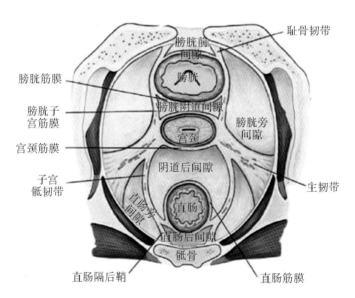

图2-4 8个盆腔区域的横截面解剖[4]

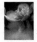

表2-10　广泛性子宫切除并发症

严重膀胱功能障碍	4%
需行引流的淋巴囊肿	3%
输尿管阴道瘘	2%
血栓形成	2%
膀胱阴道瘘	1%
需手术治疗的肠梗阻	1%
肺栓塞	1%

9. 宫颈癌的机器人手术

· 由达芬奇系统实施的机器人手术在宫颈癌患者的手术治疗初期得到了快速发展。

· 优点。

（1）3D成像技术的应用及放大视野。

（2）人体工程学方面的改善。

（3）模仿人手腕动作的多关节设备。

（4）灵巧程度增加。

（5）防止动作震颤。

（6）拍摄镜头稳定。

（7）快速的学习曲线。

· 缺点。

（1）手术时间增加。

（2）费用增加。

（3）头高脚低位（Trendelenberg）维持时间长。

（4）设备故障可能。

· 目前仍在对机器人手术对肿瘤患者预后的影响及其性价比进行评估。

10. 卵巢移位术

· 未行卵巢移位术的患者在放疗后常出现卵巢功能早衰

（仅单次剂量8Gy或分次剂量达10Gy的剂量即可出现确切的卵巢功能衰退）。

· 卵巢移位术是在术中游离骨盆漏斗韧带后，分别将双侧卵巢移至同侧结肠旁沟处。移位后的卵巢应以银夹定位，使卵巢可通过影像学定位以利于在制定放疗计划时对卵巢进行保护。

· 卵巢移位术后放疗后卵巢功能衰退发生率明显降低，但仍有28%~50%。如不需要术后放疗，仅卵巢移位术后卵巢功能衰退发生率为5%[6]。

11. 术后辅助化疗指征

· 视术后病理高危因素决定是否需要行根治性子宫切除术后的辅助放疗（+/-化疗增敏）。

· 高—中危因素（GOG 92试验）。

（1）肿瘤直径>4 cm。

（2）肌层浸润>1/3。

（3）淋巴血管间隙受累。

· 高危因素。

（1）切缘阳性。

（2）子宫旁组织浸润。

（3）淋巴结转移。

· ⅠA1期以上宫颈癌患者仅行简单的全子宫切除是不够的，这些患者的预后差，且放疗根治率明显降低[6]。

12. 目前临床试验结果推荐的治疗方案
局部晚期宫颈癌

· 5个重要的临床试验支持放化疗在局部晚期宫颈癌中的应用（表2-11）[7-11]。

· 对于35%~90%的局部晚期宫颈癌患者，仅放疗无法有效控制[6]。

· 同期放化疗（化疗增敏）可明显提高宫颈癌的局部控制

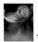

率，同时治疗远处转移病灶。DNA-铂化合物的形成使细胞对放疗的敏感性显著升高，这就是同期放化疗（化疗增敏）的理论依据。此外，增敏化疗可优先作用于肿瘤细胞，减少非致死伤害下的细胞自我修复。

表2-11 5个重要的临床试验支持放化疗在局部晚期宫颈癌中的应用 [7-11]

临床试验	适用人群	治疗方案对比	总生存期/月	无进展生存期/月	结论
GOG 109 [7]	I A2 ~ II A	• 辅助盆腔野放疗 • 顺铂辅助盆腔野放疗+顺铂 70 mg/m²	71 81	63 80	顺铂增敏化疗可使患者获益
GOG 123 [8]	I B2	• 术前顺铂盆腔野放疗+每周顺铂 40 mg/m² • 术前盆腔野放疗	86 72	80 64	—
RTOG 9001 [9]	I B ~ IVA	• 顺铂盆腔野放疗+顺铂 75 mg/m² +每96小时5-FU 4 g/m² (3个疗程) • 盆腔野放疗 + 延伸野放疗	73 58	67 40	顺铂作为放疗增敏剂可使患者获益
GOG 85 [10]	II B ~ IVA	• 盆腔野放疗+ 顺铂50 mg/m² + 每96小时5-FU 4 g/m² (2个疗程) • 盆腔野放疗+羟基脲 3 g/m² (每周2次)	65 50	60 48	顺铂+5-FU优于羟基脲
GOG 120 [11]	II B ~ IVA	• 盆腔野放疗+每周顺铂 40 mg/m² • 盆腔野放疗+顺铂50 mg/m² +每96小时5-FU 4 g/m²+羟基脲 2 g/m² • 盆腔野放疗+羟基脲 3 g/m² (每周2次)	60 58 34	60 60 45	顺铂及含顺铂方案均优于羟基脲方案

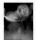

- 顺铂最常用方案为放疗期间每周1次40 mg/m² （最大剂量为70 mg/周）给药。

转移性宫颈癌：细胞毒药物联合化疗方案

- 1981年，顺铂单药被确定为转移性或进展期宫颈癌的主要化疗方案。
- 多个单药方案的临床试验最终得到不同结论（表2–12）[12-23]。

表2–12　进展期宫颈癌、肿瘤迁延、复发等患者单药化疗临床试验及试验结果[12-23]

肯定[a]	否定[b]
Thigpen et al.[12]：顺铂	McGuire et al.[13]：卡铂、异丙铂
Sutton et al.[14]：异环磷酰胺	Fracasso et al.[15]：奥沙利铂
Schilder et al.[16]：吉西他滨	
Bookman et al.[18]：拓扑替康	Thigpen et al.[17]：丝裂霉素-C
Curtin et al.[20]：紫杉醇	
McGuire et al.[22]：紫杉醇	Look et al.[19]：伊利替康
Muggia et al.[23]：长春瑞滨	Garcia[21]：多西他赛

　a：后续用于联合化疗临床试验的药物均为有效药物；b：不建议作为单药方案使用的药物，多因效果不理想或副作用过强。

- 经过严格研究，顺铂仍为最经典的方案。
- 最终有多个联合化疗方案被认为能使这些预后最差的患者获益。
- 虽无法治愈，但全身化疗可延长患者无进展生存期（表2–13）[24-28]。
- 随后报道的GOG 110与GOG 149试验显示，对疾病相对反应率（*RR*）与无进展生存时间（*PFS*）的改善并不意味着对总生存期（*OS*）的改善。

· 因此，人们开始重视治疗中患者的生存质量（QOL），此后的试验也对生存质量及患者报告结局（patient reported outcomes，PRO）进行跟踪。

表2-13　在进展期（ⅣB期）宫颈癌、复发性宫颈癌或迁延性肿瘤中的联合化疗Ⅲ期临床试验[24-28]

临床试验	方案	*RR*/%	*OS*/月	*PFS*/月
GOG 110[24]	顺铂 50 mg/m^2	17.8	8	3.2
	顺铂 50 mg/m^2 +二溴卫矛醇（DBD）180 mg/m^2	21.1	7.3	3.3
	顺铂 50 mg/m^2 + 异环磷酰胺 5 g/m^2 + mesna	31.1	8.3	4.6
GOG 149[25]	顺铂 50 mg/m^2 + 异环磷酰胺 5 g/m^2	32	8.5	4.6
	顺铂 50 mg/m^2 + 异环磷酰胺 5 g/m^2 + 博莱霉素 30 U	31.2	8.4	5.1
GOG 169[26]	顺铂 50 mg/m^2	19	8.8	2.8
	顺铂 50 mg/m^2 + 紫杉醇 135 mg/m^2	36	9.7	4.8
GOG 179[27]	顺铂 50 mg/m^2	13	6.5	2.9
	顺铂 50 mg/m^2 + 拓扑替康 0.75 mg/m^2，第1~3天	26	9.4	4.6
	甲氨蝶呤（MVAC）	NA	NA	NA

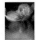

续表

临床试验	方案	RR/%	OS/月	PFS/月
GOG 204[28]	顺铂 50 mg/m² + 紫杉醇 135 mg/m²	29.1	12.9	5.8
	顺铂 50 mg/m² + 拓扑替康 0.75 mg/m²，第1~3天	23.4	10.3	4.7
	顺铂 50 mg/m² + 吉西他滨 1 000 mg/m²	22.3	10.3	4.6
	顺铂 50 mg/m² + 长春瑞滨 30 mg/m²	25.9	10	4.0

RR：相对反应率；*OS*：总生存期；*PFS*：无进展生存期；甲氨蝶呤 30 mg/m²，第1天、第15天和第22天；长春花碱 3 mg/m²，第2天、第15天和第22天；阿霉素30 mg/m²，第2天；顺铂 70 mg/m²，第2天给药，每4周1次；NA：不适用。

· GOG 169试验显示顺铂 + 紫杉醇联合化疗的反应率增加至2倍，但对生存质量无改善，此结果使此方案成为标准化疗方案。

· GOG 179试验结果提示顺铂 + 拓扑替康方案优于顺铂单药，是首个结果显示可以增加总生存期的试验，并最终得到FDA通过。

（1）但对于总生存期增加的作用也存在争议，因为在GOG 179试验中，与GOG 110及 GOG 169试验对比的情况下，顺铂单药的效果是相反的。

（2）这归因于放疗增敏剂顺铂剂量的增加，以及对已在GOG 179试验入组并接受了铂类治疗的患者进行了重复治疗。

GOG 169试验：31%的患者曾接受顺铂增敏化疗。

GOG 179试验：58%的患者曾接受顺铂增敏化疗。

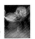

·GOG 204试验在2003年5月展开，对比了4个双药化疗方案。

（1）70%的患者曾接受含顺铂方案化疗。

（2）顺铂 + 紫杉醇方案因反应率最高、无进展生存期最长、总生存期最长而明显优于其他方案（虽然差异无统计学意义）。

（3）与GOG 169试验相比，GOG 204试验中顺铂+紫杉醇联合化疗的反应率下降，这也与已入组GOG 204的患者曾进行顺铂化疗有关（这些患者可能由于曾接受大剂量顺铂化疗而有不同程度的顺铂耐药）。

·为减少肾毒性及缩短药物滴注时间，日本妇科肿瘤组（JGOG）开展了一项非劣性Ⅲ期临床试验，对比顺铂+紫杉醇与卡铂+紫杉醇的疗效。

（1）两者 OS 与 PFS 无差异（ HR =1.04；95% CI 为0.8 ~ 1.35）。

（2）进一步对117名未接受过铂类治疗的患者行顺铂+紫杉醇化疗，疗效明显优于卡铂+紫杉醇。

中位 OS 分别为23.2个月与13个月（ HR =1.57；95% CI 为1.06 ~ 2.32）。

·尽管如此， OS 获益仍有限。

·Moore等尝试在治疗前找出这些可能对细胞毒性药物不敏感的患者（Moore criteria）。

（1）他们提出了5个危险因素：①非洲裔美国人；②功能状态评分（ PS ）＞0；③盆腔病灶；④曾使用放疗增敏剂；⑤初治至复发时间＜1年。

（2）有4 ~ 5个危险因素的患者反应率仅为13%，中位 PFS 及 OS 分别为2.8个月与5.5个月。

13. 无铂双药化疗方案的研究

·因宫颈癌委员会致力于发展一个Ⅲ期临床试验的替代方案而提前终止了GOG 204试验。

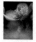

· GOG 240试验设计了4个试验组，顺铂＋紫杉醇（含或不含贝伐珠单抗）与拓扑替康＋紫杉醇（含或不含贝伐珠单抗）的对比[29]（表2-13）[24-28]。

（1）452位受试者入组。入组患者大部分功能状态评分（PS）为0，75%的受试者曾接受含铂方案化疗。

（2）拓扑替康＋紫杉醇方案与顺铂＋紫杉醇方案无明显差异（$HR=1.20$；95% CI为0.82～1.76）。

（3）重要的是，研究者们发现含贝伐珠单抗的方案较不含贝伐珠单抗的方案使患者的OS无病生存期明显延长（17个月与13.3个月，$HR=0.71$；95%CI为0.54～0.95；$P=0.003\,5$）。

（4）对患者的PFS也有类似改善（贝伐珠单抗组8.2个月，对照组5.9个月，$HR=0.67$；95%CI为0.54～0.82；$P=0.000\,2$）。

（5）进一步分析发现，对铂类反应差、迁延性疾病或鳞状细胞癌患者在贝伐珠单抗治疗中获益更大。值得注意的是，贝伐珠单抗对放射野内的复发同样有效，这些复发灶被认为处理相对乏氧状态。

（6）这是小分子靶向药物首次被报道可改善妇科恶性肿瘤患者总生存期。

· 最新治疗标准基于GOG 240试验的研究结果，推荐顺铂、紫杉醇及贝伐珠单抗的治疗（表2-14）[29]。

· GOG 240试验中所示贝伐珠单抗副作用。

（1）在贝伐珠单抗治疗组中，出现3度以上的胃肠瘘（$n=5$）、2度以上的高血压、4度以上中性粒细胞减少、3度以上血小板减少等副作用。但不影响健康相关生命质量（HRQOL）（FACT-Cx TOI）。

（2）最常见的副作用为高血压与尿蛋白。少见但严重的副作用有血栓形成与胃肠道瘘。

表2-14　GOG 240试验方案与设计[29]

临床试验	适用人群	方案	结论
GOG 240	转移性、复发性或迁延性宫颈鳞状细胞癌、腺鳞癌或腺癌	·紫杉醇 135 mg/m² 超过 24小时或 175 mg/m² 超过 3 小时 ·顺铂 50 mg/m²，第1、第2天 ·紫杉醇 135 mg/m² 超过 24 小时或175 mg/m² 超过 3 小时 ·顺铂 50 mg/m²，第1、第2天 ·贝伐珠单抗15 mg/kg ·紫杉醇 175 mg/m² ·拓扑替康 0.75 mg/m² ·紫杉醇 175 mg/m² ·拓扑替康 0.75 mg/m² ·贝伐珠单抗 15 mg/kg	贝伐珠单抗可延长患者OS3.7个月

14. 宫颈癌中的超血管化

·2010年8月报道了一个大规模非贝伐珠单抗的抗血管生成药物在宫颈癌中的作用的临床试验。

　　Monk等研究了帕唑帕尼（pazopanib）、帕替尼（lapatinib）单药或联合应用在宫颈癌ⅣB期、迁延性宫颈癌、复发性宫颈癌患者中的作用，这些患者对根治性治疗无效，且在转移前至少接受过一种治疗方案[30]。主要研究终点为疾病无进展生存时间（PFS），次要终点为总生存期（OS）、相对反应率（RR）及安全性。

　　152名受试者被平均分配至两个单药治疗组：pazopanib（n=74）或lapatinib（n=78）。重要的是，分析发现，与lapatinib单药相比，联合治疗无明显优势，因此联合用药组被废除。

Pazopanib可延长患者*PFS*（*HR*=0.66；90% *CI*为0.48～0.91；*P*=0.013）及*OS*（*HR*=0.67；90% *CI*为0.46～0.99；*P*=0.045）。中位*OS*分别为50.7周与39.1周，*RR* pazopanib为9%，lapatinib为5%。唯一的不良反应为腹泻，达到3级不良反应的pazopanib为11%，lapatinib为13%，达到4级不良反应的lapatinib为9%，pazopanib为12%。

这个Ⅱ期临床试验的结果显示，抗血管生成药物在复发性宫颈癌中发挥作用，且pazopanib在副作用可接受范围内可延长患者PFS。

· 舒尼替尼（sunitinib）是一个口服的酪氨酸激酶抑制剂，通过抑制VEGFR-1、VEGFR-2、VEGFR-3、PDGF α、PDGF β及相关的受体型酪氨酸激酶发挥抑制血管生成作用[31]。一个Ⅱ期临床试验研究了sunitinib在不可切除或局部进展宫颈癌患者中的治疗效果及安全性[32]。这个试验入组了19名受试者。不幸的是，由于瘘的发生率高达26%，试验并没有记录到可供分析的数据。疾病进展的中位时间为3.5个月。因此suitinib单药化疗被认为结果不显著，没有进行进一步研究的必要性。

15. 宫颈癌治疗中的抗血管方案

· 血管抑制剂（vascular disrupting agents，VDA）的研究可用于避免已产生的传统抗血管治疗耐药性。

· VDA通过干扰血管内皮功能，快速并选择性阻断肿瘤血管[33]。

· 这类药物中研究最透彻的是康普瑞汀A-4磷酸酯二钠盐（combretastatin A-4 phosphate，CA4P），它是天然产物康普瑞汀A-4（CA4）的前体物质[34]。它通过结合

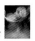

β-tubulin亚基抑制微血管生成，从而改变血管内皮细胞的骨架结构[35]。CA4P的抗血管作用在体内和体外试验中均得到证实，并可造成内皮细胞的破坏，增加抗血管能力，从而导致肿瘤血流供应的下降和肿瘤的坏死[34, 35]。

· 在宫颈癌治疗中研究最广的VDA是一个临床试用药5,6-二甲基黄嘌呤酮-4-乙酸（DMXAA）[36]。在DMXAA的Ⅰ期临床试验中，DMXAA（22 mg/kg静脉注射超过20分钟）用于多种实体肿瘤的治疗，其中使一个宫颈转移性鳞状细胞癌患者获得部分缓解。根据临床或临床前期研究结果可知，已有6个不同的VDA药物被合成并进入Ⅰ期或Ⅱ期临床试验，研究它们在实体肿瘤患者中的治疗作用[37]。

16. 中央性复发患者行盆腔脏器廓清术

· 对于中央性复发且已行放疗的患者，无论是否行子宫切除，均可选择盆腔脏器廓清术。

· 禁忌证。

　　（1）淋巴结转移。

　　（2）肿瘤累及盆壁。

　　（3）远处转移。

· 应谨慎选择患者，患者应对多个造口的护理有较高的积极性，对术后并发症有充分心理准备。

· 盆腔脏器廓清术将切除膀胱、子宫、阴道、直肠，并需要进行广泛重建，如尿路重建（可控性或不可控性）、低位直肠吻合或更常用的结肠造口术，以及可能的情况下选用中厚皮瓣或肌皮瓣行阴道成形术。手术后疾病缓解率达60%～70%，手术死亡率为2%。

17. 新辅助化疗

· 一些特定情况下，手术前的新辅助化疗可使患者获益。

化疗方案常基于"Buenos Aires Protocol"。

（1）顺铂50 mg/m^2，第1日。

（2）长春新碱 1 mg/m^2，第1日。

（3）博莱霉素 5 mg/m^2，第1～3天（一共3个疗程，每疗程间隔10天）。

18. 宫颈癌合并妊娠

· 相同分期患者并不会因为合并妊娠而使生存率降低，但常会延误患者的诊断。

· 最近研究发现，妊娠期延迟治疗不会降低患者生存率。

· 由于肿物质脆，推荐宫颈浸润癌患者行剖宫产分娩，但经阴道分娩并不会影响患者预后。

· 妊娠期可行新辅助化疗，并于分娩同时手术切除治疗。

· 总而言之，在这种少见病例中应由妇科肿瘤、孕产妇胎儿医学及新生儿学进行多学科讨论制定治疗方案。

参 考 文 献

[1] WIIO / ICO INFORMATION CENTER OF HPV AND CERVICAL CANCER（HPV INFORMATION CENTER）. Human Papillomavirus and Related Cancers in the World［R］. Summary Report，2010.

[2] QUINN M，BABB P，JONES J，et al. Effect of screening on incidence of and mortality from cancer of cervix in England：evaluation based on routinely collected statistics［J］. BMJ，1999，318（7188）：904-908.

[3] SIEGEL R，NAISHADHAM D，JEMAL A. Cancer statistics［J］. CA Cancer J Clin，2013，63（1）：11-30.

[4] DISAIA P J，CREASMAN W T. Clinical Gynecologic Oncology.［M］. 7th ed. Philadelphia：Mosby Publishers. PA，2007.

[5] BENEDET J L，ODICINO F，MAISONNEUVE P，et al. Carci-

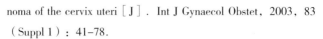

noma of the cervix uteri [J]. Int J Gynaecol Obstet, 2003, 83 (Suppl 1): 41-78.

[6] DISAIA P J, CREASMAN W T. CLINICAL GYNECOLOGIC ONCOLOGY. [M]. 8th ed. JExpert Consult online and print. Philadelphia: Saunders Elsevier Inc., PA, 2012.

[7] PETERS 3RD W A, LIU P Y, BARRETT 2ND R J, et al. Concurrent chemo-therapy and pelvic radiation therapy compared with pelvic radiation therapy alone as adjuvant therapy after radical surgery in high-risk early-stage cancer of the cervix [J]. J Clin Oncol, 2000, 18 (8): 1606-1613.

[8] KCYS H M, BUNDY B N, STEHMAN F B, et al. Cisplatin, radiation, and adjuvant hysterectomy compared with radiation and adjuvant hysterectomy for bulky stage IB cervical carcinoma [J]. N Engl J Med, 1999, 340 (15): 1154-1161.

[9] MORRIS M, EIFEL P J, LU J, et al. Pelvic radiation with con-current chemotherapy compared with pelvic and para-aortic radia-tion tor high-risk cervical cancer [J]. N Engi J Med, 1999, 340 (15): 1137-1143.

[10] WHITNEY C W, SAUSE W, BUNDY B N, et al. Randomized compari-son of fluorouracil plus cisplatin versus hydroxyurea as an adjunct to radiation therapy in stage II B-IV A carcinoma of the cervix with negative para-aortic lymph nodes: a Gynecologic Oncology Group and Southwest Oncology Group study [J]. J Clin Oncol, 1999, 17 (5): 1339-1348.

[11] ROSE P G, BUNDY B N, WATKINS E B, et al. Concur-rent cisplatin-based radiotherapy and chemotherapy for locally advanced cervical cancer [J]. N Engl J Med, 1999, 340 (15): 1144-1153.

[12] THIGPEN T, SHINGLETON H, HOMESLEY H, et al. Cis-

platinum in treatment of advanced or recurrent squamous cell carcinoma of the cervix: a phase II study of the Gynecologic Oncology Group [J]. Cancer, 1981, 48（4）: 899-903.

[13] MCGUIRE 3RD W P, ARSENEAU J, BLESSING J A, et al. A randomizecl comparative trial of carboplatin and iproplatin in advanced squamous carcinoma of the uterine cervix: a Gynecologic Oncology Group study [J]. J Clin Oncol, 1989, 7（10）: 1462-1468.

[14] SUTTON G P, BLESSING J A, ADCOCK L, et al. Phase II study of ifosfamide and mesna in patients with previously-treated carcinoma of the cervix. A Gynecologic Oncology Group study [J].Invest New Drugs, 1989, 7（4）: 341-343.

[15] PRACASSO P M, BLESSING J A, WOLF J, et al. Phase II evaluation of oxaliplatin in previously treated squamous cell carcinoma of the cervix: a gynecologic oncohigy group study [J]. Gynecol Oncol, 2003, 90（1）: 177-180.

[16] SCHILDER R J, BLESSING J A, MORGAN M, et al. Eviilu-alion of gemcitabine in patients with squamous cell carcinoma of the Cervix: a Phase II study of the gynecologic oncology group [J].Gynecol Oncol, 2000, 76（2）: 204-207.

[17] THIGPEN T, BLCSSING J A, GALLUP D G, et al. Phase II trial of mitomycin-C in squamous cell carcinoma of the uterine cervix a Gynccologic Oncology Group study [J]. Oynecol Oncol, 1995, 57（3）: 376-379.

[18] BOOKMAN M A, BLESSING J A, HANJANI P, et al. Tbpol-ccan in sqtlanlous cell carcinoma of the cervix: a phase II study of thc Gynecologic Oncology Group [J]. Gynecol Oncol, 2000, 77（3）: 446-449.

[19] LOOK K Y, BLESSING J A, LEVENBACK C, et al. A phase

II trial of CPT–II in recurrent squamous carcinoma of the cervix: a gynecologic oncology group study [J]. Gynecol Oncol, 1998, 70 (3): 334–338.

[20] CURTIN J P, BLESSING J A, WEBSTER K D, et al. Paclitaxel, an active agent in nonsquamous carcinomas of the uterine cervix: a Gynecologic Oncology Group Study [J]. J Clin Oncol, 2001, 19 (5): 1275–1278.

[21] GARCIA A A, BLESSING J A, VACCARELLO L, et al. Phase II clinical trial of docetaxelin refractory squamous cell carcinoma of the cervix: a Gynecologic Oncology Group Study [J]. Am J Clin Oncol, 2007, 30 (4): 428–431.

[22] MCGUIRE W P, BLESSING J A, MOORE D, et al. Photopulos G. Paclitaxel has moderate activity in squamous cervix cancer. A Gynecologic Oncology Group study [J]. J Clin Oncol, 1996, 14 (3): 792–795.

[23] MUGGIA F M, BLESSING J A, METHOD M, et al. Evaluation of vinorel–bine in persistent or recurrent sq uamous cell carcinoma of the cervix: a Gynecologic Oncology Group study [J]. Gynecol Oncol, 2004, 92 (2): 639–643.

[24] OMURA G A, BLESSING J A, VACCARELLO L, et al. Randomized trial of cisplatin versus cisplatin plus mitolactol versus cisplatin plus ifosfamide in advanced squamous carcinoma of the cervix: a Gynecologic Oncology Group study [J]. J Clin Oncol, 1997, 15 (1): 165–171.

[25] BLOSS J D, BLESSING J A, BEHRENS B C, et al. Randomized trial of cisplatin and ifosfamide with or without bleomycin in sq uamous carcinoma of the cervix: a gynecologic oncology group study [J]. J Clin Oncol, 2002, 20 (7): 1832–1837.

[26] MOORE D H, BLESSING J A, MCQUELLON R P, et al.

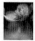
Phase Ⅲ study of cisplatin with or without paclitaxel in stage Ⅳ B. recurrent. or persistent squamous cell carcinoma of the cervix: a gynecologic oncology group study [J]. J Clin Oncol, 2004, 22 (15): 3113-3119.

[27] LONG 3RD H J, BUNDY B N, GRENDYS J R E C, et al. Randomized phase Ⅲ trial of cisplatin with or without topotecan in carci-noma of the uterine cervix: a Gynecologic Oncology Group Study [J]. J Clin Oncol, 2005, 23 (21): 4626-4633.

[28] MONK B J, SILL M W, MCMEEKIN D S. et al. Phase Ⅲ trial of four cisplatin-containing doublet combinations in stage Ⅳ B. recur-rent, or persistent cervical carcinoma: a Gynecologic Oncology Group study [J]. J Clin Oncol, 2009, 27 (28): 4649-4655.

[29] TEWARI K S, SILL M W, LONG 3RD H J, et al. Improved survival with bevacizumab in advanced cervical cancer [J]. N Engl J Med, 2014, 370 (8): 734-743.

[30] MONK B J, MAS LOPEZ L, ZARBA J J, et al. Phase Ⅱ, open-label study of pazopanib or lapatinib monotherapy compared with pazopanib plus lapatinib combination therapy in patients with advanced and recurrent cervical cancer [J]. J Clin Oncol, 2010, 28 (22): 3562-3569.

[31] CHOW L Q, ECKHARDT S G. Sunitinib: from rational design to clinical efficacy [J]. J Clin Oncol, 2007, 25 (7): 884-896.

[32] MACKAY H J, TINKER A, WINQUIST E, et al. A phase Ⅱ study of suni-tinib in patients with locally advanced or metastatic cervical carcinoma: NCIC CTG Trial IND. 184 [J]. Gynecol Oncol, 2010, 116 (2): 163-167.

[33] CHAPLIN D J, PETTIT G R, PAGRKINS C S, et al.

Antivascular approaches to solid tumour therapy: evaluation of tubulin hind-ing agents [J]. Br J Cancer Suppl, 1996, 27: S86–S88.

[34] BILENKER J H, FLAHERTY K T, ROSEN M, et al. Phase I trial of com-bretastatin a-4 phosphate with carboplatin [J]. Clin Cancer Res, 2005, 11 (4): 1527–1533.

[35] SALMON H M, SIEMANN D W. Effect of the second-generation vas-cular disrupting agent OXi4503 on tumor vascularity [J]. Clin Cancer Res, 2006, 12 (13): 4090–4094.

[36] ZHOU S, KESTELL P, BAGULEY B C, et al. 5, 6-Dimeth-ylxax-thenone-4-acetic acid (DMXAA): a new biological response   modifier for cancer therapy [J]. Invest New Drugs, 2002, 20 (3) 281–295.

[37] LIPPERT 3RD J W. Vascular disrupting agents [J]. Bioorg Med Chem, 2007, 15 (2): 605–615.

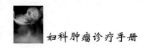
第三章　外阴癌和阴道癌

LAUREN KRILL、LESLIE M RANDALL　编著

沈慧敏、周静　译

缩写

AJCC	美国癌症联合委员会
CCA	透明细胞腺癌
DVT	深静脉血栓
EBRT	体外照射
5–FU	5–氟尿嘧啶
GM	股薄肌肌皮瓣
GOG	妇科肿瘤学组
HPV	人乳头瘤病毒
FIGO	国际妇产科学联盟
IFLND	腹股沟淋巴结切除术
IMRT	强调适形放射治疗
ISSVD	国际外阴疾病研究协会
LDH	乳酸脱氢酶
LSG	淋巴闪烁造影
MRI	磁共振成像
PE	肺栓塞
PET	正电子发射计算机断层摄影术
RT	放射疗法
SCC	鳞状细胞癌（鳞癌）
SEER	监测流行病学报告
SLN	前哨淋巴结

SLNB	前哨淋巴结活组织检查
SRS	立体定向放射手术
TNM	恶性肿瘤TNM分期
VAIN	阴道上皮内瘤变
VIN	外阴上皮内瘤变
WHO	世界卫生组织

外 阴 癌

1. 流行病学

· 外阴癌占女性生殖道恶性肿瘤的4%。

· 在美国，2013年新发外阴癌4 700例，有990例患者死于外阴癌[1]。

· 外阴癌最常见的组织学类型是鳞状细胞癌（鳞癌），其次为黑色素瘤、腺癌（图3-1）。

· 外阴癌好发于65~75岁女性，中位发病年龄为68岁。

· 外阴癌发病与人乳头状瘤病毒（human papillomavirus infection，HPV）感染有关[3]。

· 外阴癌发病相关因素。

（1）角化、分化好的肿瘤源于外阴营养不良性疾病，如外阴硬化性苔藓或外阴鳞状上皮增生。

（2）非角化肿瘤发病与HPV感染、吸烟、免疫抑制有关。

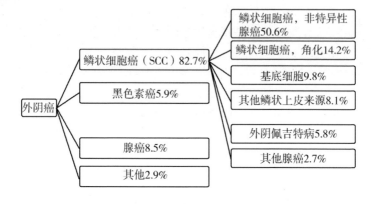

图3-1　外阴癌组织学类型[2]

（3）阻断HPV6型、11型、16型、18型的四价HPV疫苗接种能有效降低HPV相关外阴癌的发病率。

2. 诊断与筛查

·筛查：没有外阴癌的筛查方法。

（1）有宫颈癌或阴道癌史的患者进行肉眼或阴道镜下外阴全面检查。

（2）患有外阴硬化性苔藓或外阴上皮内瘤变（VIN）的患者进行定期随访。

·自然进程/浸润前病变。

（1）持续高危型HPV感染或慢性炎症性外阴营养不良或自身免疫引致的外阴癌进展缓慢，常经历数年之久。

（2）VIN常常是外阴癌的前驱病变，并进展为浸润性外阴癌。WHO推荐VIN的分级参照宫颈上皮内瘤变的分级（VIN1、VIN2、VIN3）。

（3）VIN分级采用国际外阴疾病研究协会（ISSVD）2004标准[4]。

VIN普通型（瘤状、基底细胞样、混合型）。

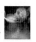

VIN分化型专指单纯型VIN（与HPV感染无关）。

VIN未分类型是指无法纳入上述类型VIN，包括佩吉特型细胞。

VIN1的诊断是排除性诊断（因为其病变与HPV感染反应相关，而非癌前病变）。

（4）因此，VIN应是组织学表现为高级别鳞状上皮的病变。

VIN2和VIN3常合并存在而难于区分，均被当作高级别癌前病变来进行处理。

VIN常分为两类：普通型及分化型。这也准确地反映了其发病机制（有/无HPV感染）和是否与外阴鳞状细胞癌相关的临床特点。

（5）临床表现。

外阴癌常表现为外阴瘙痒而无其他临床症状。

约50%的患者表现为外阴肿物或外阴溃疡，少见腹股沟淋巴结转移。

临床医生需放宽外阴活检的指征，因肉眼外观难于区分良、恶性病变。因此，常由于患者忽视症状及医生尚未确诊即尝试治疗而延误及时诊断。

（6）治疗前评估。

活组织检查及病理诊断。

临床全面评估病史及体格检查，包括妇科检查、腹股沟淋巴结检查、宫颈涂片检查及阴道镜检查宫颈、阴道、外阴。

影像学检查：盆腔PET或MRI检查评估淋巴结及软组织受累情况。

腹股沟淋巴结影像学检查的敏感性较体格检查更佳，但是感染也会导致假阳性的出现。

初始治疗前，需向患者详尽解释治疗的获益及风险，尤其是治疗后对性功能的影响。

（7）转移途径。

绝大多数外阴癌局限于外阴。

起初局部扩散至邻近的皮肤，较大的癌灶可侵袭邻近阴道、尿道及直肠。

淋巴结扩散多为同侧腹股沟浅淋巴结，继而转移至腹股沟深淋巴结、盆腔淋巴结。

转移部位包括盆腔淋巴结，如髂外淋巴结、髂内淋巴结、闭孔淋巴结、髂总淋巴结。

血行转移少见，仅见于恶性黑色素瘤。

3. 分期

· FIGO分期结合了影响预后的主要因素，如肿瘤大小、淋巴结转移和远处转移（表3-1）[5]。

· 浸润深度的测量需自真皮乳头层上皮间质结合部起测量至浸润最深位置。

· 原发肿瘤的完整切除、全面的腹股沟–股淋巴结及盆腔淋巴结切除，有利于准确判断淋巴结受累情况和间质浸润深度，从而进行准确的分期。

· 前哨淋巴结活检常用于判断分期并指导进一步治疗，以避免不必要的腹股沟淋巴结切除。

· 全面准确的分期手术非常必要，初诊时准确判断淋巴结受累情况有助于制定恰当的治疗方案、准确评估疗效及预后情况，进而提高疗效。

（1）受累淋巴结的数目及大小能显著影响患者的预后。

（2）肿瘤浸润深度和淋巴血管间隙浸润情况能预测淋巴结受累风险。在Ⅰ~Ⅳ期外阴癌患者中腹股沟淋巴结受累情况分别为：10%、26%、64%、89%。

· 15%~20%腹股沟淋巴结受累患者盆腔淋巴结均受累；

所有盆腔淋巴结转移患者均有临床疑似腹股沟淋巴结受累，病理检查发现均有3个以上腹股沟淋巴结转移及＞4 mm的浸润[6,7]。

· 外阴癌患者盆腔淋巴结转移发病率＜10%，常规进行盆腔淋巴结切除术并不能提高患者的预后。

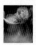

表3-1 外阴癌FIGO分期及5年生存率

FIGO分期[a]（TNM分期）	说明	治疗	5年生存率/%
I（T1）	肿瘤局限于外阴或会阴	—	79~92
IA	肿瘤≤2 cm，局限于外阴或会阴，且间质浸润≤1 mm，无淋巴结转移	局部病灶根治性切除	—
IB	肿瘤>2 cm，或间质浸润>1 mm，局限于外阴或会阴，且无淋巴结转移	局部病灶根治性切除，同侧或双侧腹股沟淋巴结切除[b]	—
II（T2）	任何大小的肿瘤侵犯至会阴邻近结构（下1/3尿道、下1/3阴道、肛门），无淋巴结转移	局部病灶根治性切除，双侧腹股沟淋巴结切除	58~78
III（T3）	任何大小的肿瘤，有或无侵犯至会阴邻近结构（下1/3尿道、下1/3阴道、肛门），有腹股沟淋巴结转移	—	43~55
IIIA	1个淋巴结转移（≥5 mm），或1~2个淋巴结转移（<5 mm）	局部病灶根治性切除，双侧腹股沟淋巴结切除[b]，辅助盆腔和双侧腹股沟区放疗[c]	—

续表

FIGO分期^a（TNM分期）	说明	治疗	5年生存率/%
ⅢB	≥2个淋巴结转移（≥5 mm），或 ≥3个淋巴结转移（<5 mm）	—	—
ⅢC	阳性淋巴结伴囊外扩散	—	—
ⅣA（T4）	（1）肿瘤侵犯上尿道和（或）阴道黏膜，膀胱黏膜、直肠黏膜，或固定于骨盆壁 （2）腹股沟-股淋巴结溃疡形成	局部病灶根治性切除，双侧腹股沟淋巴结切除，切除所有增大的腹股沟及盆腔淋巴结 无法切除的转移淋巴结需高受术前放疗+化疗	13~28
ⅣB	远处转移或盆腔淋巴结转移	姑息性治疗+/-，姑息性放疗或化疗	—

a：FIGO分期和TNM分期：T，原发肿瘤；N，区域淋巴结；N0—未触及淋巴结；N1—任一侧腹股沟可触及不增大、活动的淋巴结；N2—可触及双侧或一侧腹股沟增大的淋巴结；N3—腹股沟淋巴结固定或出现溃疡）；M，远处转移（M0—无远处转移；M1—盆腔淋巴结转移；M1b—其他远处转移）。

b：是否进行双侧腹股沟淋巴结切除取决于肿瘤部位、大小及腹股沟淋巴结受累情况。

c：术后需观察囊内微转移（<5 mm）情况。但目前报道太少，无法得出明确的结论。有待进一步研究。

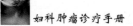

4. 病理/组织学

· 外阴癌中鳞状细胞癌最常见，占外阴癌的80%~90%。

（1）角化型占鳞状细胞癌的70%以上，与HPV感染无关，多见于老年女性，单病灶，表现为萎缩性病变，如硬化性苔藓。前驱病变为分化型VIN（或单纯型VIN）。镜下检查见浸润性恶性鳞状细胞癌巢与中央性角化珠。

（2）疣状和基底细胞样外阴癌与高危型HPV感染，尤其是HPV16型、18型、33型有关。前驱病变是经典或普通型VIN，多为多发病灶。在年轻女性中VIN发展为浸润癌的概率为6%，在老年女性及免疫抑制者中概率更高。

· 疣状癌是外阴鳞状细胞癌的特殊类型，多见于绝经后女性，肿瘤体积多较大，菜花样，易被误诊为尖锐湿疣。

（1）与HPV6型、11型相关。

（2）组织学表现为大的鳞状细胞癌巢，胞浆丰富，核小，常见鳞状细胞珠，有丝分裂罕见。由尖锐湿疣因缺乏纤维血管分化而来。确诊依赖于组织学活检，活检深度需达间质。

（3）淋巴转移极为罕见，但局部浸润及局部复发常见。

（4）治疗多采用局部肿瘤根治性切除，淋巴结切除作用不大。临床怀疑有淋巴结转移者需切除淋巴结。禁忌采用放射治疗，因放射治疗无效，并可增强肿瘤的恶性程度。

· 基底细胞癌在外阴癌中占比<10%。

（1）与其他部位皮肤基底细胞癌不同，紫外线暴露不是其致癌机制。

（2）大体形态多表现为肉色到珍珠白的结节或斑块，中心可见溃疡。

（3）基底细胞癌多表现为局部浸润，极少远处转移，治疗上多采取广泛局部切除。

（4）预后多良好，局部复发率为20%。

·前庭大腺癌少见，在外阴癌中占比<1%。

（1）前庭大腺癌组织学类型包括：腺癌、鳞癌、腺鳞癌。

（2）绝经后女性前庭大腺增大需考虑肿瘤，40岁以上女性，需对所有可疑病灶进行活检。

（3）不幸的是，由于该部位存在丰富的血管和淋巴，肿瘤转移常见。

·恶性黑色素瘤不常见，占外阴癌中的5%~10%，但恶性程度居所有原发性外阴癌中的第2位。

（1）黑色素瘤是表现为不规则色素沉着和边界的隆起性病变或溃疡，起源于交界部或复合性痣，通常发生在大阴唇、阴蒂的黏膜表面。

（2）组织学类似于其他区域的皮肤黑色素瘤，但疑难病例，需对黑色素瘤标志物S-100抗原和黑色素瘤特异抗体（HMB）进行免疫组化染色。

有几个分期系统可用于外阴黑色素瘤（表3-2）。

表3-2　外阴黑色素瘤镜下分期[8-10]

	Clark分期系统[8]	Chung分期系统[9]	Breslow分期系统[10]
I	上皮内	上皮内	<0.76 mm
II	肿瘤扩散到真皮乳头层	从颗粒层起肿瘤浸润≤1 mm	0.76~1.50 mm
III	肿瘤浸润真皮乳头全层	从颗粒层起肿瘤浸润1.1~2 mm	1.51~2.25 mm
IV	肿瘤扩散到真皮网状层	从颗粒层起肿瘤浸润>2 mm	2.26~3.0 mm
V	肿瘤浸润皮下脂肪层	肿瘤浸润至皮下脂肪层	>3.0 mm

（3）Clark和Breslow分期系统是基于肿瘤浸润深度、肿瘤大小。而Chung分期系统则通过评估外阴和阴道形态差异对Clark系统进行改良分期[11]。

（4）预后主要取决于肿瘤的大小、浸润厚度和是否存在淋巴结受累，并根据美国癌症联合委员会（AJCC）TNM标准[12]，进一步根据肿瘤溃疡、有丝分裂率、淋巴结微小肿瘤浸润和乳酸脱氢酶（LDH）在转移灶中的水平进行表皮黑色素瘤细分分期（表3-3）。

表3-3　AJCC皮肤黑色素瘤TNM分期[12]

期别	TNM临床分期			厚度/mm	溃疡	有丝分裂率
ⅠA	T1a	N0	M0	＜1.0	－	＜1/mm^2
ⅠB	T1b	N0	M0	＜1.0	＋	＞1/mm^2
	T2a	N0	M0	1.01～2.0	－	—
ⅡA	T2b	N0	M0	1.01～2.0	＋	—
	T3a	N0	M0	2.0～4.0	－	—
ⅡB	T3b	N0	M0	2.0～4.0	＋	—
	T4	N0	M0	＞4.0	－	—
ⅡC	T4	N0	M0	＞4.0	＋	—
Ⅲ	Any	T	N1～3^a	—	—	—
Ⅳ	Any	T	Any N	—	—	—

a：原发黑色素瘤临床分期包括手术后的微分期。最终的病理分期中需描述区域淋巴结受累情况。

（5）根治性局部病灶切除是原发病变的标准治疗方法[13]。如果病变局限于外阴，淋巴结阴性，则预后良好。淋巴结受累状态对预后的评估极具意义；区域淋巴结切除较前哨淋巴结活检对预后的评估更有价值。

（6）5年生存率为36%，较表皮黑色素瘤和外阴鳞癌低[11]。

（7）腹股沟淋巴结或盆腔淋巴结转移患者的预后极差。

（8）对高危或复发患者，使用放疗、化疗、生物治疗或免疫治疗。

·外阴乳腺外佩吉特病罕见。

（1）外观表现为边界清楚的红斑样增厚区或白色抓痕小岛或硬结。

（2）在组织学上表现为病变区见佩吉特细胞含有丰富的胞质，浸润上皮层，弥散于正常角质细胞间，在真皮底层经常可见淋巴细胞和浆细胞浸润。如果病变局限于上皮层，其临床进程通常缓慢，但大约有1/3的患者术后复发。

（3）少数病例有浸润成分或继发于汗腺癌的佩吉特样细胞浸润外阴皮肤。

（4）在文献中报道的患病率差异很大，其他部位伴发癌的风险也有争议。

（5）对100例外阴佩吉特病患者进行回顾性分析，发现浸润性佩吉特病的发病率为12%，其中有4%的患者并发腺癌[14]。

（6）女性浸润性佩吉特病常伴发其他部位肿瘤（如乳腺、结肠、泌尿生殖道肿瘤）。故对此类患者需进行结肠镜检查、膀胱镜检查、乳房X线检查和阴道镜检查。

（7）治疗采取局部病灶根治性切除或单纯外阴切除，切缘距肿瘤边缘2～3cm。如确诊为潜在腺癌或浸润性佩吉特病，需进行根治性切除+腹股沟淋巴结切除术。

5. 治疗

早期外阴癌（Ⅰ期和Ⅱ期）

所有浸润性外阴癌的治疗需采取最合适的手术方法：①原发肿瘤的切除；②评估区域淋巴结。

原发肿瘤

- 采用蝶形切口行根治性整块外阴切除术＋双侧腹股沟淋巴结切除术（图3-2a）以切除外阴皮肤和腹股沟淋巴结，并进行植皮；术后患者5年生存率高，但很多患者不能接受术后外阴的病理状态。

- 根治性病灶局部切除术（改良外阴根治性切除术）被广泛接受，包括病灶整体切除，切缘距肿瘤边缘1～2 cm，深度达会阴膜（泌尿生殖膈深筋膜）。在外阴与腹股沟间行单独腹股沟切口（图3-2b），并可行植皮以保存外阴的完整。

- 根治性病灶局部切除术和外阴根治性切除术的术后生存率相似，但采用三切口可改善术后生存率和术后发病率[16, 17]。

切缘阳性或切缘不足的处理

- 在进行组织病理检查的福尔马林固定的标本会出现组织边缘皱缩（在固定标本上镜下8 mm边缘相当于1 cm临床切缘）。

- 镜下切缘不足8 mm的患者术后局部复发率达48%。阴性切缘≥8 mm者中则未见局部复发[18]。

- 切缘不足者推荐再次切除以保证完整切除原发病灶。

- 如无法再次切除或患者拒绝再次手术可进行放疗。

- 放疗可改善高危患者的局部控制效果，但采用补救手术或放疗者仍易局部复发。

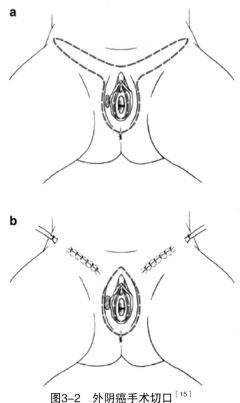

图3-2　外阴癌手术切口[15]

　　a：根治性整块外阴切除术+腹股沟淋巴结切除术切口；b：外阴或半外阴切除术和双侧腹股沟三切口[15]。

早期外阴癌腹股沟淋巴结的处理

· 正确处理腹股沟淋巴结可有效降低外阴癌患者死亡率。

· 最佳的治疗方法是确定针对每位患者的最合适手术，以最大限度地提高治愈的可能性，并尽量减少创伤。微浸润或ⅠA期外阴癌淋巴结转移概率<1%，故可不施行腹股沟淋巴结切除[19]。ⅠB期和Ⅱ期外阴癌需至少行同侧腹股沟淋巴结切除术（从中线起单侧病灶>1 cm），

105

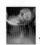

对侧腹股沟淋巴结转移的概率极低，故仅行单侧淋巴结切除即可。从中线起病灶<2 cm或>4 cm者，需行切除双侧腹股沟淋巴结及临床可疑阳性的淋巴结。单侧淋巴结阳性推荐同时切除对侧淋巴结，因此类情况下对侧淋巴结转移概率高于18%。如果所有淋巴结均为阴性，术后无需进一步治疗。完整淋巴结切除术和放疗有较高的并发症发生率，但万一遗漏阳性淋巴结将导致致命的后果。

· 超过2处淋巴结微转移（<5 mm）或1处淋巴结转移（>5 mm）或囊外扩散者推荐接受盆腔、双侧腹股沟区放射治疗。但是应注意完整淋巴结切除和放疗可能导致相应的并发症发生。放疗照射野需包含腹股沟淋巴结和盆腔淋巴结引流区直至髂总血管分叉。放疗剂量的选择取决于受累淋巴结的大小与范围，多数取50～60 Gy。对于巨块型的外阴癌初始放疗需取60～70 Gy以达到局部控制的效果。

· 调强适形放疗（IMRT）可有效降低头、颈、骨髓、膀胱、直肠接受的射线剂量。

淋巴结切除术替代方案

· 根治性外阴切除术后进行初始腹股沟区域放射治疗（未行腹股沟淋巴结切除术）与初始即进行腹股沟淋巴结切除术相比较，较少出现急性并发症，但淋巴结复发概率增高、生存率降低[20]。研究者推测，预防性照射完整的腹股沟淋巴区可使得低危患者避免淋巴结切除术（治疗隐匿性转移）。但这不是基于GOG 88试验的研究结果，GOG 88试验发现由于放射治疗与手术切除淋巴结相比，腹股沟淋巴结复发比率增高而提前终止。

· 浅表淋巴结切除术的研究旨在缩小腹股沟淋巴结切除术的范围。

- GOG 74试验前瞻性研究同侧浅表淋巴结切除与根治性局部病灶切除治疗Ⅰ期外阴癌。浅表淋巴结切除术后腹股沟区的局部复发率为7%，较既往行整体根治性外阴切除术+双侧腹股沟淋巴结切除术后的局部复发率（1%）显著升高。进行腹股沟淋巴结切除术后局部复发被归咎于患者个体外阴淋巴系统的解剖变异，约15%的患者前哨淋巴结不仅仅局限于同侧腹股沟淋巴结，也许存在于股深淋巴结或对侧腹股沟淋巴结。

  前哨淋巴结活检

- 前哨淋巴结活检的理论基础在于前哨淋巴结接受来自原发肿瘤的淋巴引流，并且是其向淋巴结转移的第一站，活检阴性患者可以避免接受区域淋巴结切除术。

- 在欧美国家，前哨淋巴结活检在早期外阴癌中的应用比例上升，下面介绍两个具有划时代意义的研究。

  （1）GOG 173试验。

  肿瘤大小为2～6 cm且浸润深度＞1 mm的患者进行术中淋巴显影及前哨淋巴结活检，之后行同侧或双侧淋巴结切除[21]。操作方法是在肿瘤边缘最接近同侧腹股沟处（肿瘤位于中线者则双侧腹股沟）皮内注射异硫蓝（或1%亚甲蓝），肿瘤周围多点注射，一侧最多不超过2.5 mL。轻轻按摩注射部位。切开腹股沟应在注射后至少5分钟，如果腹股沟输入淋巴结未能显影可进行第2次注射。在术前使用0.5～1.0 mL经Tc99标记的微硫胶体进行淋巴闪烁造影或在术前1～6小时进行放射性核素注射后术中行放射定位。在总共452例患者中有418例可显示前哨淋巴结。在132例（31.6%）淋巴结转移阳性的患者中，11例前哨淋巴结活检为假阳性，敏感性为91.7%，超过预定的统计学目标。总体假阴性预测值为3.7%，在肿瘤＜4 cm时假阴性预测值为2.5%，肿瘤大小在4～6 cm时则为7.4%。

联合运用放射性胶体与蓝色染料可以提高前哨淋巴结活检的效率。

（2）GROINSS V试验。

一项前瞻性研究，早期外阴癌（T1或T2<4 cm）患者接受前哨淋巴结活检+原发病灶切除，前哨淋巴结阳性者接受腹股沟淋巴结切除术。结果显示前哨淋巴结阴性者腹股沟复发率为3%，3年总生存率为97%，术后并发症发生率低。前哨淋巴结阳性者接受系统切除和必要的辅助治疗。在前哨淋巴结阴性者中由于避免了系统淋巴结切除，明显减少了围术期并发症（切口裂开、淋巴囊肿）的发生。实施前哨淋巴结活检者受益于淋巴闪烁造影以决定同侧或双侧腹股沟淋巴结切除术是否实施。该研究结果支持GOG 173试验的研究结果，双侧腹股沟淋巴结切除不是必需的，淋巴闪烁造影有益。界限不清的肿瘤（不包括距中线<2 cm）在淋巴闪烁造影确认后实施同侧腹股沟淋巴结切除术是安全可行的。

· 未行前哨淋巴结活检或已有阳性腹股沟淋巴结者需行完整淋巴结切除以确定对侧淋巴结受累情况[22]。

· 此外，还发现超过1/5的肿瘤位于侧面的患者术前行淋巴闪烁造影后接受双侧淋巴结切除，约1/3肿瘤位于中线的患者在淋巴闪烁造影后接受单侧淋巴结切除术。

· 前哨淋巴结进行连续切片（40~500 μm）可以发现镜下微浸润而导致病理肿瘤期别上升。

· 发现检测出孤立的微转移（<5 mm）灶与临床关联，应该作为转移病例进行管理，这类患者需进行进一步治疗直到GOG 270试验和GROINSS Ⅶ研究取得结论为止。

· 镜下转移灶的大小和数目与复发风险和生存率降低有关[23]。

· 前哨淋巴结活检假阴性的结果，尤其是原发肿瘤较大的

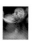

患者，经知情同意讨论前哨淋巴结活检的相关风险后选择接受系统淋巴结切除术也许会使得患者获益。

· 系统腹股沟淋巴结切除术。

· 在髂前上棘与耻骨结节间取腹股沟韧带上1 cm平行于腹股沟韧带，沿此直线内4/5做一线形切口。

· 沿大隐静脉切下Camper筋膜表面上方的皮下组织和包含浅表腹股沟淋巴结的淋巴组织，游离至股静脉后方的骨性筋膜。保留大隐静脉以减少术后并发症，如切口愈合不良、慢性淋巴囊肿，而不影响肿瘤预后[24, 25]。

· 淋巴结切除的解剖学边界形状围绕股三角，上界为腹股沟韧带，底部为缝匠肌外侧、长收肌内侧。

· 腹股沟深部或股淋巴结位于股筋膜下方，内侧为股静脉。当浅部淋巴结切除后，沿着缝匠肌可打开骨筋膜，向内侧游离后即可连同浅部淋巴结一并切除腹股沟深淋巴结。将筋膜向内侧打开切除邻近淋巴结保留骨筋膜以减少术后急性并发症。最接近的股深淋巴结即为Cloquet淋巴结。

6. 晚期外阴癌的治疗

· Ⅲ期、ⅣA期或大的阳性淋巴结转移需接受根治性外阴切除术+双侧腹股沟淋巴结切除术，术后辅助化疗或盆腔外照射。

（1）首选手术切除原发肿瘤。切除原发病灶需做到切缘阴性，并不损伤括约肌以免术后导致大便失禁、尿失禁。注意：尿道远端1 cm需切除，这并不会导致尿失禁。如果初次手术需行肠造瘘或膀胱造瘘，化疗可以避免盆腔脏器切除。术前行顺铂联合5-FU新辅助化疗和联合放化疗对控制肿瘤进展证明有效[26, 27]。

（2）术前影像学检查对评估盆腔和腹股沟淋巴结状态有利，并可以此制定合适的治疗方案。术前影像学检查发现增大的盆腔淋巴结可经腹膜外途径切除。临床怀疑受累的淋巴结术中应尽可能切除。系统淋巴结切除术后放疗可能会导致严重的淋巴囊肿，所以若淋巴结冰冻检查确定阳性需避免行系统淋巴结切除。只有术后经放疗后仍增大的盆腔和腹股沟淋巴结需手术切除。GOG 37试验显示与盆腔淋巴结切除相比，淋巴结转移的外阴癌患者接受根治性外阴切除后行盆腔+双侧腹股沟放射治疗和腹股沟淋巴结切除可降低局部复发率及肿瘤致死率[28, 29]。

（3）如果外阴肿瘤或淋巴结固定、溃疡无法切除，初始化疗可用于治疗原发肿瘤和盆腔、腹股沟受累淋巴结。

（4）在某些临床部分缓解的病例可再次手术切除残留肿瘤或行活检以希冀达到临床完全缓解。GOG 101试验显示淋巴浸润的患者术前接受化疗（顺铂/5-FU）可获得较高的应答率，使95%的患者淋巴结由无法切除变得可切除，在41例中31%的患者术后病理检查获得满意的淋巴和局部病灶控制率[27]。GOG 205试验显示在64例晚期外阴癌中放疗联合每周卡铂治疗可取得较高的完全临床应答率和50%的病理检查应答（在GOG 101试验中则为48例中有31%应答），副作用可接受[30]。

外阴重建

· 无张力原位缝合外阴切口经周密的手术计划和植皮是可能的。二期缝合或造皮岛是可替代方案，但恢复时间较长。

· 使用其他部位组织关闭有张力切口，可能会取得更好的疗效。

（1）皮肤移植。自股前内侧分离出薄层或全厚皮瓣，依靠宿主和移植物血管之间自发的连接修复覆盖外阴缺损位置。

（2）皮瓣。有几种类型局部皮瓣和区域皮瓣。局部组织前徙瓣从邻近的皮下血管网络中获得血液供应。比如菱形皮瓣为转位皮瓣，在相邻的缺损位置做"V"形切口，分离出皮下组织，转为覆盖缺损，以可吸收线缝合固定（图3-3）。

（3）肌皮瓣，包含由固定的神经血管束供应的肌肉成分。股薄肌肌皮瓣最常用且效果确切，可用于覆盖外阴、会阴、阴道、腹股沟任何部位缺损。短股薄肌肌皮瓣可设计成不同大小（长12～14 cm，宽5～7 cm）用于覆盖单侧外阴或会阴缺损[11]。长股薄肌肌皮瓣可用于阴道重建（图3-4）。

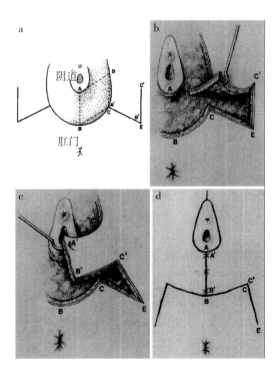

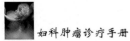

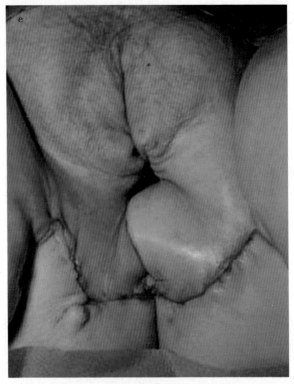

图3-3 菱形皮瓣覆盖外阴[31, 32]

　　a：菱形皮瓣设计；b：翻出皮瓣；c：皮瓣翻转跨过中线；d：皮瓣到位；e：双侧菱形皮瓣用于重建外阴切除术后外阴、会阴缺损完成后的外观。

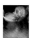

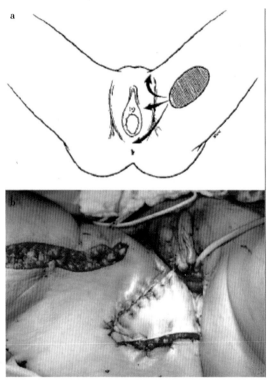

图3-4 股薄肌肌皮瓣重建外阴 [33, 34]

a：单股薄肌肌皮瓣重建外阴、会阴、腹股沟，皮瓣取自缺损同侧可覆盖任何部位；b：右侧股薄肌肌皮瓣用于外阴癌放疗后根治性切除后阴道重建。

术后管理

·50%～75%行根治性外阴切除术+双侧腹股沟淋巴结切除术的患者将经历某种类型的术后早期并发症。

（1）伤口裂开、感染。

（2）淋巴囊肿。

（3）耻骨炎。

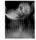

（4）蜂窝织炎和淋巴管炎。

（5）神经损伤/感觉异常。

（6）淋巴水肿。

（7）其他并发症，如尿路感染、深静脉血栓（DVT）、肺栓塞（PE）、心肌梗死、出血。

·减少术后并发症的预防措施。

（1）使用弹力袜和序贯加压装置预防深静脉血栓和淋巴水肿。因患者在术后48小时内多数卧床，限制体位，延迟了肠道功能的恢复。卧床的目的是为了减轻粪便污染切口、应激和切口疼痛，但这些措施是否有意义受部分质疑。

（2）闭式引流和加压包扎腹股沟切口。7%～40%接受腹股沟淋巴结切除术的患者仍无法避免淋巴囊肿。小的无症状的淋巴囊肿只需观察，而大的有症状的淋巴囊肿则需切开引流。反复穿刺抽吸因可能增加感染风险应尽可能避免，但如淋巴囊肿持续存在，可考虑穿刺抽吸后注射硬化剂疗法。

（3）密切观察切口愈合情况，注意有无切口感染或裂开、皮瓣坏死。局部护理在门诊进行，可延期愈合，多数无需清创。

复发和远处转移

·复发可分为局部（外阴）复发、腹股沟复发和远处复发。

·外阴部位的局部复发可行手术切除，多可取得较好的预后（有研究报道局部复发再次术后的5年生存率达51%）[35]。

·腹股沟部位复发的处理则较为棘手，即使早期发现腹股沟复发者仍具有极高的死亡率。

·远处复发则选择化疗以延缓肿瘤进展。

治疗后随访

· 治疗后前2~3年每6个月随访1次，随后每年1次。随访时需进行仔细的体格检查，以期早期发现复发。

· 教育患者注意早期症状，如瘙痒、疼痛、出血、肉眼可见的变化或可触及的腹股沟肿块或肿胀。

7. 治疗导致的并发症

· 治疗相关远期并发症的总体发生率为25%，并与治疗程度相关。

· 手术后初始的并发症多为切口裂开。

· 腹股沟并发症包括伤口裂开或感染、淋巴水肿、淋巴囊肿和淋巴管炎。没有有效的治疗淋巴水肿的方法，近年来的研究进展多在通过减少切除淋巴结数目来预防淋巴水肿的形成。

· 几乎所有患者接受放疗后均会引起肉眼可见的皮肤脱屑，但多数患者在治疗结束后通过美容治疗会很快恢复。

· 年轻患者接受放疗后可能会出现卵巢早衰、阴道萎缩或干涩，可使用激素替代治疗或阴道局部使用雌激素。

8. 生存率

· 所有组织学类型的外阴癌5年中位生存率为76%。

· 各分期的生存率见表3-1。

（1）淋巴结转移的组织病理学特点包括大小、数目、是否存在囊外扩散，这些因素显著影响外阴鳞癌患者的生存率。

（2）仅囊内转移或直径<5 mm的淋巴结转移患者5年生存率接近90%，而囊外转移或直径>5 mm者5年生存率则仅为20%[36]。

外阴上皮内瘤变（VIN）和
阴道上皮内瘤变（VAIN）浸润前的治疗

· 治疗的目标是防止其发展为浸润癌，同时保存解剖形态、正常组织及其功能。

· 根据病变部位和范围采取个体化治疗VIN和VAIN。

VIN

· 手术切除高级别外阴病变。术式包括广泛局部切除、单纯外阴切除和CO_2激光消融。

（1）具有高度恶性潜能的分化型VIN和无法排除浸润者推荐行广泛局部切除治疗。

（2）CO_2激光消融用于多病灶或手术切除无法达到足够切缘者。

阴道镜下CO_2激光可准确控制消融深度，在无毛发区和毛发区分别达到$1 \sim 2$ mm和$2 \sim 3$ mm。通过气化表皮、真皮乳头层、真皮浅表网状层可有效治疗上皮内病变。最小的残留热损伤可以迅速愈合，很少留下瘢痕。术后疼痛的治疗：口服麻醉镇痛药、坐浴、局部涂抹1%利多卡因和2%磺胺嘧啶银乳膏。

（3）外阴切除术仅应用于扩散融合病变或其他疗法均失败者。

· 局部治疗：有些药物用于保护外阴解剖形态，但许多不是FDA推荐用于外阴发育不良的。

咪喹莫德乳膏

该药为局部免疫调节剂，通过影响局部细胞因子产生和细胞介导免疫达到抗肿瘤和抗病毒效果。用法和剂量：0.25 g 5%咪喹莫德乳膏睡前局部涂抹，每周$2 \sim 3$次，共16周，可根据药物副作用和疗效调整。涂抹咪喹莫德后第2

天使用硫沉淀5%氧化锌软膏可防止感染[37]。

　　该药副作用主要为局部感染，包括轻到中度的红斑、瘙痒、糜烂、疼痛性溃疡。几个随机对照研究显示咪喹莫德较安慰剂治疗VIN有效，但这结果有待进一步验证。

　　局部使用5-FU

　　5-FU乳膏可导致VIN病变部位化学性脱皮，有效率高达75%，但较其他局部用药难于耐受，多用于阴道发育不良（见下）。

　　上皮内或浸润性鳞状上皮癌变需每6个月监测1次，包括宫颈和阴道细胞学检查（需要时行肛门涂片）、下生殖道阴道镜检查。鼓励戒烟、HIV检测。

　　约1/3患者治疗后复发VIN。治疗后长期随访，推荐起初3～6个月随访1次，之后每6个月随访1次，共5年，之后每年随访1次。

　　VAIN

·阴道浸润前鳞状上皮病变可手术切除、CO_2激光消融和局部药物治疗。

·各种治疗的疗效为69%～88%[38]。

·治疗前必须排除浸润性病变。

·未经治疗约30%会发展为浸润癌。

·手术切除是主要的治疗方法。

　　（1）局部切除（5 mm切缘）或局部阴道切除术可提供标本进行组织学检查以排除浸润病变。在绝经后女性、子宫切除后怀疑累及或浸润阴道穹窿经其他治疗失败者需手术切除病变部位，切口一次性缝合。

　　（2）CO_2激光消融，同上述。多可耐受，副作用包括阴道粘连、狭窄、闭锁。

·VAIN局部药物治疗剂量、用法，随访。

　　（1）对多发病灶使用局部药物治疗简单而有效，但不适用于阴道下段。副作用表现为化学性外阴阴道炎，间歇使用和采用预防方法可减轻此类副作用。

（2）5%5-FU乳膏栓剂睡前置入阴道顶端，每周1次，共10周。使用凡士林油涂抹外阴、会阴、肛门以保护这些部位。阴道内塞入阴道塞以防止药物渗漏。次日清晨取出阴道塞，阴道灌洗和坐浴以清除阴道内药物。

（3）咪喹莫德。近来，有学者报道使用5%咪喹莫德乳膏0.25 mg，每周1次，共3周治疗VAIN，有效且副作用可耐受[39]。完成治疗后需接受8～12周随访。

· 局部药物治疗的常见副作用包括局部刺激、烧灼感或疼痛，但多为轻微，不会干扰治疗。如前述，预防性使用凡士林油和氧化锌乳膏可保护邻近的皮肤，阴道局部使用雌激素可减轻局部不适。

· 全阴道切除和放疗曾用于治疗VAIN，但由于其副作用现已较少采用。

阴 道 癌

1. 流行病学

· 阴道癌罕见，占女性生殖道恶性肿瘤的1%～2%。2013年，美国新发阴道癌2 890例，约840例死亡[1]。原发性阴道癌多为鳞状细胞癌，高峰发病年龄为60～70岁。腺癌和其他组织学类型则多见于年轻女性。

· 诊断原发性阴道癌需首先排除宫颈、尿道、外阴来源的恶性肿瘤。若肿瘤同时累及宫颈和阴道应考虑为宫颈原发肿瘤。

· 大部分阴道肿瘤来源于子宫内膜癌、宫颈癌、外阴癌转移。罕见情况下，阴道转移癌可来源于非生殖道肿瘤（肾、乳腺、肺等）。

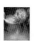

· 如宫颈原位癌或浸润癌治疗后5年以上发现的阴道肿瘤，应诊断为原发性阴道癌。

阴道癌的高危因素

· 人乳头状瘤病毒（HPV）：流行病学研究显示阴道鳞癌与HPV（2/3为HPV16）感染密切相关。

· 既往有浸润性宫颈癌史：可能机制为隐藏的残余病灶、放疗或来源于肿瘤岛效应的新发病变，与暴露于高危刺激因素相关。

· 浸润前病变的自然进程难于界定，因VAIN在诊断后多已接受治疗。3% VAIN1和7% VAIN2/3经治疗后仍会进展到浸润癌[40]。

· 宫内暴露于己烯雌酚是阴道透明细胞腺癌的高危因素。

2. 筛查/诊断

筛查

· 目前尚无常规的筛查方案。宫颈涂片可用于筛查无症状病变。异常结果，尤其是无肉眼可见宫颈病变时，推荐进行阴道镜检查阴道。

· 不推荐因良性疾病行子宫切除后的常规筛查。虽然有研究显示20%～40%的原发性阴道癌患者有因良性疾病切除子宫病史[41]。

· 既往有宫内己烯雌酚暴露史，无论有无性生活，需在月经初潮前或14岁即开始进行宫颈涂片和HPV检测。

临床表现

· 无痛性阴道分泌物增多，性交后或绝经后阴道流血。

· 病变累及或压迫邻近器官，出现尿路症状（如排尿困难、尿潴留、血尿）或胃肠道症状（如里急后重感、便秘、便血）。

· 病变进展可能出现盆腔疼痛。

· 5%～10%女性仅在常规体检或涂片异常时发现而无任

何症状。

诊断

·确诊需进行活检。

治疗前评估

·询问病史，盆腔检查，阴道窥诊，必要时可在麻醉下进行。

·评估肿瘤大体形态、大小、部位、是否接近中线和侵犯邻近器官等情况。

·进一步进行胸部X线检查、膀胱镜检查、直肠乙状结肠镜检查。

·CT、MRI、PET/CT检查可评估淋巴结情况和肿瘤大小，以利于制定治疗计划，但检查结果不影响分期。

3. 分期

·采用FIGO临床分期[42]（表3–4）。

·影像学检查可评估淋巴结情况、远处转移情况。

·前哨淋巴结活检是研究性的，需签署知情同意书。

·阴道癌的转移途径。

（1）直接扩散。肿瘤局部扩散通常可直接侵犯邻近盆腔软组织、膀胱、直肠、骨盆。

（2）淋巴转移。沿着阴道输出淋巴管网络转移，阴道肿瘤部位影响淋巴转移情况。阴道上2/3部位肿瘤转移至盆腔和腹主动脉旁淋巴结。阴道下段肿瘤先转移至腹股沟淋巴结，再扩散至盆腔淋巴结（研究报道转移率为30%～35%）。

（3）血行转移。这是肿瘤晚期侵犯远处器官（如肺、肝、骨）的主要途径。

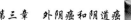

表3-4　阴道癌FIGO临床分期和5年生存率

期别	描述	治疗	5年生存率/%
I	肿瘤局限于阴道壁	手术ª+/-辅助放疗或初始外照射+近距离放疗+/-EBRT	73～58
II	肿瘤侵犯阴道下组织，但未达盆壁	EBRT+/-近距离放疗+/-化疗或手术ᵇ+/-辅助放射治疗	58～78
III	肿瘤侵犯骨盆壁ᶜ	EBRT+/-近距离放疗+/-化疗	36～58
IV	肿瘤超出真骨盆或侵犯膀胱、直肠	—	—
IVA	肿瘤侵犯膀胱或直肠黏膜或直接扩散超出真骨盆	EBRT+/-近距离放疗+/-化疗或盆腔外照射+/-放疗+/-化疗	18～21
IVB	肿瘤侵犯远处器官	支持治疗+/-缓解性化疗或放疗	0～12

a：部分或全阴道切除术或根治性子宫切除术/阴道切除术+/-盆腔/腹股沟淋巴结切除术（根据个体病变情况选择）。

b：根治性子宫切除术/阴道切除术+辅助性子宫切除术+/-外阴切除术/腹股沟淋巴结+盆腔淋巴结切除术，+/-腹主动脉旁淋巴结切除术。

c：AJCC建议腹股沟淋巴结受累属于III期。

4. 病理

· 鳞癌占原发性阴道癌的80%～90%，组织学类似宫颈鳞癌。

· 腺癌（透明细胞癌，子宫内膜样癌，黏液性癌，浆液性癌）占原发性阴道癌10%，多发于中年女性。97%透明细胞癌起源于阴道腺病，可能与己烯雌酚宫内暴露有关。阴道透明细胞癌的组织学表现与卵巢子宫内膜样癌相似，富含透明胞浆与大量糖原相关，可见球状细胞核沿腺腔排列的钉状细胞。透明细胞癌预后良好，总生存率达78%。非透明细胞腺癌预后则较差，远处转移率达39%，5年生存率较鳞癌（58%）低，为34%[43]。

· 黑色素瘤占阴道恶性肿瘤3%，恶性黑色素瘤则低于1%。恶性程度高的黑色素瘤多位于阴道远端。与其他部位黑色素瘤相似，生存率与浸润深度相关。分期采用Clark分期和AJCC分期。5年生存率约为10%。

· 胚胎性横纹肌肉瘤（葡萄状肉瘤）是婴儿阴道癌最常见类型。大体呈融合息肉样肿块，类似葡萄果穗，组织学检查见纺锤状横纹肌母细胞和黏液样基质。

· 其他罕见的上皮肿瘤包括腺鳞癌、腺样囊性癌、神经内分泌瘤和疣状癌。

5. 治疗

· 阴道癌的治疗包括手术和/或放疗。

· 早期阴道癌治疗效果较好，转移病例无有效的标准治疗。

· 晚期阴道癌行姑息性化疗，但尚无标准化疗方案。

· 阴道癌发病率低，尚无可预期的临床试验结果，目前的数据多基于回顾性研究。

· 治疗方案的选择取决于下列因素：临床分期、肿瘤大小、部位、邻近的重要器官、性功能要求（阴道功能的保留）。

手术

· 已有报道在选择适当的病例中手术治疗效果与初始放疗

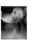

相似或更优[44-47]。但晚期病例仍建议放疗。

· 一项针对4 885例阴道癌的治疗数据显示，手术与放疗后的5年生存率存在差异。

　　（1）Ⅰ期：手术=90%，放疗=63%，手术+放疗=79%。

　　（2）Ⅱ期：手术=70%，放疗=79%[48]。

· Ⅰ期（肿瘤＜2 cm或浸润深度≤0.5 cm）阴道癌推荐行广泛局部病灶切除或全阴道切除+阴道重建。但对于肿瘤较大和浸润深度＞0.5 cm的肿瘤则推荐行根治性全子宫切除、阴道部分切除、盆腔淋巴结切除术[40]。

· 如术后发现切缘不够，推荐补充放疗。

· 阴道远端的肿瘤需行腹股沟淋巴结切除术。

· 阴道腺癌需手术后放疗。

· 部分Ⅱ～Ⅳ期阴道癌（如：体积小的中央性病灶或存在阴道直肠瘘或膀胱阴道瘘者）可选择根治性手术（根治性子宫切除/阴道切除或盆腔脏器去除术）+/-放疗。

· 年轻患者接受放疗前应进行手术分期和卵巢移位。

· 部分学者提倡晚期阴道癌患者可在根治性手术后行新辅助化疗，以替代初始放疗[49]。

放疗

· 以前大多数阴道癌患者均接受放疗，包括体外照射（EBRT）和近距离放疗。

· 放疗方案的制定需考虑肿瘤范围、浸润深度，并需考虑尽量减少近期和远期放射后遗症。

· 多个研究报道综合治疗优于单独体外照射或近距离放疗[50, 51]。

　　（1）体外照射剂量4 500～5 000 Gy，前后位平行对穿延伸野至L5～S1水平，远端达病灶浸润尾端3～4 cm，侧缘达骨盆侧壁1～2 cm，前界达耻骨联合，后界达S2～S3[52]。

（2）近距离放疗可进行局部病灶区域治疗，腔内放疗剂量需个体化。

（3）对Ⅰ期阴道癌单独施行近距离放疗是可接受的治疗方案[41]。

· 近距离放疗剂量75 Gy可获得满意的原发肿瘤局部控制，如可行，给邻近阴道的膀胱、尿道、直肠可耐受剂量。

· Ⅱ～ⅣA期阴道癌，附加宫旁到骨盆壁放疗剂量可达60 Gy。腹膜后淋巴结（盆腔或腹股沟淋巴结）区域也需覆盖。

· 腹股沟区域放疗选择性应用于原发肿瘤位于中线或阴道下段。

· 调强适形放疗（IMRT）可获得更好的肿瘤控制效果，以及更少的正常组织损伤。

· 放疗同时可接受顺铂辅助化疗，也可使用5-FU或丝裂霉素C进行同步化疗。

（1）顺铂化疗的效果尚未经随机对照研究证实。

（2）在阴道癌中顺铂辅助化疗得以实施的依据来源于其在组织学来源相似的宫颈癌中的成功应用[41]。

（3）2000年后的随访数据和流行病学数据显示辅助化疗可提升原发阴道癌的生存率[53]。

· ⅣB期推荐姑息性放疗和支持治疗。

阴道癌复发

· Ⅰ期、Ⅱ期阴道癌盆腔复发率分别为10%～20%和30%～40%。

· Ⅲ～ⅣA期阴道癌既使接受大剂量放疗局部肿瘤控制率仍较低，50%～70%肿瘤仍持续存在或局部复发，25%～40%肿瘤因远处转移治疗失败[54]。

· 远处复发者或前次放疗区域复发者远期预后极差。

· 复发患者的放疗方案受限于剂量和毒性，需谨慎设计，

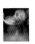

但无法接受手术者仍可考虑使用。立体定向放射手术（射波刀）可考虑使用。

· 盆腔脏器廓清术可用于放疗后孤立的中心性盆腔复发或肿瘤持续存在患者。

· 也有少量研究报道手术+术中放疗用于治疗阴道癌复发。

· 化疗作为补救措施被证实效果欠佳。

　　GOG 26试验。一项Ⅱ期临床研究使用顺铂50 mg/m²，静脉注射，每3周1次，治疗复发性阴道癌显示无应答，仅一例完全缓解（既往无治疗史），其中15例中有5例肿瘤持续存在[55]。

· 其他类型阴道癌的治疗。

　　腺癌

　　（1）与鳞癌的治疗相似，但腺癌患者多较年轻，治疗时需考虑保留卵巢及阴道功能。

　　（2）Ⅰ期和Ⅱ期患者盆腔淋巴结受累概率分别为16%和＞30%。

　　（3）阴道上段早期腺癌推荐根治性全子宫切除+阴道上段切除+盆腔淋巴结切除术，卵巢可保留。

　　（4）早期阴道透明细胞癌可行保留生育功能的局部治疗，但复发率高，完成生育后仍需接受传统治疗。

　　（5）晚期患者术后仍需接受化疗。

　　黑色素瘤

　　（1）治疗首选手术切除，可选择根治性手术。

　　（2）病灶位于阴道下1/3者治疗同外阴黑色素瘤（阴道切除、外阴切除+腹股沟淋巴结切除）。

　　（3）近来，多提倡行局部切除的保守手术、高剂量盆腔放疗、化疗和免疫治疗，以避免根治性手术潜在远处转移和总体预后差的风险。

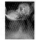

（4）干扰素治疗在此类患者中尚无研究数据。

· 儿童胚胎性横纹肌肉瘤可采用联合化疗方案：长春新碱、放线菌素D、环磷酰胺（VAC方案）。化疗后施行局部病灶切除+/–近距离化疗，肿瘤持续存在或复发可行根治性切除。成人阴道肉瘤化疗不敏感，只能采取手术切除[56]。

6. 治疗后管理

· 邻近阴道的其他盆腔器官同样可能出现手术和放疗相关并发症。放疗后常见并发症为阴道萎缩、纤维化、阴道狭窄。10%～13%的患者放疗后出现严重并发症（3～4级），包括放射性直肠炎、阴道坏死、肠梗阻、瘘。需要定期监测和采取措施预防患者发生性功能障碍和身体形象问题的风险（阴道扩张器，鼓励患者局部使用雌激素后定期性交）。

· 随访。

（1）复发多发生在初始治疗后2年内。

（2）治疗后2年内每3个月随访1次，之后每6个月1次，5年后每年随访1次。

7. 预后/生存率

· 阴道癌的期别决定患者的预后，阴道鳞癌的生存率低于同期别宫颈鳞癌和外阴鳞癌。

· 除分期外，肿瘤>4 cm、组织学类型、治疗方案也显著影响阴道癌的预后[53]。

· 各期阴道癌的5年生存率见表3–4。

参 考 文 献

[1] SOCIETY A C. American Cancer Society Key Statistics［DB/OL］. http：//www.cancer.org.Detailed guide to vaginal and vulvar cancer，2013.

［2］KOSARY CL. Cancer of the Vulva［M］// RIES L A G，YOUNG J L，KEEL G E，et al. SEER Survival monograph：cancer survival among adults：U. S. SEER Program，1988-2001. Patient and tumor characteristics. National Cancer Institute.SEER Program. NIH Pub. NO. 07—6215，Bethesda，MD，2007.

［3］TRIMBLE C L，HILDESHEIM A，BRINTON L A，et al. Heterogeneous etiology of squamous carcinoma of the vulva［J］. Obstet Gynecol，1996，87（1）：59-64. PubMed PMID：8532267.

［4］SIDERI M，JONES R W，WILKINSON E J，et al. Squamous vulvar intraepithelial neoplasia，2004 modified ferminology，ISSVD Vulvar Oncology Subcommittee［J］. J Reprod Med，2005，50（11）：807-810. PubMed PMID：16419625.

［5］HACKER N E. REVISED FIGO staging for carcinoma of the vulva ［J］. Int J Gynaecol Obstet，2009，105（2）：105-106. PubMed PMID：19329116.

［6］BEREK J S，HACKER N E. Berek&Hacker's gynecologic oncology［M］. 5th ed. Philadelphia：Wolters Kluwer / Lippincott Williams & Wilkins Health，2010，XV，895 p.

［7］GONZALEZ BOSQUET J，MAGRINA J E，MAGTIBAY P M，et al. Patterns of inguinal groin metastases in squa-mous cell carcinoma of the vulva［J］. Gynecol Oncol，2007，105（3）：742-746. PubMed PMID：17379281.

［8］CLARK J R W H，MIHM J R MC. Lentigo maligna and lentigo-maligna melanoma［J］. Am J Pathol，1969，55（1）：39-67. PubMed PMID：5776171. Pubmed Central PMCID：2013384.

［9］CHUNG A F，WOODRUFF J M，LEWIS J R J L. Malignant melanoma of the vulva：a report of 44 cases［J］. Obstet Gynecol，1975，45（6）：638-646. PubMed PMID：1143724.

［10］BRESLOW A. Thickhness，cross-sectional areas and depth

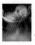

of invasion in the prognosis of cutaneous melanoma [J]. Ann Surg, 1970: 172 (5): 902-908. PubMed PMID: 5477666, Pubmed Central PMCID: 1397358.

[11] KARIAN B Y, BRISTOW R E, LI A J. Gynecologic oncology: clinical practice and surgical atlas [M]. New York: McGraw-Hill, 2012.

[12] BALCH C M, GERSHENWALD J E, SOONG S J, et al. Final version of 2009 AJCC melanoma staging and classification [J]. J Clin Oncol, 2009, 27 (36): 6199-6206. PubMed PMID: 19917835. Pubmed Central PMCID: 2793035.

[13] TRIMBLE E L, LEWIS JR J L, WILLIAMS L L, et al. Management of vulvar melanoma [J]. Gynecol Oncol, 1992, 45 (3): 254-258. PubMed PMID: 1612500.

[14] FANNING J, LAMBRT H C, HALE T M, et al. Paget's disease of the vulva: prevalence of associated vulvar adenocarci-noma, invasive Paget's disease, and recurrence after surgical excision [J]. Am J Obstet Gynecol, 1999, 180 (1 Pt 1): 24-27. PubMed PMID: 9914572.

[15] HOROWITZ I R. Female genital system [M] // WOOD W C, SKANDALAKIS J E, STALEY C A. Berlin: Springer, 2010: 637-678.

[16] BERMAN M L, SOPER J T, CREASMAN W T, et al. Conservative surgical management of superficially invasive stare I vulvar carcinoma [J]. Gynecol Oncol, 1989, 35 (3): 352-357. PubMed PMID: 2599471.

[17] FARIAS-EISNER R, CIRISANO F D, GROUSE D, et al. Conservative and individualized surgery for early squamous car-cinoma of the vulva: the treatment of choice for stage I and II (T1-2 N0-1 M0) disease [J]. Gynecol Oncol, 1994, 53

（1）：55-58. PubMed PMID：8175023.

［18］HEAQS J M，FU Y S，MONTZ F J，et al. Surgical-pathologic variables predictive of local recurrence in squamous cell carcinoma of the vulva［J］. Gynecol ncol，1990，38（3）：309-314. PubMed PMID：2227541.

［19］HACKER N E，VAN DER VELDEN J. Conservative management of early vulvar cancer［J］. Cancer，1993，71（Suppl 4）：1673-1677. PubMed PMID：8431905.

［20］STEHMAN F B，BUNDY B N，THOMAS G，et al. Groin dissection versus groin radiation in carcinoma of the vulva：a Gynecologic Oncology Group study［J］. Int J Radiat Oncol Biol Phys，1992，24（2）：389-396. PubMed PMID：1526880.

［21］LEVENBACK C E，ALI S，COLEMAN R L，et al. Lymphatic mapping and sentinel lymph node biopsy in women with sq uamous cell carcinoma of the vulva：a gynecologiconcologygroupstudy ［J］. JClin Oncol，2012，30（31）：3786-3791. PubMed PMID：22753905. Pubmed Central PMCI D：3478573.

［22］COLEMAN R L，ALI S，LEVENBACK C E，et al. Is bilateral lymphadenectomy for midline squa-mous carcinoma of the vulva always necessary?An analysis from Gynecologic Oncology Group （GOG）173［J］. Gynccol Oncol，2013，128（2）：155-159. PubMed PMID：23201592. Pubmecl Central PMCID：3638213.

［23］OONK M H，VAN HEMEL B M，HOILEMA H，et al. Size of sentinel-node metastasis and chances of non-sentinel-node involvement and survival in early stage vulvar cancer：results from GROINSS-V. a multicentre observational study［J］. Lancet Oncol，2010，11（7）：646-652. PubMed PMID：20537946.

［24］ZHANG S H, SOOD A K, SOROSKY J I, et al. Preservation of
the saphenous vein during inguinal lymph-adenectomy decreases
morbidity in patients with carcinoma of the vulva［J］. Cancer,
2000, 89（7）: 1520-1525. PubMed PMID: 11013366.

［25］DARDARIAN T S, GRAY H J, MORGAN M A, et al. Saphe-
nous vein sparing during inguinal lymphadenectomy to reduce
morbidity in patients with vulvar carcinoma［J］. Gynecol On-
col, 2006, 101（1）: 140-142. PubMed PMID: 16364412.

［26］GEISLER J P, MANAHAN K J, BULLER R E. Neoadjuvant
chemotherapy in vulvar cancer: avoiding primary exenteration
［J］. Gynecol Oncol, 2006, 100（1）: 53-57. PubMed
PMID: 16257042.

［27］MONTANA G S, THOMAS G M, MOORE D H, et al.
Preoperative chemo-radiation for carcinoma of the vulva with N2 /
N3 nodes: a gynecologic oncology group study［J］. Int J
Radiat Oncol Biol Phys, 2000, 48（4）: 1007-1013. PubMed
PMID: 11072157.

［28］HOMESLEY H D, BUNDY B N, SEDLIS A, et al. Radiation
ther-apy versus pelvic node resection for carcinoma of the vulva
with positive groin nodes［J］. Obstet Gynecol, 1986, 68
（6）: 733-740.PubMed PMID: 3785783.

［29］KUNOS C, SIMPKINS F, GIBBONS H, et al. Radiation ther-
apy compared with pelvic node resection for node-positive vulvar
cancer: a randomized controlled trial［J］. Obstet Gynecol,
2009, 114（3）: 537-546. PubMed PMID: 19701032.

［30］MOORE D H, ALI S, KOH W J, et al. A phase Ⅱ trial of
radiation therapy and weekly cisplatin chemotherapy for the treat-
ment of locally-advanced squamous cell carcinoma of the vulva: a
gynecologic oncology group study［J］. Gynecol Oncol, 2012,

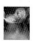

124（3）：529-533. PubMed PMID：22079361.

[31] HELM C W，HATCH K D，PARTRIDE E E，et al. The rhom boid transposition flap for repair of the perineal defect after　radical vulvar surgery [J]. Gynecol Oncol，1993，50：164-167.

[32] JOHN H E，JESSOP Z M，DI CANDIA M，et al. An algorithmk approach to perineal reconstruction-experience from two international centers [J]. Ann Plast Surg，2013，71：96-102.

[33] BURKE T W，MORRIS M，ROH M S，et al. Perineal reconstructlon using single gracilis myocutaneous flaps [J]. Gynecol Oncol，1995，57：221-225.

[34] FOWLER J M. Incorporating pelvic / vaginal reconstruction into　radical pelvic surgery [J]. Gynecol Oncol，2009，115：154-161.

[35] MAGGINO T，LANDONI F，SARTORI E，et al. Patterns of recurrence in patients with squamous cell car cinoma of the vulva. A multicenter CTF Study [J]. Cancer，2000，89（1）：116-122. PubMed PMID：10897008.

[36] ORIGONI M，SIDERI M，GARSIA S，et al. Prognostic value of pathological patterns of lymph node positivity in squa mouscellcarcinomaofthevulva stage Ⅲ and ⅣA FIGO [J]. Gynecol Oncol，1992，45（3）：313-316. PubMed PMID：1612509.

[37] VAN SETERS M，VAN BEURDEN M，TEN KATE F J，et al. Treatment of vulvar intraepithelial neo Dlasia with topical imiquimod [J]. N Engl J Med，2008，358（14）：146573. PubMed PMID：18385498.

[38] GURUNMRTHY M，CRUICKSHANK M E. Management of vaginal intraepithelial neoplasia [J]. J Lower Genital Tract Dis，2012，16（3）：306-312. PubMed PMID：22460272.

[39] BUCK H W，GUTH K J. Treatment of vaginal intraepithelial

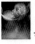
neopla sia (primarily low grade) with imiquimod 5% cream [J] . J Lower Genital Tract Dis, 2003, 7 (4) : 290–293. PubMed PMID: 17051086.

[40] DI SAIA P J, DI SAIA P J, CREASMAN W T, et al. Clinical gyne–cologic oncology [M] . 8th. Philadelphia, PA: Elsevier / Saunders: 2012. xii, 708.

[41] CREASMAN W T. Vaginal cancers [J] . Curr Opin Obstet Gynecol, 2005, 17 (1) : 71–76. PubMed PMID: 15711415.

[42] HACKER N F, EIFEl P J, VAN DER VELDEN J. Cancer of the vagina [J] . Int J Gynaecol Obstet, 2012, 119 (Suppl 2) : S97–99. PubMed PMI D: 22999510.

[43] FRANK S J, DEAVERS M T, JHINGRAN A, et al. Primary adenocarcinoma of the vagina not associated with diethylstilbes trol (DES) exposure [J] . Gynecol Oncol, 2007, 105 (2) : 470–474.PubMed PMID: 17292459.

[44] BALL H G, BERMAN M L. Management of primary vaginal carcinoma [J] . Gynecol Oncol, 1982, 14 (2) : 154–163. PubMed PMID: 7129211.

[45] DAVIS K P, STANHOPE C R, GARTON G R, et al. Invasive vaginal carcinoma: analysis of early–stage disease [J] . Gynecol Oncol, 1991, 42 (2) : 131–136. PubMed PMID: 1894171.

[46] STOCK R G, CHEN A S, Seski J. A 30–year experience in the man–agement of primary carcinoma of the vaglna: analysis ot prog–nostic factors and treatment modalities [J] . Gynecol Oncol, 1995, 56 (1) : 45–52. PubMed PMlD: 7821847.

[47] TIALMA W A, MONAHAN J M, DE BARROS L A, et al. The role of surgery in invasive squanlous carcinOnla of the vagina [J] . Gynecol Oncol, 2001, 81 (3) : 360–365. PubMcd

PMI D: 11371123.

[48] CREASMAN W T, PHILLIPS J L, MENCK H R. The National Calicer Data Base report on cancer of the vagina [J]. Cancer, 1998, 83 (5): 1033–1040. PubMed PMID: 9731908.

[49] BENEDETTI PANICI P, BELLATI F, PLOTTI F, et al. Neoadjuvant chemotherapy followed by radi–cal surgery in patients affected by vaginal carcinonla [J]. Gynecol Oncol, 2008, 111 (2): 307–311.

[50] CHYLE V, ZAGARS G K, WHEELER J A, et al. Definitive radiotherapy for carcinoma of the vagina: outcome and prognostic factors [J]. Int J Radiat Oncol Biol Phys, 1996, 35 (5): 891–905. PubMed PMID: 8751398.

[51] PEREZ C A, GRIGSBY P W, GARIPAGAOGLU M, et al. Factors affecting long–term outcome of lrradiation in carcl–noma of the vagina [J]. Int J Radiat Oncol Biol Phys, 1999, 44 (1): 37–45. PubMed PMID: 10219792.

[52] FRANK S J, JHINGRAN A, LEVENBACK C, et al. Definitive radiation therapy for squamous cell carcinoma of the vagina [J]. Int J Radiat Oncol Biol Phys, 2005, 62 (1): 138–147. PubMed PMID: 15850914.

[53] SHAN C A, GOFF B A, LOWE K, et al. Factors affecting risk of mortality in women with vaginal cancer [J]. Obstet Gynecol, 2009, 113 (5): 1038–1045. PubMed PMID: 19384118, Pubmed Central PMCID: 2746762.

[54] DI DONATO V, BELLATI F, FISCHETTI M, et al. Vaginal cancer [J]. Crit Rev Oncol Hematol, 2012, 8l (3): 286–295. PubMed PMlD: 21571543.

[55] THIGPEN J T, BLESSING J A, HOMESLEY H D, et al. Creasman WT Phase Ⅱ trial of cisplatin in advanced or recur–

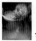

rent cancer of the vagina: a Gynecologic Oncology Group Study
[J]. Gynecol Oncol, 1986, 23 (1): 101-104. PubMed
PMID: 3943746.

[56] BARAKAT R R, MARKMAN M, RANDALL M. Principles
and practice of gynecologic oncology [M]. 5th. Philadelphia:
Wolters Kluwer Health / Lippincott Williams & Wilkins, 2009,
xv, 1072 p., 16 p. of plates p.

第四章 子宫体恶性肿瘤

KRISTY K. WARD、MICHAEL T. MCHALE 编著

朱茜、周静 译

流 行 病 学

子宫体恶性肿瘤较为常见，每年约有218 100例新诊断病例，发病率居全世界女性恶性肿瘤第6位。子宫体恶性肿瘤在发达国家的患病率是发展中国家的10倍，并且是北美和欧洲最常见的女性生殖道恶性肿瘤。在美国和欧洲，子宫体恶性肿瘤在女性最常见的恶性肿瘤中排名第4，其恶性肿瘤死亡率排名第8[1]。2014年，在美国约有52 630名妇女被诊断为子宫体恶性肿瘤，其中死亡病例8 590例[2]。子宫体恶性肿瘤分为子宫内膜癌（源自子宫内膜上皮细胞）和子宫肉瘤（源自子宫肌层的肌肉和结缔组织）。

子宫内膜癌

·约95%的子宫体恶性肿瘤起源于子宫内膜癌。

（1）平均发病年龄为60岁[3]，大部分发生于50岁以上妇女[4]。

（2）子宫内膜癌最大的高危因素为高雌激素状态，包括：①分泌雌激素的肿瘤；②无孕激素拮抗的外源性雌激素；③肥胖。

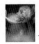

（3）初潮过早、绝经延迟和未生育都是子宫内膜癌的高危因素。

（4）在女性与肥胖相关的肿瘤中，子宫内膜癌与体重关系最为密切，美国49%的子宫内膜癌病例与肥胖相关[5]。

（5）相反，吸烟、运动、口服避孕药和多生育可降低子宫内膜癌的发病风险。

·根据临床诊断病理学特点，Bokhman将子宫内膜癌分为两种类型。

（1）Ⅰ型最为常见，约占子宫内膜癌的80%。

①包括子宫内膜样或变异型（包含鳞状上皮分化、绒毛腺型、分泌型），通常分化良好，很少转移到子宫外。

②常见于无排卵性子宫出血的妇女，且多有子宫内膜增生病史。

③子宫内膜复杂型伴不典型增生患者，在子宫切除后行病理检查有40%可能发现癌变[6]。

④而子宫内膜单纯型增生、单纯型伴不典型增生、复杂型不伴不典型增生分别有1%、3%、10%的可能发展为癌变。

（2）Ⅱ型与高雌激素无关。

①包括透明细胞性、浆液性、癌肉瘤。

②低分化，侵袭性强，深肌层浸润和远处转移都比Ⅰ型更常见。

③易复发，预后差。

④浆液性癌的细胞呈乳头状生长，异型性明显，伴有坏死，有丝分裂象多见。子宫内膜上皮内癌较罕见，但它被认为是浆液性癌的前期病变，包含非侵袭性的异型性细胞[7]。

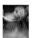

⑤癌肉瘤，也称恶性中胚叶混合瘤（MMMT），源自由米勒管分化的器官，主要是子宫。一旦列为肉瘤，该肿瘤的来源则为非上皮性。如名称所示，癌肉瘤是包含肉瘤和腺癌两种成分的混合肿瘤。

子 宫 肉 瘤

· 子宫肉瘤占子宫体恶性肿瘤的2%～5%，不到妇科恶性肿瘤的1%。2013年，在美国约有1 500名患者被诊断为子宫肉瘤。

（1）子宫肉瘤主要包括平滑肌肉瘤、源于内膜间质的肉瘤，以及未分化肉瘤。

（2）高危因素包括：盆腔放疗史、黑色人种、使用他莫昔芬治疗或预防乳腺癌。

· 平滑肌肉瘤占子宫肉瘤的30%，发病的高峰为50岁。

· 源于内膜间质的肉瘤占子宫肉瘤的15%。

· 绝经前多为低级别肉瘤，绝经后多为高级别肉瘤。

· 其他肉瘤包括以下几种。

（1）源自内膜间质和平滑肌的混合肉瘤。

（2）腺肉瘤。

（3）胚胎性葡萄状肉瘤或横纹肌肉瘤。

（4）血管周围上皮样细胞瘤[8]。

诊断和筛查

· 子宫体恶性肿瘤的临床特点。

（1）异常子宫出血。

（2）绝经后妇女细胞学涂片检查见腺细胞。

（3）盆腔疼痛。

（4）增大的盆腔包块。

· 约90%的子宫内膜癌患者有异常子宫出血表现，可通过内膜活检、诊刮术或宫腔镜检查等行病理学检查确诊。

· 以上方法对发现子宫体恶性肿瘤非常有效，但平滑肌肉瘤在不侵犯宫腔时，仅可在子宫切除术或肌瘤剔除术后确诊。

· 不建议对无症状妇女进行筛查[9]。

· 可通过超声评估内膜情况。内膜＜4 mm，恶性可能性＜1%。

分　　期

· 根据NCCN指南，子宫体恶性肿瘤的诊断方法包括以下几种。

（1）病史和查体。

（2）胸片。

（3）内膜活检和宫颈细胞学检查。

· 传统的分期手术为开腹探查+全子宫切除+双侧附件切除+盆腔和腹主动脉旁淋巴结选择性切除术[9]。

· 1级：分化良好，可形成腺体，非鳞状或非桑椹状实性生长类型≤5%。

· 2级：非鳞状或非桑椹状实性生长类型为6%～50%。

· 3级：非鳞状或非桑椹状实性生长类型＞50%。

· 细胞核呈明显的非典型性，病理分级时应提高1级。

· 目前约70%的患者在早期诊断，5年生存率为95.8%；另外20%的患者在肿瘤局限期诊断，5年生存率为67.0%[2]。

遗　传　学

· 大部分子宫体恶性肿瘤为散发，约1/10患者与遗传症候群相关。

· 遗传性非息肉结直肠癌（HNPCC）是与子宫体恶性肿瘤发病关系最密切的遗传症候群。

（1）<55岁子宫体恶性肿瘤患者，或有结直肠癌、子宫内膜癌家族史的患者推荐行HNPCC遗传咨询。

（2）HNPCC，也称林奇综合征（Lynch综合征），与*MLH1*、*MSH2*、*MSH6*、*PMS2*或*EPCAM*等错配修复基因的微卫星不稳定性相关。

（3）约50%Lynch综合征女性患者会发生子宫内膜癌。

①Lynch综合征女性患者在出现异常子宫出血时需行内膜活检，在生育后需考虑行子宫切除术降低风险。

②Lynch综合征患者需行结直肠癌筛查，患者及其家族成员需考虑遗传咨询[4, 10]。

· 考登（Cowden）综合征与多发性错构瘤相关，并且增加子宫内膜癌、乳腺癌和甲状腺的发病风险。Cowden综合征最常见的突变基因为*PTEN*基因，其余包括*SDHB*、*SDHD*和*KLLN*基因。现无证据支持降低风险的子宫切除术，但对于Cowden综合征可考虑行子宫切除术[11]。

· 对于既往患有视网膜母细胞瘤的女性，平滑肌肉瘤的发病风险增加。视网膜母细胞瘤与抑癌基因*RB1*的失活相关。该基因突变可导致松果体瘤、骨肉瘤和其他肌肉肿瘤的发病风险增加[12]。

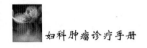

子宫内膜癌的治疗

· 子宫内膜癌的手术和术后治疗都存在很多争议。

（1）目前，标准的手术治疗为子宫切除+双侧附件切除术。

（2）微创或是传统的开腹手术，子宫切除手术方式的选择在最近得到广泛讨论。

（3）术中评估是否行淋巴结清扫，更重要的是淋巴结切除的意义仍存在争议。

（4）辅助治疗同样存在较多问题和争议。行辅助治疗的指征、放疗的类型（经阴道放疗或盆腔放疗）、化疗或放化疗的适应证等等，目前均无统一标准。

（5）现已开展多项随机Ⅲ期临床试验来研究这些问题，以上每一个争议都将得以解决。

手 术 治 疗

· 在发现临床评估的局限性后，1988年FIGO推荐对子宫内膜癌行手术分期（FIGO分期）[13]。

· 全面的分期手术包括：

（1）子宫切除+双侧输卵管卵巢切除术+双侧盆腔和腹主动脉旁淋巴结选择性切除术+腹腔积液细胞学检查。

（2）传统的分期手术为开腹方式。

20世纪90年代早期，多名研究者对腹腔镜下全面分期手术进行了探索。多个单中心研究结果显示，腹腔镜手术具有多项优点，包括安全性提高、出血量减少和输血率降低、住院日缩短等[14-16]。

· 根据这些结果，美国妇科肿瘤学组（GOG）设计了一项随机试验（GOG Lap 2试验），对腹腔镜下和开腹的分期手术进行了比较。纳入标准为Ⅰ～ⅡA期子宫内膜癌患者。主要的评价指标为无复发生存期，其他指标包括手术时间、住院时间、腹腔镜转开腹率、不良反应、生活质量和生存期[16]。

（1）首先，2 618例患者被随机分为开腹手术组（920例）和腹腔镜手术组（1 696例）。在1 682例腹腔镜手术组患者中，434例（25.8%）转为开腹，最常见的原因是手术暴露困难（占转组的56%），只有11.3%是因为出血过多转开腹。

（2）腹腔镜手术组的手术时间明显长于开腹手术组，两组的中位时间分别为204分钟、130分钟。

（3）两组的术中并发症发生率类似，但腹腔镜手术组的术后中重度不良反应比开腹组少（分别为14%、21%）。

（4）最后，腹腔镜手术组的住院时间比开腹组短。因此，作者根据该前瞻性随机试验得出明确结论，腹腔镜下分期手术安全可行，并且比开腹手术术后并发症更少，以及住院时间更短[17]。

·一个8项随机试验的荟萃分析比较了腹腔镜和开腹手术的安全性，结果显示两者术中并发症的发生率无明显差异，但腹腔镜术后并发症更少[18]。

·GOG Lap2试验最近公布了腹腔镜和开腹分期手术的复发和生存期的相关数据[19]。

（1）该试验中位随访期为59个月，其中有309例复发，350例死亡。腹腔镜手术组和开腹手术组的3年复发率分别为11.4%、10.2%。

（2）两组的5年总生存率估计为89.8%。总而言之，由于两组在复发率上差异较小，而腹腔镜手术可改善生活质量，减少术后并发症，因此该试验结果支持腹腔镜下行

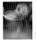

分期手术。

· 2005年FDA批准了达芬奇手术机器人系统用于妇科手术。此后，多个单中心研究结果显示其具有安全性和可行性[20, 21]。

（1）Boggess等报道了一项机器人、开腹及腹腔镜子宫内膜癌分期手术的比较性研究，其中机器人组104例、开腹组138例、腹腔镜组81例。

①与其他两组相比，机器人组淋巴结清扫数增加，出血量减少，且住院时间缩短。

②与开腹组相比，机器人组术后并发症的发生率减少（分别为29.7%、5.85%）。该试验是早期单中心研究中显示机器人手术具有安全性和有效性的研究之一。

（2）最近，研究者报道了一项关于机器人子宫内膜癌分期手术的队列研究结果，包括无复发生存期和5年生存率等数据，并与美国SEER数据库的数据进行了比较[22]。

该研究对499例子宫内膜癌患者进行了机器人分期手术，最后结论表明机器人分期手术对复发率及生存期无不良影响。

· 总之，尽管传统的全面分期手术通过开腹方式进行，但现在有足量的证据支持可通过腹腔镜或机器人行微创的分期手术。

· 两种微创手术都有明显的优势，包括改善生活质量、缩短住院时间、减少出血量等。

· 更重要的是，腹腔镜手术并不会对复发率和生存期造成不良影响，而机器人手术的安全性和有效性也在多项文献中得到证实。

· 一些试验数据显示，肥胖患者的微创分期手术，可通过机器人手术系统得以完成[23]。

淋巴结切除术

· 尽管子宫内膜癌为最常见的妇科恶性肿瘤之一，并且自1988年就开始行手术分期，但对于术中行淋巴结切除仍存在争议。

· 对于哪种患者可能存在淋巴结转移的风险及需要行淋巴结切除术，目前仍存在很大争议。部分医生采取全或无的方法，切除所有盆腔和腹主动脉旁淋巴结，或者完全不切除[24, 25]。

· 梅奥诊所最新的数据显示，术中可通过冰冻切片行风险评估，判断是否需行盆腔和腹主动脉旁淋巴结切除术[26, 27]。

（1）他们认为，Ⅰ型子宫内膜癌患者，根据术中冰冻切片结果，若肌层浸润＜50%，病理分级为1~2级，原发肿瘤≤2 cm，淋巴结转移的风险小，不需要行淋巴结切除术[25-27]。

（2）但该方法是否可行，对其他医疗机构是否同样适用，现仍存在疑问，需进一步研究解决。

· 最近一项对妇科肿瘤医生的调查结果显示，不同妇科肿瘤医生对于子宫内膜癌分期手术中行淋巴结切除的解剖指征和程度的认识存在明显差异[28]。

· 对于子宫内膜癌行淋巴结切除的争议在欧洲两项大型随机试验结果发表后愈加复杂[29, 30]。这两项试验的目的是评估盆腔淋巴结切除是否改善总生存期和无复发生存期，总结见表4-1。

（1）两项试验均无法证实盆腔淋巴结切除可改善总生存期和无复发生存期。

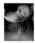

表4-1　淋巴结切除的争议[62]

项目	Panici试验	ASTEC试验
病例数	514	1 408
纳入标准	临床分期Ⅰ期，>50%肌层浸润（除外ⅠB期1级），年龄<75岁，一般情况良好，既往无放化疗史	临床上肿瘤局限于子宫体
随机分组	标准治疗[a]+系统性盆腔淋巴结切除术与标准治疗+不切除盆腔淋巴结（对照组）	子宫切除+双侧附件切除+盆腔淋巴结切除+可疑腹主动脉旁淋巴结切除与子宫切除+双侧附件切除+可疑腹主动脉旁淋巴结切除（对照组）
是否行主动脉旁淋巴结切除	否	否
中位随访期	49个月	37个月
标准的辅助治疗	无	有：对中高危早期患者（包括ⅠA或ⅠB期3级、浆液性癌、透明细胞癌、ⅠC或ⅡA期，包括盆腔淋巴结阳性者）行随机分组，一组行外放射放疗，另一组不行放疗[b]

　　a：标准治疗，子宫切除+双侧附件切除+盆腹腔冲洗液细胞学检查。

　　b：ASTEC试验，事实上是在一个队列研究中的"两个试验"，分别研究淋巴结切除和放疗的疗效。第2个随机试验在手术后进行。

　　（2）尽管研究者试图完成一个评估淋巴结切除意义的随机试验，但试验本身的结果和方法学都存在许多问题。

两项试验的研究对象多为低危患者，这对判断生存期的数据可造成一个较小的偏差。

　　在Panici试验中存在两个问题：①未行腹主动脉旁淋巴结切除术，以及术后辅助治疗的方法不同；②不切除盆腔淋巴结组中，约22%的患者术中实际上已行淋巴结取样及切除术。

　　事实上，切除盆腔淋巴结组中7%的患者切除了≥20个淋巴结，该试验研究者认为淋巴结切除数量≥20个为盆腔淋巴结切除术的"标准"。

　　Creasman等对ASTEC试验中的一些混杂因素做出了合理的总结，对ASTEC试验中研究者得到的结论提出质疑[31]。混杂因素包括切除盆腔淋巴结组中高风险患者的不均匀分布，该组中有多于3%的比3级病变更高的淋巴血管浸润率及更深程度的浸润。不切除盆腔淋巴结组中有5%的患者切除了淋巴结，且其中30%为阳性。切除盆腔淋巴结组中有8%的患者未切除淋巴结，≥30%的患者切除的淋巴结数量<9个，根据GOG标准这并未达到足够的切除量。

　　包括淋巴结阳性在内的中高风险患者被再次随机分组，行外照射放疗或不行放疗。每一次随机分组，患者都可能从淋巴结切除和辅助放疗中受益。那些淋巴结阳性的患者，在第2次随机分组后可能不再继续行辅助放疗。从临床的角度来看，这可能产生很多伦理问题。尽管是随机多中心研究，但这些试验中存在的问题对于修改现有子宫内膜癌标准治疗是一个挑战。

　　（3）尽管很难设计出一个完美的试验去评估淋巴结切除的疗效，但需要认识到，在计划后续的辅助治疗中，切除淋巴结具有重要的预后意义。

　　（4）GOG目前开展了一项随机试验，以研究淋巴结切除的指征和潜在利益。

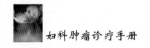

风 险 评 估

· 术后分期和其他病理学危险因素被用于评估肿瘤持续存在或复发的风险。风险评估常用于指导辅助治疗。

· 低危：局限于子宫内膜的内膜样癌，ⅠA期，病理分级1级或2级。低风险患者术后仅需严密随访。

· 中危：肿瘤局限于宫体，包括宫颈（Ⅱ期），肌层浸润（ⅠA期或ⅠB期）。

　　其他预后指标包括外肌层浸润、病理分级2级或3级，若存在淋巴血管浸润可再细分为低中危和高中危。

· GOG结合患者年龄和病理学特点定义高中危，病理特点包括深肌层浸润、病理分级2级或3级、存在淋巴血管浸润[32]。

· 高中危定义。

　　（1）任何年龄，存在3个危险因素。

　　（2）50～69岁，存在2个危险因素。

　　（3）≥70岁，存在1个危险因素。

· 与之相比，子宫内膜癌术后放疗研究小组（PORTEC）对高中危的定义。

　　（1）＞60岁，有2个危险因素，包括外1/2肌层浸润。

　　（2）病理分级3级[33]。

· 中危，尤其是高中危患者的治疗存在争议，讨论见后。

· 高危：包括Ⅲ期、Ⅳ期和任何分期的浆液性癌或透明细胞癌。

　　（1）高危组患者复发率和死亡率高，因此术后常采用辅助化疗。

　　（2）高危组放疗的疗效不明，目前正在进行一项相关的GOG随机试验（GOG 258试验）。

GOG 258试验的纳入标准包括手术分期为Ⅲ期和ⅣA期子宫内膜癌患者，以及早期（Ⅰ期和Ⅱ期）浆液性癌和透明细胞癌患者。

患者被随机分为两组：一组为顺铂化疗（第1天、第29天）和定向放疗，之后行4个疗程的卡铂+紫杉醇化疗；另一组行6个疗程的卡铂+紫杉醇化疗。

辅 助 治 疗

低中危型和高中危型子宫内膜癌

· 两项随机临床试验支持对中危组患者仅随访观察，而不进行辅助放疗。

· GOG 99 Ⅲ期试验将448例已行全面分期手术后的中危组患者（ⅠB、ⅠC期和隐蔽的Ⅱ期，乳头状浆液性癌和透明细胞癌除外）随机分为两组，一组行盆腔放疗，一组仅观察[32]。

（1）观察组的累积复发率高于放疗组，两组分别为12%、2%。

（2）观察组最常见的复发部位是阴道。

（3）然而，两组的总生存期差异无统计学意义。

（4）观察组和放疗组预计的4年生存率分别为86%、92%。

（5）重要的是，研究者发现高中危型患者占所有研究对象的1/3，但复发数占所有复发病例的2/3。对于局部复发患者，可明显从放疗中获益。

（6）该试验建议将中危组继续细分为低中危组和高中危组，对高中危组行术后放疗。

· 与之相比，PORTEC 1试验的研究对象相似，但并未完成全面手术分期[33]。

（1）同样的，研究者发现放疗可减少盆腔复发率，但对总生存期无明显改善。

（2）放疗组和观察组5年局部复发率（精确计算）分别为4%、14%。

（3）两组的总生存率分别为81%、85%。与GOG 99试验相似，PORTEC的研究者也根据年龄和病理分级3级定义了一组高复发率的亚组。

（4）与GOG 99试验的高中危组类似，该亚组也可能从辅助放疗中获益。

（5）表4-2对以上两个试验做出了总结[34]。

· 多数学者认为，GOG 99试验和PORTEC 1试验不能证明放疗可改善生存期的原因在于这两项试验的研究对象多数为低危患者。

· 尽管这两项试验不能证明体外照射放疗可改善生存期，但都定义了一个高中危亚组，该组患者行体外照射放疗可显著降低局部复发率。

· 总之，由于低中危组复发率很低，且预后良好，观察可能是最合适的。

· 然而，无论是否放疗，高中危组复发率的范围为5%～30%。因此对于该组可行辅助放疗。

· 最近的ASTEC和EN.5的联合试验得出了与上述类似的结论[35]。

（1）该联合试验提出了另一个重要问题，放疗对于高中危组人群有效，但更重要的是放疗方式的选择，尤其是阴道近距离放疗。

（2）最初的独立试验的目的在于评估术后辅助放疗对中危和高危早期子宫内膜癌的疗效。

（3）纳入标准包括ⅠA和ⅠB期的3级、所有ⅠC期和所有分期的乳头状浆液性癌和透明细胞癌，不论术中是否切除淋巴结。纳入的患者被随机分为观察组和放疗组。

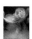

表4-2 中危组子宫内膜癌[34]

试验	纳入标准	病例数	手术	随机分组	局部复发率	生存率
PORTEC 1	I B期，2～3级 I C期，1～2级	714	全子宫切除+双侧附件切除术	观察组与盆腔放疗组	5年局部复发率观察组为14%，盆腔放疗组为4%（P < 0.001）	观察组为85%，盆腔放疗组为81%（P = 0.31）
GOG 99	I B和I C期 隐蔽的 II 期	392	全子宫切除+双侧附件切除术+全面淋巴结切除术（盆腔和腹主动脉旁）	观察组与盆腔放疗组	2年局部复发率观察组为12%，盆腔放疗组为2%（P < 0.01）	观察组为86%，盆腔放疗组为92%（P = 0.56）

（4）有趣的是，任一组都可进行近距离放疗。事实上，观察组中51%的患者接受了近距离放疗。

（5）总的来说，观察组和放疗组的5年生存率无明显差异，两组的局部复发率分别为6.1%、3.2%。

（6）得出这样的结果一定是由于观察组采取了近距离放疗。

（7）该试验仍缺少数据支持辅助的外照射放疗可用于中危和高危子宫内膜癌患者。与GOG 99试验和PORTEC 1试验类似，该试验也明确证实放疗对远距离肿瘤和总生存率无效。有趣的是，根据该试验结果，单纯近距离放疗可用于降低局部复发率。

· 最近有一项大型的随机试验GOG 249试验将对辅助治疗高中危子宫内膜癌进行评估。

（1）GOG 249试验将早期高危子宫内膜癌患者随机分为盆腔放疗组和阴道残端近距离放疗+紫杉醇+卡铂化疗组。纳入标准为Ⅰ期高中危、Ⅱ期、Ⅰ~Ⅱ期浆液性癌或透明细胞癌，且细胞学检查阴性。高中危组患者包括：

　　①年龄≥70岁，存在1个危险因素。

　　②年龄≥50岁，存在2个危险因素。

　　③年龄≥18岁，存在3个危险因素。

　　④危险因素包括：病理分级2级或3级、淋巴血管浸润、外1/2肌层浸润。有以上危险因素的患者无论是否细胞学检查结果为阴性，均可入组。

（2）2014年SGO年会上报道了该试验的初步结果，盆腔放疗组和近距离放疗+化疗组的24个月无复发生存期无明显差异。

（3）总生存期的数据尚未成熟。

阴道近距离放疗

· 阴道近距离放疗的作用从ASTEC和EN.5的联合试验和多个前瞻性研究间接得到证实。

· 根据这些数据，PORTEC研究者开展了一项针对高中危患者的试验，评估阴道近距离放疗是否和体外照射同样有效[36]。

（1）该试验的主要终点为肿瘤阴道复发。

（2）该非劣效性随机试验在19个荷兰的研究中心开展，共纳入427例高中危患者（年龄＞60岁、ⅠC期1级或2级、任何年龄的ⅠB期3级、ⅡA期）。

（3）患者被随机分为阴道近距离放疗（VBT）和体外照射放疗（EBRT）两组。

（4）在45个月的中位随访期，VBT组有3例复发，EBRT组有4例复发。

（5）VBT组和EBRT组预计的5年复发率分别为1.8%、1.6%。比较VBT组和EBRT组的其他重要结果，包括：①远处转移率类似，分别为8.3%、5.7%；②总生存率无明显差异，分别为84.8%、79.6%；③无病生存率无明显差异，分别为82.7%、78.1%；④VBT组的胃肠道反应比EBRT组低，分别为12.6%、53%。

· 由于阴道近距离放疗的疗效与外照射放疗相似，且有着更少的胃肠道反应，PORTEC 2研究者推荐阴道近距离放疗可用于高中危患者的辅助治疗。

高危子宫内膜癌

· 高危子宫内膜癌患者如果单纯行手术治疗，预后差。因此，常规推荐行辅助治疗。

· 如前所述，高危组包括Ⅳ期、Ⅲ期、任何分期的乳头状浆液性癌和透明细胞癌。

· 目前尚无高危子宫内膜癌的标准治疗方案。辅助治疗通常根据手术和病理决定。

· 由于存在很多问题，高危患者，尤其是早期浆液性癌和透明细胞癌患者参加临床试验可能是最佳选择。

1. 化疗

· 对于晚期子宫内膜癌，与放疗相比，目前更推荐行化疗。

· GOG122试验是一项支持辅助化疗而非放疗的初步试验。

（1）该试验中，残余病灶＜2 cm的Ⅲ期或Ⅳ期患者被随机分为两组，一组予全腹体外照射放疗，一组予多柔比星+顺铂联合化疗，疗程间隔3周，共7个疗程。

（2）化疗组的无进展生存期和总生存期均优于放疗组。

（3）两组的5年生存率分别为53%、42%。

（4）化疗组有更高的盆腔复发率（18%，放疗组为13%）和胃肠道反应、神经毒性和3～4级血液学毒性等不良反应（88%，放疗组为14%）[37]。

· 在日本一项类似的试验中，385例Ⅰ～Ⅲ期子宫内膜癌患者被随机分为两组，一组行盆腔放疗，另一组行3个疗程的环磷酰胺+多柔比星+顺铂联合化疗（CAP）。

该试验中，两组的总生存期和无进展生存期无明显差异。化疗组和放疗组的3～4级不良反应发生率分别为4.7%、1.6%[38]。

· 子宫内膜癌的化疗在过去几十年中得以逐渐完善。很多针对晚期和复发性子宫内膜癌的Ⅱ期和Ⅲ期临床试验表明，紫杉醇类、蒽环类和铂类药物是最有效的化疗药物，有效率从20%到35%不等。

· 表4-3总结了GOG对晚期和复发性子宫内膜癌的化疗所做的研究。

· GOG对于晚期和复发性子宫内膜癌的化疗做出一系列渐进合理的研究。

（1）尽管已证实紫杉醇+顺铂+多柔比星三联化疗（TAP）可改善无进展生存期和总生存期，但由于该方案存在明显的周围神经病变和治疗相关死亡等不良反应，GOG试验中对其做出了调整。

（2）最近，SGO年会上发表了GOG 209试验的初步结果。

卡铂+紫杉醇方案的效果并不比TAP方案差。

两种化疗方案有类似的总有效率（51%）、类似的无进展生存期（13个月）和总生存期。

二联化疗有较少的不良反应，与TAP疗效类似，因此二联化疗方案在晚期和复发性子宫内膜癌中的应用逐渐增加。

· 二线化疗缺乏可选择性。GOG已开展多个单药化疗的Ⅱ期试验，但客观有效率有限。

部分研究的化疗药物包括异环磷酰胺、拓扑替康、奥沙利铂、多西紫杉醇、伊沙匹隆、贝伐珠单抗和聚乙二醇多柔比星脂质体[39]。

表4-3 关于晚期和复发性子宫内膜癌主要GOG试验的总结 [63-65]

试验	纳入人群	化疗方案	反应率	无进展生存期	总生存期	"优胜者"
GOG 107 [63]	Ⅲ/Ⅳ期或复发性癌	Dox	25%	3.8个月	9.2个月	Dox + Cis
		Dox + Cis	42%[a]	5.7个月[a]	9.0个月	
GOG 163 [64]	Ⅲ/Ⅳ期或复发性癌	Dox + Cis	40%	7.2个月	12.6个月	Dox + Tax 并非更优
		Dox + Tax	43%	6.0个月	13.6个月	
GOG 177 [65]	Ⅲ/Ⅳ期或复发性癌	Dox + Cis	34%	5.3个月	12.3个月	TAP, 但可引起明显的外周神经病变
		Dox + Cis + Tax (TAP)	57%[a]	8.3个月[a]	15.3个月[a]	
GOG 209	Ⅲ/Ⅳ期或复发性癌	TAP Carbo/Tax	等待结果	—	—	—

Dox: 多柔比星; Cis: 顺铂; Tax: 紫杉醇; TAP: 紫杉醇+顺铂+多柔比星; Carbo: 卡铂; a: 有统计学差异。

154

2. 联合治疗（化疗+放疗）

· 目前，化疗+放疗联合治疗的意义尚不明确。

· 理论上联合治疗可改善局部和远处的肿瘤控制，从而改善患者的总生存期。目前有3项相关的大型随机协作组试验。

（1）GOG 249试验、PORTEC 3试验和GOG 258试验。尽管在这3项试验中研究对象类似，但在纳入标准上仍存在一些重要的差异，这会产生不同的临床问题。

（2）GOG 249试验在之前已讨论过（最初结果显示两组的无复发生存期无明显差异）。但是，该试验中的研究对象包括 I 期高中危患者，以及细胞学检查阴性的早期乳头状浆液性癌和透明细胞癌患者。

（3）与之相比，PORTEC 3试验是一项国际性的合作试验，试验中将高危患者（ I B期3级伴淋巴血管浸润、 I C期和 II A期3级、 II B期、 III A期、 III C期、各个分期的浆液性癌或透明细胞癌）随机分为两组，一组予盆腔放疗，另一组同时予顺铂+盆腔放疗，之后4个疗程行卡铂+紫杉醇化疗。

（4）GOG 258试验的研究对象为 III 期或 IV A期子宫内膜癌，或细胞学检查阳性的 I 期、 II 期透明细胞癌及乳头状浆液性癌。试验将患者随机分为两组，一组予顺铂+定向放疗，之后4个疗程行卡铂+紫杉醇化疗，另一组予6个疗程的卡铂+紫杉醇化疗。

复发性或转移性癌

1. 化疗

化疗在之前已详细讨论。

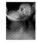

2. 内分泌治疗

· 对于不适合行放疗或化疗的复发性子宫内膜癌患者，内分泌治疗是一个合适的选择。

· 尽管目前发表的数据结论不一，对于表达雌激素受体和孕激素受体的患者，内分泌治疗有良好的疗效[40, 41]。

（1）此外，激素治疗对于高分化癌是最有效的。

（2）建议子宫内膜癌患者治疗之前检测雌激素和孕激素受体。

· 内分泌治疗中，孕激素对于晚期或复发癌有良好的疗效，多项试验表明其有效率为15% ~ 20%。

· 他莫昔芬是目前唯一一种有疗效的选择性雌激素受体调节剂[42]。

· GOG对孕激素与他莫昔芬的序贯治疗进行了评估。醋酸甲地孕酮（160 mg 口服3周）与他莫昔芬（连用3周）交替治疗，总有效率达27%[43]。

特殊类型：乳头状浆液性癌（UPSC）

· 乳头状浆液性癌是子宫内膜癌中一种侵袭性强的病理类型，常伴有宫外转移。

· 尽管UPSC仅占所有子宫内膜癌的10%，但在复发癌中占多数。

· 该病理类型罕见，因此缺乏相关的前瞻性研究，推荐的治疗也是基于小样本单中心的回顾性研究。由于数据的缺乏，进行相关的临床试验是非常必要的。

1. 手术治疗

· 总的来说，全面分期手术或者理想的肿瘤细胞减灭术都是UPSC重要的治疗方法。

很多医疗机构都是参照浆液性卵巢癌进行UPSC的分

期手术。

- 多个小型研究对包括盆腔和腹主动脉旁淋巴结切除在内的全面分期手术的意义进行了探索。
- 研究表明，子宫内膜癌的预后因素并不适用于UPSC[44]。但推荐所有早期UPSC患者行全面分期手术。
- 多项研究表明，理想的肿瘤细胞减灭术可改善晚期UPSC的生存率。

（1）在一项大型研究中，79例Ⅲ～Ⅳ期患者进行了Ⅰ期手术治疗。理想的肿瘤细胞减灭术（残余病灶<1 cm）中位生存期为39个月，而次理想的肿瘤细胞减灭术为12个月。

（2）总之，对转移病灶行理想切除可改善生存率，这也是Ⅰ期手术的目的[45]。

2. 辅助治疗

- 由于UPSC有远处转移的倾向性，化疗被认为是一项重要的辅助治疗方法。
- 但需认识到，Ⅰ期/Ⅱ期UPSC患者从化疗中获益并不是建立在随机试验基础之上。

（1）一项大型研究对142例Ⅰ期UPSC患者行辅助治疗的疗效进行了研究。研究结果表明，无论有无行放疗，铂类+紫杉醇辅助化疗可改善患者的无复发生存期和总生存期。

（2）该研究结果表明，辅助化疗可明显降低复发率，化疗组与非化疗组的复发率分别为11.2%和26.9%[46]。

（3）多项小型研究显示，肌层浸润可能与高复发风险相关。

（4）但对于局灶型UPSC是否能从辅助治疗获益，目前仍存在争议。尽管这部分患者复发率较低，但仍不可忽略[47]。

- 一项大型研究对55例Ⅱ期UPSC的辅助治疗进行了研

究，其中10例观察，26例行放疗，19例行化疗（伴或不伴放疗）[48]。

（1）化疗组复发率最低（11%），而观察组和单纯放疗组复发率为50%。

（2）化疗组与其他两组的5年无进展生存率分别为86%、41%（$P = 0.015$）。

· 对于晚期UPSC，由于高复发风险，推荐理想的肿瘤细胞减灭术后行辅助化疗。

（1）如上文所述，多个渐进性的随机试验使化疗方法逐渐完善，其中大部分试验由GOG完成。

（2）目前对于晚期UPSC，紫杉醇+卡铂联合治疗是一个良好的选择，而放疗由于效果局限并不推荐。

癌肉瘤的治疗

1. 手术治疗

· 与子宫内膜癌一样，癌肉瘤首选手术治疗。

· 推荐的分期手术包括：

（1）子宫切除+双侧附件切除+盆腔和腹主动脉旁淋巴结切除+腹膜冲洗液细胞学检查。

（2）大网膜切除和腹膜活检也经常被推荐，但其治疗意义不明。

（3）推荐行淋巴结切除，可确定分期并提高生存率。

· 研究者在SEER数据库查询到1 855例确诊癌肉瘤的患者[49]。

不考虑辅助放疗，行淋巴结切除术可延长患者的无进展生存期和中位生存期（分别为54个月、25个月）。

· 对于局限于腹部的晚期癌肉瘤，尽管数据有限，仍推荐行肿瘤细胞减灭术。

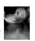

一项较大的回顾性研究对44例Ⅲ和Ⅳ期患者的临床结局进行了分析。该研究中，行肿瘤细胞减灭术的患者生存期明显高于有肉眼可见残留病灶的患者，两组生存期分别为52.3个月、8.6个月[50]。

2. 辅助治疗

· 对于早期患者（Ⅰ期、Ⅱ期），目前无足够数据推荐行辅助治疗。

· 一些小样本量的试验结果表明，辅助治疗可延长无进展生存期，但对总生存期无影响。

（1）一个多中心回顾性研究对111例Ⅰ期、Ⅱ期癌肉瘤患者术后不同治疗方式的临床结局进行了评估，这些患者在手术后分别予观察、化疗和放化疗[51]。

（2）与观察或放疗相比，化疗可延长无进展生存期。

（3）各组的总生存期无明显差异。GOG早期一项试验结果表明，与观察组相比，术后予多柔比星化疗可降低复发率，但不延长无进展生存期和总生存期[52]。

· 最近EORTC在一项纳入200例Ⅰ期、Ⅱ期子宫癌肉瘤患者的试验中对辅助放疗的效果进行了评估[53]。该试验将91例术后的癌肉瘤患者随机分为两组，一组行术后放疗，一组观察。与观察组相比，放疗组的局部复发率降低（分别为24%、4%），但两组的无进展生存期和总生存期无明显差异。

· 总之，放疗或化疗对于早期癌肉瘤的作用仍不明确。

· 由于数据的缺乏，进行相关的临床试验是非常必要的。

GOG 261试验目前正在招收患者。该随机试验将比较异环磷酰胺+紫杉醇联合化疗和紫杉醇+卡铂联合化疗对于新诊断Ⅰ～Ⅳ期和复发性癌肉瘤患者的疗效。这些化疗药物的适应证将在下文讨论。

· 对于晚期患者（Ⅲ期、Ⅳ期），推荐行术后辅助化疗。

GOG150试验很好地支持了这个观点。

（1）该试验中Ⅰ～Ⅳ期癌肉瘤患者被随机分为两组，一组行全腹外放疗，另一组行3个疗程的化疗（异环磷酰胺+美司钠+顺铂）

（2）据不精确统计，放疗组和化疗组的5年生存率分别为58%、52%。

（3）与放疗组相比，化疗组的复发率较低（21%），死亡风险也较低。

（4）这两个结果并无统计学意义，但观察到的这些差异为化疗的应用提供了依据。

·GOG对多个用于晚期和复发癌的化疗药物进行了研究。

（1）这些研究显示，异环磷酰胺、顺铂、多柔比星和紫杉醇是最有效的几种化疗药物。

（2）Thigpen等报道了一项Ⅱ期临床试验的早期结果，顺铂的总有效率为19%，中位生存期为7个月[54]。另一项Ⅱ期GOG临床试验中，异环磷酰胺的总有效率为32%[55]。

·一些初步评估试验对多种联合化疗方案进行了评估。表4-4总结了部分相关的初步评估试验。

·这些试验为目前GOG 261试验的开展提供了背景材料。

纳入的患者包括新诊断的Ⅰ～Ⅳ期、持续性或复发性癌肉瘤患者。患者被随机分为两组，一组行卡铂+紫杉醇联合化疗，另一组行异环磷酰胺+紫杉醇联合化疗。

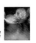

表4-4 重要的癌肉瘤GOG试验的总结[66-69]

试验	化疗方案	有效率	无进展 生存期	生存期
GOG 108[66]	IFX IFX+顺铂	36% 54%ª	4个月 6个月	无差异
GOG 161[67]	IFX IFX+紫杉醇	29% 45%	3.6个月 5.8个月ª	8.4个月 13.5个月ª
GOG 232B[68]	Phase II 卡铂/紫杉醇	54%	7.6个月	14.2个月
Japan[69]	Phase II 卡铂/紫杉醇	67%	9.1月	等待结果

IFX：异环磷酰胺；a：有统计学意义。

平滑肌肉瘤

1. 手术治疗

· 通常平滑肌肉瘤在诊断子宫肌瘤行子宫切除术或肌瘤剔除术后被偶然发现。

· 标准的平滑肌肉瘤手术为子宫切除术，对于绝经后妇女再加上双侧附件切除术。

（1）双侧附件切除术的作用目前受到质疑，因为越来越多的文献都证明患者不能从中获益。

（2）一项研究对SEER数据库中1 396例平滑肌肉瘤患者进行了分析，结果显示卵巢切除对无病生存期并无影响[56]。

（3）对于有子宫外转移的患者，肿瘤细胞减灭术的作用仍存在争议。

·同肿瘤细胞减灭术一样，淋巴结切除术的作用也存在争议。行一期肿瘤细胞减灭术时，需同时行大体积淋巴结切除。

（1）当肿瘤局限于子宫时，由于淋巴结转移的概率较低，标准分期手术受到了质疑。

（2）GOG对59例Ⅰ期、Ⅱ期患者进行了术中淋巴结取样，结果显示，这些患者的淋巴结转移率<5%[57]。

（3）一项SEER的回顾性分析也支持了该结果：248例行淋巴结切除的患者中，仅有23例（6.6%）有淋巴结转移[56]。

（4）当然，在术后最终病理偶然发现平滑肌肉瘤后，也不适合再次手术进行分期。

（5）推荐影像学检查评估有无子宫外转移，为判断预后和指导辅助治疗提供信息。

2. 辅助治疗

·对于平滑肌肉瘤，化疗、放疗、联合放化疗的作用仍存在争议。

·早期患者是否行辅助治疗尤其具有争议，因为现在并不确定任何辅助治疗会提高早期患者的生存率。

·既往对Ⅰ期、Ⅱ期患者化疗和放疗的作用都进行过相关研究。

在一项EORTC试验中，Ⅰ期、Ⅱ期患者被随机分为两组，一组行辅助放疗，一组仅观察，两组的复发率均为50%[53]。

·至于化疗，一项GOG随机试验比较了Ⅰ期、Ⅱ期患者多柔比星化疗或观察的临床结局。

（1）两组的无进展生存期和总生存期无明显差异。

（2）观察组和化疗组的复发率分别为61%、44%。

·最近一项试验对手术完全切除后的Ⅰ~Ⅳ期患者予以多西他赛+吉西他滨联合化疗，取得了良好效果。

固定剂量的吉西他滨（900 mg/m^2，第1、第8天）+多西他赛（75 mg/m^2，第8天）联合化疗后，患者2年无进展生存率为59%。该研究结果得以继续开展相关的Ⅲ期临床试验[58]。

· 最近，一项多中心的Ⅱ期临床试验SARC 005，纳入了47例局限于子宫的平滑肌肉瘤患者[70]。

（1）予患者4个疗程固定剂量的吉西他滨+多西他赛联合化疗，之后再予多柔比星化疗。

（2）2年无进展生存率为78%，3年无进展生存率为57%。

（3）该结果得以继续开展联合化疗或观察的随机对照研究。

（4）同样的，GOG联合EORTC进行了一项随机临床试验，试验将局限于子宫的平滑肌肉瘤患者随机分为两组，一组予吉西他滨+多西他赛联合化疗，之后予多柔比星化疗，另一组观察（GOG 277试验）。

晚期或复发性平滑肌肉瘤

· 数十年来，晚期转移性平滑肌肉瘤的标准治疗方案为以多柔比星为基础的化疗。

· 其他证实有效的化疗药物包括异环磷酰胺、吉西他滨、以及最近的固定剂量吉西他滨+多西他赛联合化疗。

· 两项GOG试验结果明显提示，固定剂量吉西他滨+多西他赛联合化疗具有良好的有效率。

（1）Ⅱ期试验的初步阶段纳入了25例Ⅰ～Ⅳ期患者，该试验已在之前讨论过。

（2）Ⅱ期试验（GOG 87 L试验）的第二阶段纳入了42例晚期平滑肌肉瘤患者，并予相同的联合化疗方案。该试验的结果显示，联合化疗的总有效率为35.8%，病情稳定率为26.2%[59]。客观有效的中位持续时间为6个月。与多柔比星、吉西他滨、异环磷酰胺单药化疗相比，该联合化疗的有效率更高。

· 对于复发性平滑肌肉瘤，复发部位常见于肺部、肝脏、腹腔、盆腔和腹膜后淋巴结。

· 局部复发可通过手术切除，延长无进展生存期。

· 局部复发的患者若无法手术，可考虑放疗。

· 对于远处复发转移的患者推荐行化疗。已有多个临床试验证实固定剂量吉西他滨+多西他赛联合化疗，作为一线或是二线化疗方案均有效。

（1）一项Ⅱ期GOG试验（GOG 137G试验）对复发性平滑肌肉瘤行联合化疗的疗效进行了评估。

（2）90%的患者既往有多柔比星化疗史。该联合化疗方案的有效率为27%，6个月无进展生存率为52%。

· 如前所述，吉西他滨、多柔比星和异环磷酰胺也可考虑用于复发性平滑肌肉瘤，预计有效率为15%~20%。

· 最近，一种新型的口服多激酶抑制剂帕唑帕尼，在一项EORTC Ⅲ期试验中得以研究，用于蒽环类药物化疗失败的患者。

· 与安慰剂相比，帕唑帕尼组的无进展生存期有所改善，两组分别为1.6个月、4.6个月[61]。

· 总而言之，复发性平滑肌肉瘤化疗需依据患者的一般情况、病史和患者的个人意愿进行选择。对于复发性远处转移患者，化疗的目的是姑息治疗。

参 考 文 献

［1］JEMAL A，BRAY F，CENTER M M，et al．Global cancer statistics［J］．CA Cancer J Clin，2011，6l（2）：69-90.doi:

10.3322 / caac, 20107.

[2] SEER. Cancer of the endometrium [DB/OL]. SEER Stat Fact Sheets, 2013: 1–10. http: //seer. cancer. gov / statfacts / html / corp. html. Accessed 20 Jan 14.

[3] NCI. Endometrial cancer prevention (PDQ®) [J]. National Cancer Institute, 2013: 1–21.

[4] SOROSKY J L. Endometrial cancer [J]. Obstet Gynecol, 2012: 120 (2 Part 1): 383–397. doi: 10. 1097/AOG. Ob013e3182605bfl.

[5] RENEHAN AG, TYSON M, EGGER M, et al. Body–mass index and incidence of cancer: a systematic review and meta–analysis of prospective observational tudies [J]. Lancet, 2008, 371 (9612): 569–78. doi: 10. 1016/S0140—6736(08) 60269–X.

[6] TRIMBLE C L, KAUDERER J, ZAINO R, et al. Concurrent endometrial carcinoma in women with a biopsy diagnosis of atypical endo–metrial hyperplasia [J]. Cancer, 2006, 106 (4): 812–819. doi: 10. 1002/cncr. 21650.

[7] TRIMBLE C L, METHOD M, LEITAO M, et al. Management of endometrial precancers [J]. Obstet Gynecol, 2012, 120 (5): 1160. doi: 10. 1097 / AOG. Ob013e31826bbl21.

[8] D'ANGELO E, PRAT J. Uterine sarcomas: a review [J]. Gynecol Oncol, 2009: 1–9. doi: 10. 1016 / i. ygyno, 2009. 09. 023.

[9] NCCN. Uterine Neoplasm [DB]. USA: 2012: 1–63.

[10] Lynch syndrome–Genetics Home Reference [DB/OL], 2014: 1–7. http: //ghr.nlm.nih.gov/condition/lynch–syndrome. Accessed 20 Jan 14.

[11] Cowden syndrome–Genetics Home Reference [DB/OL],

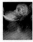
2014：1-7. http：//ghr.nlm.nih.gov/condition/cowden-syndrome. Accessed 20 Jan 14.

［12］Retinoblastoma-Genetics Home Reference［DB/OL］，2014：1-4.http：//ghr.nlm.nih.gov / condition / retinoblastoma.Accessed 20 Jan 14.

［13］SHEPHERD J H. Revised FIGO staging for gynaecological cancer［J］. Br J Obstet Gynaecol，1989，96（8）：889-892.

［14］CHILDERS J M，SPIRTOS N M，BRAINARD P，et al. Laparoscopic staging of the patient with incompletely staged early adenocarcinoma of the endometrium［J］. Obset Gynecol，1994，83：597-600.

［15］SPIRTOS N M，SCHLAERTH J B，SPIRTOS T W，et al. Laparoscopic bilateral pelvic and paraaortlc lymph node sampling：an evolving technique［J］. Am J Obstet Gynecol，1995，173（1）：105-111.

［16］SPIRTOS N M，SCHLAERTH J B，GROSS G M，et al. Cost and quality-of-life analyses of surgery for early endometrial cancer：laparotomy versus laparoscopy［J］. Am J Obstet Gynecol，1996，174（6）：1795-1799.

［17］WALKER J L，PIEDMONTE M R，SPIRTOS N M，et al. Laparoscopy compared with laparotomy for comprehenslvc surgical staging of uterine cancer：Gynecologic Oncology Group Study LAP2［J］. J Clin Oncol，2009，27（32）：5331-5336.

［18］ZULLO F，FALBO A，PALOMBA S. Safety of laparoscopy vs laparot-omy in the surgical staging of endometrial cancer：a systematic review and metaanalysis of randomized ontrolled trials［J］. Am J Obstet Gynecol，2012，207（2）：94-100.

［19］WALKER J L，PIEDMONTE M R，SPIRTOS N M，et al. Recurrence and survival after random assignment to laparoscopy versus laparotomy for comprehensive surgical staging of uterine can-cer: Gynecologic Oncology Group LAP2 Study [J]. J Clin Oncol, 2012, 30 (13): 695-700.

[20] BOGGESS J F, GEHRIG P A, CANTRELL L, et al. A comparative study of 3 surgical methods for hysterectomy with staging for endometrial cancer: robotic assistance, laparoscopy, laparotomy [J]. Am J Obstet Gynecol, 2008, 199 (4): 360el-360e9.

[21] SEAMON L G, COHN D E, HENRETTA M S, et al. Mini-mally invasive comprehensive SUF-gical staging for endometrial cancer: robotics or laparoscopy? [J]. Gynecol Oncol, 2009, 113 (1): 36-41.

[22] KILGORE J E, JACKSON A L, KO E M, et al. Recurrence-free and 5-year survival following robotic-assisted surgical staging for endometrial carcinoma [J]. Gynecol Oncol, 2013, 129 (1): 49-53.

[23] GEHRIG P A, CANTRELL L A, SHAFER A, et al. What is the optimal minimally invasive surgical pro-cedure for endometrial cancer staging in the obese and morbidly obese woman? [J]. Gynecol Oncol, 2008, 111 (1): 41-45.

[24] MARIANI A, SEBO T J, KATZMANN J A, et al. Pretreatment assessment of prognostic indicators in endometrial cancer [J]. Am J Obstet Gynecol, 2000, 182 (6): 1535-1544.

[25] FREDERICK P J, STRAUGHN J M. The role of comprehensive surgical staging in patients with endometrial cancer [J]. Cancer Control, 2009, 16 (1): 23-29.

[26] KUMAR S, MEDEIROS F, DOWDY S C, et al. A prospective assessment of the reliability of frozen section to direct intraopera-tive deci-sion making in endometrial cancer [J]. Gynecol

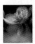

Oncol, 2012, 127: 525-531.

［27］DOWDY S C, BORAH B J, BAKKUM-GAMEZ J N, et al. Prospective assessment of survival, morbidity, and cost associated with lvmphadenectomy in low-risk endometrial cancer［J］. Gynecol Oncol, 2012, 127（1）: 5-10.

［28］SOLIMAN P T, FRUMOVITZ M, SPANNUTH W, et al. Lvmphadenectomy during endometrial cancer staging: practice patterns among gynecologic oncologists［J］. Gynecol Oncoi, 2010, 119（2）: 291-294.

［29］PANICI P B, BASILE S, MANESCHI F, et al. Systematic pelvic lymphadenectomy vs. no lvmphadenectomy in early-stage endometrial carcinoma: ran-domized clinical trial［J］. J Natl Cancer Inst, 2008, 100（23）: 1707-1716.

［30］ASTEC STUDY GROUP, KITCHENER H, SWART A M, et al. Efficacy of systematic pelvic lymphadenectomy in endometrial cancer（MRC ASTEC trial）: a randomised study［J］. Lancet, 2009, 373: 125-136.

［31］CREASMAN W T, MUTCH D E, HERZOG T J. ASTEC lymphadenectomy and radiation therapy studies: are conclusions valid?［J］. Gynecol Oncol, 2010, 116: 293-294.

［32］KEYS H M, ROBERTS J A, BRUNETTO V L, et al. A phase III trial of surgery with or without adjunctive external pelvic radiation therapy in Inter mediate risk endometrial adenocarcinoma: a Gynecologk Oncology Group study［J］. Gynecol Oncol, 2004, 92（3）: 744-751.

［33］CREUTZBERG C L, VAN PUTTEN W L, KOPER P C, et al. Surgery and postoperative radiotherapy versus surgery alone for patients with stage-1 endometrial carcinoma: multicentre rall domised trial. PORTEC Study Group. Post operative radiation therapy in endometrial carcinoma［J］. Lancet, 2000, 355: 1404-1411.

［34］CREUTZBERG C. GOG-99: ending the controversy regarding pelvic radiotherapy for endometrial carcinoma? ［J］. Gynecol Oncol, 2004, 92: 740-743.

［35］THE ASTEC／EN. 5 WRITING GROUP. Adjuvant external beam radio therapy in the treatment of endometrial cancer（MRC ASTEC and NCIC CTG EN. 5 randomised trials）: pooled trial results, systemic review, and meta-analysis［J］. Lancet, 2009, 373: 137-146.

［36］NOUT R A. Vaginal brachytheray versus pelvic external beam radiotherapy for patients with endometrial cancer of high-intermecliate risk（PORTEC-2）: an openlabel, non-infenority, randomised trial［J］. Lancet, 2010, 375: 816-823.

［37］RANDALL M E, FILIACI VL, MUSS H, et al. Randomized phase III trial of whole-abdominal irradiation versus doxorubicin and cisplatin chemotherapy in advanced endometrial carcinoma: a Gynecologic Oncology Group Study［J］. J Clin Oncol, 2006, 24: 36-44.

［38］SUSUMU N, SAGAE S, UDAGAWA Y, et al. Randomized phase III trial of pelvic radiotherapy versus cisplatin-based combined chemo therapy in patients with intermediate-and combined chemo therapy in patients with intermediate-and high-risk endometrial cancer: a Japanese Gynecologic Oncology Group study ［J］. Gynecol Oncol, 2008, 108: 226-233.

［39］DIZON D S. Treatment options for advanced endometrial carol noma［J］. Gynecol Oncol, 2010, 117: 373-381.

［40］DECRUZE S B, GREEN J A. Hormone therapy in advanced antl recurrent endometrial cancer: a systematic review [J]. Int J Gynecol Cancer, 2007, 17: 964.

[41] SINGH M, ZAINO R J, FILIACI V J, et al. Relationship of estro gen and progesterone receptors to clinical outcome in metastatre endometria carcinoma: a Gynecologic Oncology. Group Study [J]. Gynecol Oncol, 2007, 106: 325.

[42] THIGPEN T, BRADY M F, Homesley H D, et al. Tamoxifen in the treatment of advanced or recurrent endometrial carcinoma: a Gynecologic Oncology Group Study [J]. J Clin Oncol, 2001, 19: 364.

[43] FIORICA J V, BRUNETTO V L, HANJANI P, et al. Phase II tial of alternat-ing courses of megestrol acetate and Tamoxifen in advanced endometrial carcinoma: a Gynecologic Oncology Group study [J]. Gynecol Oncol, 2004, 92: 10.

[44] GROWDEN W B, RAUH-HAIN A J, CORDON A, et al. Prognostic determinants in patients with stage I uterine papillary serous carcinoma: a 15 year multi-institutional review [J]. Int J Gynecol Oncol, 2012, 22: 417-424.

[45] RAUH-HAIN J A, GROWDON W B, SCHORGE J O, et al. Prognsotic determinants in patients with stage III C-IV uterine papillary serous carcinoma [J]. Gynecol Oncol, 2010, 299-304.

[46] FADER A N, DRAKE R D, O' MALLEY D M, et al. Platinum / taxane based chemotherapy with or without radiotherapy favorably impacts survival outcomes in stage I uterine papillary serous carcinoma [J]. Cancer, 2009, 115: 2119-2127.

[47] BORUTA D M, GEHRIG P A, GROBEN P A, et al. Uterine serous and grade 3 endometrioid carci-nomas: is there a survival difference? [J]. Cancer, 2004, 101: 2214-2221.

[48] FADER A N, NAGEL C, AXTELL A E, et al. Stage Ⅱ uterine papillary serous carcinoma: carboplatin / paclitaxel chemotehrap improves recurrence and survival out-comes [J]. Gynecol Oncol, 2009, 112 (3): 558.

[49] NEMANI D, MITRA N, GNO M, et al. Assessing the effects of lymphadenectomy and radiation therapy in patients with uterine carcinosarcoma: a SEER analysis [J]. Gynecol Oncol, 2008, 111 (1): 82-88.

[50] TANNER E J, LEITAO JR M M, GARG K, et al. The role of cytoreductive surgery for newly diagnosed advanced-stage uterine carcinosarcoma [J]. Gynecol Oncol, 2011, 123 (3): 548-552.

[51] CANTRELL L A, HAVRILESKY L, MOORE D T, et al. A multi-institutional cohort study of adjuvant ther-apv in stage Ⅰ-Ⅱ uterine carcinosarcoma [J]. Gynecol Oncol, 2012, 127 (1): 22.

[52] OMURA G A, BLESSING J A, MAJOR F, et al. A randomized clinical trial of adjuvant adriamycin in uterine sarcomas: a Gyne-cologic Oncology Group Study [J]. J Clin Oncol, 1985, 3 (9): 1240.

[53] REED N S, MANGIONI C, MALMSTRO M H, et al. European Organisation for Research and Treatment of Cancer Gynaecological Cancer Group. Phase Ⅲ randomised study to evaluate the role of adi uvant pelvic radiotherapy in the treatment of uterine sarcomas stages I antl Ⅱ: an European Organisation for Research and Treatment of Cancer Gvnaecological Cancer Group Study (protocol 55874) [J]. Eur J Cancer, 2008, 44 (6): 808.

[54] THIGPEN J, BLESSING J A, ORR JR J W, et al. Phase II trial of cisplatin in the treatment of patients with advanced or re-

current mixed mesodermal sarcomas of the uterus: a Gynecologic Oncology Group study [J]. Cancer Treat Rep, 1986, 70: 271-274.

[55] SUTTON G P, BLESSING J A, ROSENSHEIN N, et al. Phase II trial of ifosfamide and mesna in mixed mesodermal tumors of the uterus (a Gynecologic Oncology Group Study) [J]. Am J Obstet Gynecol, 1989, 161: 309-312.

[56] KAPP D S, SHIN J Y, CHAN J K. Prognostic factors and survivalin 1396 patients with uterine leiomyosarcomas: emphasis on impact oflymphadenectomyandoophorectomy [J]. Cancer, 2008, 112 (4): 820.

[57] MAJOR F J, BLESSING J A, SILVERBERG S G, et al. Prognostic factors in early-stage uterine sarcoma. A Gynecologic Oncology Group study [J]. Cancer, 1993, 71 (Suppl 4): 1702.

[58] HENSLEY M L, ISHILL N, SOSLOW R, et al. Adjuvant gemcitabine plus docetaxel for completely resected stages I-IV high grade uterine leiomyosarcoma: Results of a prospective study [J]. Gynecol Oncol, 2009, 112 (3): 563.

[59] HENSLEY M L, BLESSING J A, MANNEL R, et al. Fixed-dose rate gemcitabine plus docetaxel fas first-line therapy for metastatic uterine leiomyosarcoma: A Gynecologic Oncology Group phase II trial [J]. Gynecol Oncol, 2008, 109: 329.

[60] HENSLEY M L, BLESSING J A, DEGEEST K, et al. Fixed-dose rate gemcitabine plus docetaxel as second-line therapy for metastatic uterine leiomyosarcoma: a Gynecologic Oncology Group phase II study [J]. Gynecol Oncol, 2008, 109 (3): 323.

[61] VAN DER GRAAF W T, BLAY J Y, CHAWLA S P, et al.

Pazopanib for metastatic soft-tissue sarcoma（PALETTE）：a randomised，double-blind. placebo-controlled phase 3 trial［J］. Lancet，2012，379（9829）：1879.

［62］SEAMON L G，FOWLER J M，COHN D E. Lymphadenectomy for endo-metrial cancer：the controversy［J］. Gynecol Oncol，2010，117（1）：6-8.

［63］THIGPEN J Y，BRADY M F，HMOESLEY H D，et al. Phase Ⅲ trial of doxorubicin with or without cisplatin in advanced endometrial carcinoma：a gynecologic oncology group study［J］. J Clin Oncol，2004，22：3902-3908.

［64］FLEMING G F，FILIACI V L，BENTLEY R C，et al. Phase Ⅲ randomized trial of doxorubi-cln and cisplatin versus doxorubicin and 24-h paclitaxel and fil-grastim in endometrial carcinoma：a Gynecologic Oncology Group study［J］. Ann Oncol，2004，15：1173-1178.

［65］FLEMING G F，BRUNETTO V L，CELLA D，et al. Phase Ⅲ trial of doxorubicin plus cisplatin with or without paclitaxel plus fil-grastim in advanced endometrial carcinoma：a gynecologic oncology group study［J］. J Clin Oncol，2004，22：2159-2166.

［66］SUTTON G P，BRUNETTO V L，KILGORE L，et al. A phase Ⅲ trial of ifosfamide with or without cisplatin carcinosarcoma of the uterus：A Gynecologic Oncology Group Study［J］. Gynecol Oncol，2001，79：147-153.

［67］HOMESLEY H D，FILIACI V，MARKMAN M，et al. A Gynecologic Oncology Group Phase Ⅲ trial of ifosfamide versus ifosfamide plus paclitaxel as first-line treatment of advanced or recurrent uterine carcinosarcoma（mixed mesodermal tumors）：a Gynecologic Oncology Group study［J］. J Clin Oncol，2007，

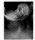
25（5）：526–531.

［68］POWELL M A, FILIACI V L, ROSE P G, et al. Phase Ⅱ evaluation of paclitaxel and carboplatin in the treatment of carcinosarcoma of the uterus: a Gynecologic Oncology Group study ［J］. J Clin Oncol, 2010, 28: 2727–2731.

［69］TAKANO T, OTSUKI T, TOKUNAGA H, et al, Paclitaxel–carboplatin for advanced or recurrent carclnosarcoma of the uterus: the Japan Uterine Sarcoma Group and Tohoku Gynecologic Cancer Unit Study ［Z］. Int J Clin Oncol 2014（epub ahead of print）.

［70］HENSLEY M L, WATHEN J K, MAKI R G, et al. Adjuvant therapy for high–grade, uterus–limited leiomyosarcoma: results of a phase 2 trial（SARC 005）［J］. Cancer, 2013, 119（8）: 1555.

第五章　妊娠滋养细胞疾病

ELIZABETH L DICKSON、SALLY A MULLANY　编著

杨国奋、周静　译

流 行 病 学

1. 发病率

- 由于罕见妊娠滋养细胞疾病的诊断及流产资料的不精确，很难确定妊娠滋养细胞疾病的准确发病率[2]。
- 北美地区、澳大利亚、新西兰及欧洲地区的发病率为0.57/1 000 ~ 1.1/1 000，东南亚地区及日本是2/1 000[2]。
- 在欧洲及北美洲国家，绒毛膜癌的发病率估计每40例葡萄胎中有1例，而每160 000例足月妊娠中估计有1例[3]。
- 在东南亚地区和日本，绒毛膜癌的发病率更高，每40 000例足月妊娠中有3.3 ~ 9.2例[3]。
- 在过去30年里，绒毛膜癌和葡萄胎的发病率有所下降[3]。

2. 危险因素

- 妊娠滋养细胞疾病最被学界一致认同的危险因素。
    （1）极端的生育年龄（RR 1-5）。
    （2）既往葡萄胎妊娠史（RR 10-40）[4]。
- 环境因素：饮食中缺乏β胡萝卜素及动物脂肪与妊娠滋养细胞疾病的发生呈负相关[5]。

· 绒毛膜癌的危险因素：既往完全性葡萄胎病史、种族、高龄产妇。

（1）侵蚀性葡萄胎或绒毛膜癌：15%～22%继发于完全性葡萄胎妊娠[6]。

（2）绒毛膜癌绝不会继发于部分性葡萄胎[6]。

（3）绒毛膜癌继发于完全性葡萄胎的可能性是其他的妊娠事件的1 000倍[4]。

病　　理

· 所有妊娠滋养细胞疾病均来源于胎盘滋养细胞。

（1）正常的胎盘滋养细胞包括：细胞滋养层细胞、合体滋养细胞和中间型滋养细胞[7]。

①细胞滋养层细胞：向合体滋养细胞转化并形成绒毛膜绒毛。子宫内膜的基底层与邻近的绒毛膜构成胎盘的主要结构[4]。

②合体滋养细胞：伸入子宫内膜基质并产生人绒毛膜促性腺激素（HCG）。

③中间型滋养细胞：位于绒毛、着床点和绒毛膜囊中[7]。

（2）葡萄胎和绒毛膜癌源于绒毛滋养细胞（图5-1a）。

（3）胎盘部位滋养细胞肿瘤源于中间型滋养细胞。

· 根据滋养细胞增生的程度不同，葡萄胎可分为以下几种。

（1）完全性葡萄胎，胎儿或胚胎组织缺如，弥漫性滋养细胞增生。

（2）部分性葡萄胎，含有可辨认的胎儿或胚胎组织（图5-1b）。绒毛呈局灶型水肿[7]。

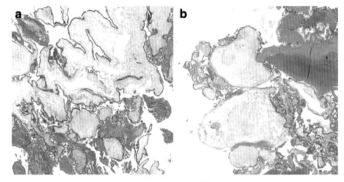

图5-1 葡萄胎

　　a：完全性葡萄胎，所有绒毛均增大且形状不一。绒毛周围异常增生的滋养细胞已被标示出来，最明显处为左上角。苏木素–伊红染色，20倍放大观察。b：部分性葡萄胎，少量标记的增大的绒毛组织里液体充盈，这些绒毛与更小的绒毛结构相互穿插，构成双形态的绒毛结构。这是绒毛的异型性，最明显处为右上角。苏木素–伊红染色，20倍放大观察。

　　（3）10%～17%的葡萄胎可转变为侵蚀性葡萄胎。通过组织或静脉通路，葡萄胎可直接侵犯子宫肌层。

　　（4）15%的侵袭性葡萄胎可发生远处转移，肺转移和阴道转移最常见。可通过持续升高的血HCG水平做出临床诊断。

·绒毛膜癌可见异常的滋养细胞增生和退化，以及绒毛组织缺失、出血及坏死[4]（图5-2）。

·胎盘部位滋养细胞肿瘤在胎盘种植位置，为单核的中间型滋养细胞，无绒毛结构。

　　更多淋巴转移。弥漫的细胞角蛋白和人胎盘催乳素（HPL）染色[9]（图5-3）。

·基质金属蛋白酶（MMP）参与细胞外基质的代谢，需要侵犯母体组织。

　　（1）绒毛膜癌MMP 1、MMP 2、MMP 21和MMP 28高表达[11]。MMP的抑制因子低表达。

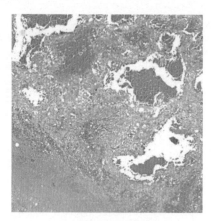

图5-2　绒毛膜癌

肿瘤高度出血，于左下角可见坏死，肿瘤由新生的细胞滋养细胞（清晰细胞）和合体滋养细胞（多核紫染的细胞）构成。苏木素–伊红染色，20倍放大观察。

（2）胎盘部位滋养细胞肿瘤低表达MMP。

（3）不敏感的绒毛膜癌使用MMP抑制剂治疗[12]。

图5-3　胎盘部位滋养细胞肿瘤。肿瘤由大量非典型中间滋养细胞（暗染色）组成，这些滋养细胞会渗入子宫肌纤维束（亮染色）之间。苏木素–伊红染色，100倍放大观察。

遗 传 学

· 部分性葡萄胎常见的染色体核型为三倍体（69XXX或
  69XXY）（表5-1）[8]。正常的卵子结合2个精子[13]。

表5-1　完全性和部分性葡萄胎的特征比较[8]

特征	部分性葡萄胎	完全性葡萄胎
染色体核型	三倍体（90%） 69XXX或69XXY 通常为正常卵子与2个精子授精	二倍体 46XX（90%）或46XY（10%） 通常为缺少母系染色体的卵子或染色体失活的卵子与1个精子授精，经自身复制为2倍体
病理	—	—
胎儿组织	常存在	缺乏
羊膜，胎儿血红细胞	常存在	缺乏
绒毛水肿	大小不一，局灶性	弥漫
滋养细胞增生	局限，轻度至中度增殖	弥漫，轻度至重度增生
临床表现	—	—
诊断	稽留流产	葡萄胎妊娠
子宫大小	小于妊娠月份	50%大于妊娠月份
黄素化囊肿	罕见	15%~25%
并发症	罕见	<25%
恶变	<5%	6%~32%

· 完全性葡萄胎的染色体核型为二倍体（46XX或46XY），
  均来自父系。

（1）在完全性葡萄胎里，只有父系的基因印迹，母系表达的基因未在此型中表达[14]。

（2）母系表达的基因$p57^{KIP2}$在完全性葡萄胎中缺失[15]。

· 复发性葡萄胎妊娠更多的是双亲因素，而不是产雄激素的完全性葡萄胎[16]。

（1）通过一个家族史的研究发现，基因印迹异常完全类似于父系染色体[17]。

（2）在家族性病例的研究中发现，受影响的染色体为19q13.3-13.4染色体中NLRP7突变[18]。

（3）NLRP7是一种胞浆蛋白，是与炎症发生发展和细胞凋亡相关的NLRP家族中的一员[15]。

诊　　断

1. 症状

· 完全性葡萄胎。

（1）80%～90%患者在停经6～12周会出现阴道流血[19]。

（2）以子宫大于妊娠月份、妊娠呕吐、妊娠高血压、黄素化囊肿和甲状腺功能亢进为特征[19]。

· 部分性葡萄胎：90%患者以不全流产或稽留流产出现，其次是阴道流血（75%）[20]。

2. 影像学

· 在诊断完全性或部分性葡萄胎上，超声检查已取代了其他的诊断工具[21]。

· 完全性葡萄胎典型声像为不均质回声（落雪征），而且缺少胎儿的声像。

（1）超声检查可以显示位于胎盘内的囊状结构间隔

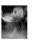

及丰富的血流信号[22]。

（2）在超声检查中，仅有40%～60%的完全性葡萄胎被诊断为葡萄胎。

（3）美国国会妇产科协会推荐在自然流产或治疗性流产后通过组织病理学诊断以证实[23]。

（4）妊娠滋养细胞肿瘤的诊断依靠先前妊娠史、疾病程度及组织病理学[19]。

（5）继发于葡萄胎的滋养细胞肿瘤会出现子宫的不规则增大、卵巢持续增大和不规则阴道流血[19]。

（6）滋养细胞肿瘤也可在转移病灶发现后得以诊断，而这些转移病灶可能会出血。

3. 妊娠滋养细胞疾病的HCG水平

· HCG由 α 亚基（ α -HCG）、β 亚基（ β -HCG）组成，其中 β （-HCG）对于胎盘具有特异性。

· 在正常妊娠早期，HCG是高糖基化的；但在妊娠滋养细胞疾病中，可能包含其他亚基，例如 β 核心、游离 β -HCG、微缺游离 β 亚基或c端肽[24]。

· 葡萄胎出现标志性的高于正常妊娠的HCG水平。

（1）完全性葡萄胎在排空前HCG水平高于100 000[25]。

（2）部分葡萄胎（＜10%）排空前HCG水平高于100 000。

· 继发于葡萄胎的滋养细胞肿瘤通过在葡萄胎排空后升高的或稳定的HCG水平得以诊断。绒毛膜癌是通过继发于其他妊娠后升高的HCG水平，以及其他一些转移病灶得以诊断。胎盘部位滋养细胞肿瘤仅有轻度升高的HCG水平，但有人胎盘催乳素升高。

· 继发于葡萄胎的滋养细胞肿瘤通过以下的任一项来诊断[26]。

（1）4次测定HCG水平呈平台状态（±10%），并持续

3周或更长的时间（第1天、第7天、第14天和第21天）。

（2）3次测定HCG水平上升（＞20%），持续2周或更长时间（第1天、第7天、第10天）。

（3）葡萄胎排空后，持续6个月以上检测到HCG。

（4）组织病理学证实为绒毛膜癌。

（5）出现转移病灶。

（6）诊断前必须排除再次妊娠。

· 找到一种既可以检测完整的HCG分子，又可以检测H-HCG和游离β亚基及降解产物的方法是很重要的。以不同的方法检测H-HCG，可出现高达58倍的差异[27]。

· 妊娠滋养细胞疾病的诊断通过宫颈扩张及刮宫术来证实[28]。GOG 242试验（结果在下文讨论）阐述了二次扩宫和刮宫是一种有效的治疗手段。

4. 持续低水平HCG

· 多种原因可造成低水平HCG。

（1）妊娠、妊娠滋养细胞疾病、假阳性、错觉HCG或其他恶性肿瘤及垂体性HCG。

（2）有较高比例的妇女HCG持续升高，但若没有证据证实妊娠或妊娠滋养细胞疾病，则没有必要化疗或子宫切除[29]。

（3）美国指南建议检测到持续阳性的HCG意义包括排除妊娠、确定HCG水平是否真实，确定是否为活跃的妊娠滋养细胞肿瘤、胎盘部位滋养细胞肿瘤或非滋养细胞恶性肿瘤的存在。血清应送到特殊的实验室以检测H-HCG和游离的β亚基[29]。

（4）在3%～4%的健康妇女中会出现HCG的假阳性[30]。

（5）由血清中的嗜异性抗体发生的交叉反应引起。可用"三文治"式的方法检测HCG混合物中的产物。

（6）在尿液中没检测出HCG，可就此判断HCG为假阳性[31]。

（7）血清可以连续地稀释并通过检测来证实假阳性（稀释的浓度不会影响滴度），或者送去做额外的检测（上文提及）[32]。

（8）HCG的假阳性结果不需要治疗[32]。

5. 诊断性评估

· 当诊断或高度怀疑妊娠滋养细胞肿瘤时，患者在开始治疗前需经过彻底的对疾病严重程度的评估。

（1）血液学检查、肝功能检查、肾功能检查、基础血清HCG、红细胞计数、甲状腺功能检查及血型。

（2）盆腔影像学检查。通过超声或CT检查，评估子宫残留病灶，提供盆腔转移的证据。

（3）胸部影像学检查。可通过胸部X线或CT扫描来检查。相对于胸部X线检查，虽然CT扫描对肺部转移灶有更高的敏感性（可发现40%胸部X线检查为阴性的患者），但如果检查发现肺部隐匿性转移灶不会改变治疗方案的情况下，胸部CT检查不是必要的[33]。

（4）无症状的患者，并且盆腔及胸部影像学检查无任何发现，则不需要额外的放射影像学检查[23]。

（5）所有绒毛膜癌患者或有阴道及肺部转移的患者，必须行脑部MRI检查。

（6）如果阴道病变提示妊娠滋养细胞肿瘤，一般不推荐活检，因为会造成严重出血[34]。

分　　期

· 国际妇产科联盟（FIGO）在2000年制定了对妊娠滋养细胞肿瘤的4个分期和分类法[35]。

- 这个分期系统结合了世界卫生组织对妊娠滋养细胞肿瘤危险因素的评分标准[36]（表5-2、表5-3）。

表5-2　妊娠滋养细胞肿瘤解剖学分期（FIGO分期）[36]

Ⅰ期	病变局限于子宫
Ⅱ期	妊娠滋养细胞肿瘤超出子宫，但仍局限于生殖器官（附件、阴道、阔韧带）
Ⅲ期	病变转移至肺，有或无生殖道病变
Ⅳ期	所有其他转移

表5-3　被FIGO采纳的改良WHO预后评分系统[36]

危险因素	0分	2分	3分	4分
年龄	<40	≥40	—	—
前次妊娠	葡萄胎	流产	足月产	—
距前次妊娠时间/月	<4	4~6	7~12	>12
治疗前HCG/mIU·mL^{-1}	<1 000	1 000~10 000	10 000~100 000	≥100 000
最大肿瘤大小（包括子宫）	—	3~5 cm	≥5 cm	
转移部位	肺	脾、肾	胃肠道	肝、脑
转移病灶数目	—	1~4	5~8	≥8
先前化疗失败	—	—	单药	两种或两种以上药物

- FIGO分期基于解剖学。
- 诊断需要注明分期（以罗马数字Ⅰ~Ⅳ标注），然后标出实际危险因素得分总和（用阿拉伯数字标注），用冒

号隔开，如Ⅱ：4[35]。

·没有转移和低危转移的妊娠滋养细胞肿瘤（Ⅰ期和评分低于7的Ⅱ~Ⅲ期）可以只行单药化疗（见第六章）[4]。

·高危转移的妊娠滋养细胞肿瘤（Ⅳ期和评分高于7的Ⅱ~Ⅲ期）需联合化疗（见第六章）[4]。

治　疗

·治疗前检查包括全血红细胞计数、血小板计数、凝血检查、肝肾功能检查、血型、HCG水平、胸部X线检查（清宫术前）[23]。

·在清宫术前，准备2单位的交叉配血。

·清宫术是对于希望保留生育功能的患者的标准疗法；子宫切除则适用于不需保留生育功能的患者[37]。

·使用能通过宫颈的最大吸管有效而快速地完成清宫术[23]。

·可以使用术中超声来减少子宫穿孔的风险。

·在清宫术开始的时候，缩宫素静脉推注可增加子宫的收缩力和减少失血量[23]。

·Rh阴性患者应在清宫术的同时给予输注猴免疫球蛋白；Rh可在滋养细胞中表达[38]。

·不建议行药物引产术和剖宫产术，因为它们会增加葡萄胎后妊娠滋养细胞肿瘤和母体发病的风险[39]。

·预防性化疗，包括甲氨蝶呤及放线菌素D，只能用于有葡萄胎后妊娠滋养细胞肿瘤高风险的患者；由于发病率的提高，对于可能发展为葡萄胎后妊娠滋养细胞肿瘤的患者可使用化疗[40]。

·对于双胎妊娠，其中一个是葡萄胎，另一个是正常胎儿的治疗还没有清晰的治疗指南；若希望继续妊娠，则可在严密的评估后继续妊娠，但发生持续葡萄胎或侵袭性葡萄胎的可能性接近50%[23,41]。

· 排空后严密监测是很重要的。连续的HCG检测需从排空后48小时内开始，然后每周进行1次（直至HCG检测结果3次正常），然后每个月1次，至少持续6个月[23]。建议在HCG第1次检测正常后避孕6~12个月。再次妊娠后需行早孕超声检查、胎盘组织和其他妊娠相关产物的病理学检查，以及产后6周复查HCG[19]。

· 低危妊娠滋养细胞肿瘤，Ⅰ期、Ⅱ期或低于7分的Ⅲ期，可使用单药甲氨蝶呤或放线菌素D化疗[42]。

（1）每周肌内注射或静脉注射甲氨蝶呤，每2周单剂量使用放线菌素D，5天甲氨蝶呤或放线菌素D，8天甲氨蝶呤和亚叶酸（参考具体疗法）。

（2）在治疗期间，应每周检测HCG水平，当HCG连续3周检测为阴性时，应巩固化疗1~2个疗程[4]。

· GOG 242试验草案（2014年3月发表于妇科肿瘤学会）。

（1）评估了二次清宫术在治疗持续性妊娠滋养细胞肿瘤中的实用性。

（2）低危患者（WHO评分0~6分），无转移病灶者，排除绒毛膜癌及胎盘部位滋养细胞肿瘤。

（3）64个登记的患者中有59个符合入组条件。

（4）39%的患者在二次清宫术后得到外科上的治愈——尤其在WHO评分为0~4分患者中有效。

· 高危妊娠滋养细胞肿瘤：Ⅱ期或Ⅲ期WHO评分≥7分的患者，以及Ⅳ期患者，需要联合化疗（有或无辅以手术和放疗）。

（1）依托泊苷、高剂量甲氨蝶呤配以亚叶酸、放线菌素D、环磷酰胺、长春新碱（EMA-CO方案）可作为高危妊娠滋养细胞疾病的主要治疗方案[43]。

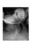

（2）在首次HCG值正常后，需继续化疗2～3个疗程。

（3）脑转移者需行全脑放疗；化疗耐药者或需控制出血转移灶者，可行手术治疗[44]。

（4）30%高危的妊娠滋养细胞肿瘤患者对化疗有不完全的反应或者复发[45]。使用铂类药物进行补救性化疗或手术切除有望治愈耐药的肿瘤[46]。

· 有高危预后因素的高危妊娠滋养细胞肿瘤患者可应用EP方案治疗（依托泊苷联合铂类诱导化疗）[47]。

（1）高危因素：疾病对胸部的侵犯严重，对呼吸系统威胁大，FIGO评分＞12分，出血，肿瘤破坏迅速。

（2）低剂量依托泊苷和铂类化疗药物将病死率从11/140（7.8%）降至1/140（0.1%）[47]。

· 胎盘部位滋养细胞肿瘤对化疗不敏感，因此治疗常首选子宫切除术和淋巴结清扫[48]。

· 胎盘部位滋养细胞肿瘤的化疗仅限于发生转移或有不良预后因素的非转移患者[48]。化疗方案包括紫杉醇/铂类/依托泊苷或者EMA-EP方案[49]。

· 妊娠滋养细胞肿瘤的患者，在HCG转为正常后，需要连续12个月每个月定量测量HCG水平。

· 3%的患者在1年内复发，＜1%的患者在1年后复发[34]。

· 妊娠滋养细胞肿瘤患者需避孕12个月。

· 再次妊娠时需行类似于葡萄胎的评估。

临　床　试　验

· GOG 57试验：预后不良的妊娠滋养细胞疾病接受甲氨蝶呤、更生霉素与苯丁酸氮芥（MAC方案）治疗，或甲氨蝶呤、更生霉素、环磷酰胺、多柔比星、美法仑、羟基脲、长春新碱（CHAMOMA方案）治疗。MAC方案与CHAMOMA方案疗效相同，且毒副作用更小[50]。

- GOG 69试验：非转移性妊娠滋养细胞疾病患者给予放线菌素D治疗的Ⅱ期临床研究。放线菌素D对非转移性妊娠滋养细胞疾病治疗的疗效和毒副作用与常规疗法相比基本等同[51]。

- GOG 79试验：明确每周肌内注射甲氨蝶呤治疗非转移性妊娠滋养细胞疾病的疗效、毒副作用和成本效益的研究。

（1）研究发现每周肌内注射甲氨蝶呤治疗是有效的，毒副作用较低且具有高性价比[52]。

（2）随访研究发现，GOG 79试验每周注射甲氨蝶呤40 mg/m²与30 mg/m²疗效及毒副作用基本相同。

- GOG 26U试验：难治性恶性妊娠滋养细胞疾病的Ⅱ期临床研究。异环磷酰胺（IFX）具有对抗绒癌作用；联合依托泊苷和顺铂（称之为VIP方案）能显著降低HCG水平，并可能治愈[53]。

- GOG 174试验：GOG、JGOG、NCIC和ECOG关于低危妊娠滋养细胞肿瘤患者的Ⅲ期临床试验。隔周静脉注射放线菌素D与每周肌内注射甲氨蝶呤的比较。放线菌素D的缓解率为69%，而甲氨蝶呤的缓解率为53%。在低危妊娠滋养细胞肿瘤中，放线菌素D与甲氨蝶呤的缓解率分别为73%和58%。两者的毒副作用无显著差异[54]。

- GOG 275试验：GOG关于低危妊娠滋养细胞肿瘤患者的Ⅲ期随机对照临床试验。比较每14天脉冲式使用放线菌素D（1.25 mg/m²）与每14天中的5天每天静脉注射甲氨蝶呤（0.4 mg/kg）与第1天、第3天、第5天、第7天肌内注射甲氨蝶呤（50 mg）（每周期4次），第2天、第4天、第8天肌内注射亚叶酸（15 mg），每14天重复1次。

· 泰国试验：放线菌素D与甲氨蝶呤、四氢叶酸治疗Ⅰ期低危妊娠滋养细胞肿瘤的随机对照试验。甲氨蝶呤治疗的完全缓解率达74%，而放线菌素D的完全缓解率为100%[55]。

· 巴西试验：甲氨蝶呤单药、放线菌素D单药及甲氨蝶呤联合放线菌素D治疗低危妊娠滋养细胞肿瘤患者5天方案的回顾性分析。

（1）反应率无显著统计学差异。

（2）联合化疗的副作用（62%）较甲氨蝶呤单药化疗方案（29%）、放线菌素D单药化疗方案（19%）显著升高[56]。

· 美国西北试验：采用EMA-CO方案治疗高危妊娠滋养细胞肿瘤的单中心前瞻性试验。EMA-CO方案耐受性较好，有71%的完全缓解率和91%的生存率[57]。

· 荷兰研究小组关于妊娠滋养细胞疾病的试验：EMA-CO和EMA-CP（以顺铂为基础的联合疗法）的随机对照试验。在较短的治疗期间缓解率相似[58]。

治 疗 流 程

治疗流程见图5-4[59]。

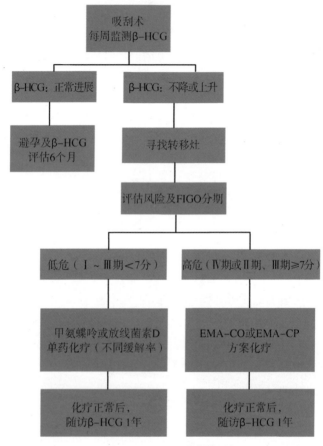

图5-4 治疗流程[59]

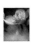

化 疗 标 准

1. 低危妊娠滋养细胞肿瘤[4]

· 甲氨蝶呤单药化疗方案。

（1）每天静脉推注甲氨蝶呤0.4 mg/kg（最大量25 mg），连续5天，疗程间隔14天（89%初始缓解率）。

（2）每周肌内注射甲氨蝶呤30～50 mg/m²（最常用量为30 mg/m²）。

· 甲氨蝶呤和四氢叶酸。

（1）第1天、第3天、第5天、第7天肌内注射或静脉推注甲氨蝶呤1.0～1.5 mg/kg。

（2）第2天、第4天、第6天、第8天肌内注射（0.1 mg/kg）或口服（7.5～15 mg，根据治疗方案）四氢叶酸。

（3）大剂量甲氨蝶呤（静脉推注100 mg/m²，然后静脉滴注200 mg/m²，持续12小时以上）并用四氢叶酸解毒。

（4）疗程间隔基于治疗后HCG变化趋势（如升高需要使用二线治疗方案，价格较高）。

· 新英格兰滋养细胞疾病中心（NETDC）发现，与接受8天疗法的患者相比，使用大剂量甲氨蝶呤1天注射3～6倍剂量的患者可能需要更多疗程[60]。

· 放线菌素D。

（1）放线菌素D每天10～12 μg/kg，连续5天，每隔1周1次。

（2）每2周静脉注射放线菌素D 1.25 mg/m²（每次最大剂量2 mg，更多副作用）。

2. 低危妊娠滋养细胞肿瘤治疗总结

· 低危妊娠滋养细胞肿瘤没有一致的最佳一线化疗方案[61]。

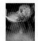

· 8天甲氨蝶呤方案与每周甲氨蝶呤方案或脉冲式注射放线菌素D方案相比，具有更高效益[62]。

· 在HCG转阴之前，治疗期间每周都要监测HCG变化。HCG降至正常后，应再给予2～3个疗程的巩固治疗。Lybel等的研究显示接受2个疗程甲氨蝶呤治疗的患者（8.3%）较接受3个疗程治疗的患者（4.0%）有较高的复发率[63]。

3. 高危妊娠滋养细胞肿瘤

· EMA-CO方案：目前的治疗首选[58]。

（1）第1天：依托泊苷100 mg/m²静脉滴注＞30分钟；甲氨蝶呤静脉注射100 mg/m²，然后200 mg/m²静脉滴注，持续12小时以上；放线菌素D 0.5 mg静脉推注。

（2）第2天：依托泊苷100 mg/m²静脉滴注＞30分钟；放线菌素D 0.5 mg静脉推注。

（3）第8天：环磷酰胺600 mg/m²静脉注射，长春新碱1 mg/m²静脉注射。

（4）四氢叶酸：15 mg口服，每12小时1次，共4次，从开始注射甲氨蝶呤后24小时给药。

（5）每2周重复1周期，直到HCG降至正常，再巩固3个周期（6周）。

（6）对于耐药的病例，可以在第8天增加顺铂80 mg/m²静脉注射和使用依托泊苷100 mg/m²代替环磷酰胺和长春新碱[64]。

· EMA-CP方案[58]。

（1）第1天：依托泊苷100 mg/m²，甲氨蝶呤300 mg/m²，环磷酰胺600 mg/m²。

（2）第2天：依托泊苷100 mg/m²，放线菌素D 0.6 mg。

（3）第3天：依托泊苷100 mg/m²。

（4）第4天：依托泊苷100 mg/m²，顺铂60 mg/m²。

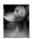

（5）第5天：依托泊苷100 mg/m²。

（6）缓解率与EMA-CO方案相似，但不会更有效[58]。

·EP小剂量诱导化疗：高危妊娠滋养细胞肿瘤患者在接受EMA-CO方案化疗期间有高死亡风险时可以使用EP（依托泊苷、顺铂）诱导化疗[47]。

（1）当开始标准EMA-CO方案化疗时，胸廓高负荷疾病、呼吸系统疾病、FIGO评分＞12分、出血及肿瘤快速破坏均会增加患者早期死亡风险[47]。

（2）给予患者依托泊苷100 mg/m²和顺铂20 mg/m²的小剂量诱导化疗（1～2个周期），可以将死亡率由11/140（7.8%）降至1/140（0.7%）[47]。

4. 特定转移病灶的治疗

·手术切除转移病灶可以达到治疗目的，尤其是伴有出血的病例[44]。

·中枢神经系统。

（1）全脑放疗，总量3 000 cGy，每次200 cGy，可以达到50%～80%治愈率[65]。

（2）对于孤立病灶（寡转移）的患者使用立体定向放射外科治疗。

·肺。

（1）外科手术切除，尤其是孤立的耐药病灶。

（2）Tomodo等的研究证实适宜患者选择的标准为：无外科手术禁忌，控制原发恶性肿瘤，没有其他器官的转移，肺转移局限于一个肺，HCG＜1 000。如果5项均符合，完全缓解率达到93%[66]。

·肝[61]。

（1）对于孤立病灶或急性大出血可行手术切除[67]。

（2）血管栓塞。

5. 耐药和/或复发性妊娠滋养细胞肿瘤

· 高危妊娠滋养细胞肿瘤使用EMA-CO方案化疗，仍有30%出现耐药和复发[68]。

　　（1）这些患者常出现肿瘤转移。

　　（2）采用手术切除联合化疗[44]。

· EMA-EP方案：可用于EMA-CO方案后HCG下降停滞或上升时[69]。

　　（1）第1天：依托泊苷100 mg/m²静脉滴注＞30分钟；甲氨蝶呤100 mg/m²静脉注射，然后200 mg/m²静脉泵入持续12小时以上；放线菌素D 0.5 mg静脉滴注。

　　（2）第8天：依托泊苷静脉注射150 mg/m²，顺铂75 mg/m²。

　　（3）四氢叶酸：15 mg口服，每12小时1次，共4次，从开始注射甲氨蝶呤后24小时给药。

· 其他补救方案包括紫杉醇、依托泊苷、顺铂、异环磷酰胺、长春新碱、博来霉素[70, 71]。82%初始化疗失败的患者在接受进一步以依托泊苷、铂类为基础的化疗或手术、放疗后可以治愈[70]。

生 存

· 低危及无转移病例的治愈率接近100%。

· 20%的低危患者会产生初始耐药，但单药化疗可达到90%的治愈率[19]。

· 10%的低危患者需要联合化疗。

· 80%～90%高危妊娠滋养细胞肿瘤患者可以治愈。

· 30%的高危患者会出现复发或一线治疗失败。

· 胃肠道转移存活率最低，为50%[72]。

· 发生转移的胎盘部位滋养细胞肿瘤的治愈率为50%～60%[48]。

参 考 文 献

［1］SEBIRE N J，SECKLE M J．Gestational trophoblastic disease：current management of hydatidiform mole［J］．BM J，2008，227：A1 193.

［2］PALMER J R．Advances in the epidemiology of gestational trophoblastic disease［J］．J Repro Med，1994，39（3）：155-162.

［3］SMITH H O．Gestational trophoblastic disease epidemiology and trends［J］．Clin Obstet Gynecol，2003，46（3）：541-556.

［4］SINGH D K．Gestational trophoblastic disease［M］// KARLAN B Y，BROSTOW R E．LI A J．Gynecologic oncology：clinical practice and surgical atlas．New York．NY：Mc Graw Hill，2012：157-171.

［5］PARAZZINI F，L A VECCHIA C，MANGILI G，et al．Dietary factors and risk of trophoblastic disease［J］．Am J Obstet Gynecol，1988，158（1）：93-99.

［6］BERKOWITZ R S，IM S S，BERNSTEIN M R，et al．Gestational trophoblastic disease：subseq uent pregnancy outcome，including repeat molar pregnancy［J］．J Reprod Med，1998，43：81-86.

［7］BENTLEY R C．Pathology of gestational trophoblastic disease［J］.Clin Obstet Gynecol，2003，46（3）：513-522.

［8］SOPER J T，LEWIS J L，HAMMOND CB．Gestational trophoblastic disease［M］//HOSKINS W J，PEREZ C A，YOUNG R C．Principals and practice of gynecologic oncology．2nd．Philadelphia，PA：Lippincott-Raven，1997：1039-1077.

［9］TANG X，YANG F，JIA L，et al．Placental site trophoblastic tumor in the pelvic wall：a case report and review of literature［J］．

Indian J Pathol Microbiol, 2013, 56（3）: 300-302.

［10］KESSENBROCK K, PLAKS V, WERB Z. Matrix metallopro-
teinases: regulators of the tumor microenvironment［J］. Cell,
2010, 141: 52-67.

［11］SINGH M, KINDELBERGER D, NAGYMANYOKI Z, et al.
Matrix metalloproteinases and their inhibitors and inducers in ges-
tational trophoblastic disease and normal placenta［J］. Gynecol
Oncol, 2011, 122: 178-182.

［12］BUTLER G S, DEAN R A, TAM E M, et al. Pharmacoprotei-
omics of metalloproteinase hydroxamate inhibitor in breast cancer
cells: dynamics of membrane type 1 matrix metaUoprOteinase-
mediated membrane protein shedding［J］. Mol CeU Biol,
2008, 28: 4896-4914.

［13］SZULMAN A E, SURTI U. The syndromes of hydatidiform mole
Ⅰ and Ⅱ［J］. Am J Obstet Gynecol, 1978, 132（1）:
20-27.

［14］FUKANAGA M. Immunohistochemical characterization of p57
（KIP2）expression in early hydatidiform moles［J］. Hum
Pathol, 2002, 33（12）: 1188-1192.

［15］HOFFNER L, SURTI U. The genetics of gestational trophob-
lastic disease: a rare complication of pregnancy［J］. Cancer
Genet, 2012, 205（3）: 63-77.

［16］FISHER R A, HODGES M D, NEWLANDS E S. Familial
recurrent hydatidiform mole: a review［J］. J Reprod Med,
2004, 49（8）: 595-601.

［17］KOU Y C, SHAO L, PENG H H, et al. A recurrent intragenic
genomic duplication, other novel mutations in NLRP7 and im-
printing defects in recurrent biparental hydatidiform moles［J］.
Mol Hum Reprod, 2008, 14（1）: 33-40.

［18］MOGLABEY Y B，KIRCHEISEN R，SEOUD M，et al. Genetic mapping of a maternal locus responsible for familial hydatidiform moles［J］. Hum Mol Genet，1999，8（4）：667-671.

［19］LURAIN J R. Gestational trophoblastic disease Ⅰ：epidemiology，pathology，clinical presentation and diagnosis of gestational trophoblastic disease，and management of hydatidiform mole［J］. Am J Obstet Gynecol，2010，203（6）：531-539.

［20］BERKOWITZ R S，GOLDSTEIN D B，BERNSTEIN MR. Natural history of partial molar pregnancy［J］. Obstet Gynecol，1985，66（5）：677-681.

［21］BENSON C B，GENEST D R，BERNSTEIN M R，et al. Sonographic appearance of first trimester complete hydatidiform moles［J］. Ultrasound Obstet Gynecol，2000，16（2）：188-191.

［22］REID M H，MCGAHAN J P，OI R. Sonographic evaluation of hydatidiform mole and its look-alikes［J］. AM J Roentgenol，1983，140（2）：307-311.

［23］COMMITTEE ON PRACTICE BULLETINS-GYNECOLOGY. American College of Obstetricians and Gynecologists. ACOG Practice Bulletin 53. Diagnosis and treatment of gestational trophoblastic neoplasms［J］. Obstet Gynecol，2004，103：1365-1373.

［24］MITCHELL H，SECKL M J. Discrepancies between commercially available immunoassays in the detection of tumour-derived hCG［J］. Mol Cell Endocrinol，2007，260-262：310-313.

［25］GENEST D R，LABORDE O，BERKOWITZ R S，et al. A clinicopathologic study of 153 cases of complete hydatidiform mole（1980—1990）：histologic grade lacks prognostic significance［J］. Obstet Gynecol，1991，78：402-409.

［26］KOHORN E L. The new FIGO 2000 staging and risk factor scoring system for gestational trophoblastic disease: description and critical assessment [J]. Int J Gynecol Cancer, 2001, 11 (1): 73–77.

[27] COLE L, SHAHABI S, BUTLER S, et al. Utility of commonly used commercial human chorionic gonadotropin immunoassays in the diagnosis and management of trophoblastic diseases [J]. Clin Chem, 2001, 47 (2): 308–315.

[28] GARNER E I, FELTMATE C M, GOLDSTEIN D P, et al. The curative effect of a second curettage in persistent trophoblastic disease: a retrospective cohort survey [J]. Gynecol Oncol, 2005, 99 (1): 3–5.

[29] COLE L, KHANLIAN SA, GIDDINGS A, et al. Gestational trophoblastic diseases: 4. Presentation with persistent low positive human chorionic gonadotropin test results [J]. Gynecol Oncol, 2006, 102: 165–172.

[30] PALMIERI C, DHILLON T, FISHER R A, et al. Management and outcome of healthy women with a persistently elevated betahCG [J]. Gynecol Oncol, 2007, 106 (1): 35–43.

[31] ROTMENSCH S, COLE L A. False diagnosis and needless therapy of presumed malignant disease in women with false. positive human chorionic gonadotropin concentrations [J]. Lancet, 2000, 355 (9205): 712–715.

[32] COLE L, KHANIAN S. Inappropriate management of women with persistent low hCG results [J]. J Reprod Med, 2004, 49 (6): 423–432.

[33] EL G, GARRETT A, GOLDSTEIN D P, et al. Significance of chest computed tomography findings in the evaluation and treatemtn of persistent gestational trophoblastic neoplasia [J]. J Reprod Med, 2004, 49 (6): 411–414.

[34] BERRY E, HAGOPIAN G S, LURAIN J R. Vaginal metastases

in gestational trophoblastic neoplasia［J］. J Reprod Med, 2006, 53（7）：487-492.

［35］NGAN H Y, B ENDER H, BENEDET J L, et al. Gestational trophoblastic neoplasia. FIGO 2000 staging and classification［J］. Int J Gvnaecol Obstet, 2003, 83（suppl 1）：175-177.

［36］NGAN H Y, KOHORN E I, COLE L A, et al. Trophoblastic disease［J］. Int J Gynaecol Obstet, 2012, 119S2：S130-S136.

［37］BERKOWITZ R S. Goldstein DE Molar pregnancV［J］. N Engl J Med, 2009, 360：1639-1645.

［38］HANCOCK B W, TIDY J A. Current management of molar pregnancy［J］. J Reprod Med, 2002, 47（5）：347-354.

［39］TIDY J A, GILLESPIE A M, BRIGHT N, et al. Gestational trophoblastic disease：a study of mode of evacuation and subseq uent need for treatment with chemotherapy［J］. Gynecol Oncol, 2000, 78（3 pt 1）：309-312.

［40］LIMPONGSANURAK S. Prophylactic actinomycin D for high risk complete hydatidiform mole［J］. J Reprod Med, 2001, 46（2）：110-116.

［41］STELLER M A, GENEST D R, BERNSTEIN M R, et al. Natural history of twin pregnancy with complete hydatidiform mole and coexisting fetus［J］. Obstet Gynecol, 1994, 83：35-42.

［42］ALAZZAM M, TIDY J, HANCOCK B W, et al. First line chemotherapy in low-risk gestational trophoblastic neoplasia［J］. Cochrane Database Syst Rev, 2009, （1）：CD007102.

［43］TURAN T, KARACAY O, TULUNAY G, et al. Results with EMA/CO（etoposide, methotrexate, actinomycin D, cyclophosphamide, vincristine）chemotherapy, in gestational trophoblastic neoplasia［J］. Int J Gynecol Cancer, 2006, 16

(3): 1432-1438.

[44] FENG E, XIANG Y. Surgical management of chemotherapy-resistant gestational trophoblastic neoplasia [J]. Expert Rev Anticancer Ther, 2010, 10 (1): 71-80.

[45] POWLES T, SAVAGE P M, STEBBING J, et al. A comparison of patients with relapsed and chemo-refractory gestational trophoblastic neoplasia [J]. Br J Cancer, 2007, 96 (5): 732-737.

[46] WANG J, SHORT D, SEBIRE N J, et al. Salvage chemotherapy of relapsed or high-risk gestational trophoblastic neoplasia (GTN) with paclitaxel/cisplatin alternating with paclitaxel/etoposide (TP/TE) [J]. Ann Oncol, 2008, 19 (9): 1578-1583.

[47] ALIFRANGIS C, AGARWAL R, SHORT D, et al. EMA/CO for high risk gestational trophoblastic neoplasia: good outcomes with induction low-dose etoposide-cisplatin and genetic analysis [J]. J Clin Oncol, 2013, 31 (2): 280-286.

[48] HASSADIA A, GILLESPIE A, TIDY J, et al. Placental site trophoblastic tumour: clinical features and management [J]. Gynecol Oncol, 2005, 99 (3): 603-607.

[49] LURAIN J R. Gestational trophoblastic disease II: classification and management of gestational trophoblastic neoplasia [J]. Am J Obstet Gynecol, 2011, 204 (1): 11-18.

[50] CURRY S L, TWIGGS L, SLAYTON R, et al. Preliminary report of toxicity in a randomized comparison of methotrexate, actinomycin D, and chlorambucil (MAC) VS modified bagshawe regimen in "poor prognosis4" gestational trophoblastic disease [J]. Obstet Gynecol, 1989, 73 (3): 357-362.

[51] PETRILLI E S, TWIGGS L B, BLESSING J A, et al. Single

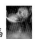

dose actinomycin-D treatment for nonmetastatic gestational tro-phoblastic disease: a prospective phase Ⅱ trial of the Gynecologic Oncology Group [J]. Cancer, 1987, 60: 2173-2176.

[52] HOMESLEY H D, BLESSING J A, RETTENMAIER M, et al. Weekly intramuscular methotrexate for nonmetastatic gestational trophoblastic disease (A Gynecologic Oncology Group Study) [J]. Obstet Gynecol, 1988, 72 (3-I): 413-418.

[53] SUTTON G P, SOPER J T, BLESSING J A, et al. Ifosfamide alone and in combination in the treatment of refractory malignant gestational trophoblastic disease [J]. Am J Obstet Gynecol, 1992, 167 (2): 489-495.

[54] OSBORNE R J, FILIACI V, SCHINK J C, et al. Phase Ⅲ trial of weekly methotrexate or pulsed dactinomycin for low-risk gestationat trophoblastic neoplasia: a gynecologic oncology group study [J]. J Clin Oncol, 2011, 19 (7): 825-831.

[55] LERTKHACHONSUK A A, ISRANQ URA N, WILAILAK S, et al. Actinomycind vs. methotrexate-folinic acid as the treat-ment of stage I. low-risk gestational trophoblastic neoplasia: a randomized controlled trial [J]. Int J Gynecol Cancer, 2009, 19 (5): 985-988.

[56] ABRAO R A, D E ANDRADE J M, TIEZZI D G, et al. Treat-ment for low-risk gestational trophoblastic disease: comparison of singleagent methotrexate, dactinomycin and combination regimens [J]. Gynecol Oncol, 2008, 108 (1): 149-153.

[57] ESCOBAR P F, LURAIN J R, SINGH D K, et al. Treratment of high-risk gestational trophoblastic neoplasia with etoposide. methotrexate, actinomycin D, cyclophosphamide, and vincris-tine chemotherapy [J]. Gynecol Oncol, 2003, 91 (3): 552-557.

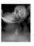

［58］LYBOL C，THOMAS C M，BLANKEN E A，et al. Ccomparin cisplatinbased combination chemotherapy with EMA/CO chemother-apy for the treatment of high risk gestational trophoblastic neoplasia ［J］. Eur J Cancer，2013，49（4）：860-867.

［59］REYNOLDS R K. Overview of gynecologic oncology ［M］//University of Michigan Gynecologic Oncology handbook. 11th ed. Michigan：Ann Arbor，2010：24-28.

［60］GROWDEN W B，WOLFBERG A J，GOLDSTEIN D P，et al. Evaluating methotrexate treatment in patients with low-risk post-molar gestational trophoblastic neoplasia［J］. Gynecol Oncol，2009，112：353-357.

［61］BERKOWITZ R S，GOLDSTEIN D R. Current advances in the management of gestational trophoblastic disease［J］. Gynecol Oncol，2013，128（1）：3-5.

［62］SHAH N T，BARROILHET L，BERKOWITZ R S，et al. A cost analysis of first-line chemotherapy for low-risk gesta-tional trophoblastic neoplasia［J］. J Reprod Med，2012，57 （5-6）：211-218.

［63］LYBOL C，SWEEP F C，HARVEY R，et al. Relapse rates after two vs. three consolidation coursres of methotrexate in the treat-ment of low-risk gestational trophoblastic neoplasia［J］. Gynecol Oncol，2012，125：576-579.

［64］GHAEMMAGHAMI F，BEHTASH N，SOLEIMANI K，et al. Management of patients with metastatic gestational trophoblastic tumor［J］. Gynecol Oncol，2004，94（1）：1870190.

［65］NEWLANDS E S，HOLDEN L，SECKL M J，et al. Management of brain metastases in patients with high-risk gestational trophoblastic tumors［J］. J Reprod Med，2002，47（6）：465-471.

［66］TOMODA K，ARII Y，KASEKI S，et al. Surgical indications for resection in pulmonary metastasis of choriocarcinoma ［J］. Cancer, 1980, 46（12）: 2723-2730.

［67］GRUMBINE F C, ROSENSHEIN N B, BRERETON H D, et al. Management of liver metastasis from gestational trophoblastic neoplasia［J］. Am J Obstet Gynecol, 1980, 137: 959-996.

［68］YANG J, XIANG Y, WAN X, et al. The prognosis of gestational trophoblastic neoplasia patient with residual lung tumor after completing treatment［J］. Gynecol Oncol, 2006, 103（2）: 479-482.

［69］MAO Y, WAN X, LV W, et al. Relapsed or refractory gestational trophoblastic neoplasia treated with the etoposide and cisplatin/etoposide, methotrexate, and actinomycin D（EP-EMA）regimen［J］. Int J Gynaecol Obstet, 2007, 98（1）: 44-47.

［70］LURAIN J R, SCHINK J C. Importance of salvage therapy in the management of high risk gestational trophoblastic neoplasia［J］. J Reprod Med, 2012, 57（5-6）: 219-224.

［71］OSBORNE R, COVENS A, MIRCHANDANI D, et al. Successful salvage of relapsed high-risk gestational trophoblastic neoplasia patients using a novel paclitaxel. containing doublet ［J］. J Reprod Med, 2004, 49（8）: 655-661.

［72］HOEKSTRA A V, LURAIN J R, RADEMAKER A W, et al. Gestational trophoblastic neoplasia: treatment outcomes［J］. Obstet Gynecol, 2008, 112（2 Pt 1）: 251-258.

第二部分
化　疗

第六章　妇科肿瘤的化疗

QUAN LI、JACK L Watkins　编著

龙建婷、周静　译

妇科肿瘤的化疗药物

1.　简介

治疗妇科恶性肿瘤最常用的化疗药物是铂类（卡铂和顺铂）和紫杉类（紫杉醇和多西紫杉醇）。尽管这两类药物较常用，许多其他药物也应用于治疗复发性肿瘤或罕见组织学类型肿瘤。

2.　药理学及注意事项

作用机制、毒性及每种药物治疗妇科恶性肿瘤的注意事项见表6-1。

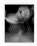

表 6-1 妇科恶性肿瘤治疗药物的作用机制、毒性及注意事项

药物	作用机制	毒性	注意事项

紫杉醇[1, 2]	抗微管药物，稳定微管结构，把细胞阻止在分裂间期和有丝分裂期	· 骨髓抑制
		· 恶心/呕吐（低危）
		· 周围神经炎
		· 关节痛/肌痛
		· 超敏反应
		· 脱发
		· 血管刺激
			· 应在铂类及其衍生物前给药（避免因紫杉醇清除减少而引发的毒性）
			· 使用皮质类固醇、H2受体和H1受体拮抗剂进行预处理
			· 使用22 μm 滤器和非吸入性给药装置进行静脉输注
			· 提高剂量、增加给药频率及延长输注时间会增加骨髓抑制风险
			· 给药频率增加及缩短输注时间会增加周围神经毒性
			· 出现肝毒性需调整剂量
			· 药物相互作用
			  1. 蒽环类
			  2. CYP2C8, CYP3A4诱导剂和抑制剂
			  3. P糖蛋白诱导剂/抑制剂

续表

药物	作用机制	毒性	注意事项
多西紫杉醇[2, 3]	抗微管药物，稳定微管结构，把细胞阻止在有丝分裂间期阻止有丝分裂期	· 骨髓抑制 · 恶心/呕吐（低危） · 周围神经炎 · 关节痛/肌痛 · 指甲剥离、脱发 · 超敏反应 · 液体潴留 · 血管刺激	· 应在铂类及其衍生物生物前给药（避免因紫杉醇清除减少而引发毒性） · 使用前3天开始以皮质类固醇预处理能够减轻水肿 · 使用内材料为非吸入性聚乙烯的管道进行输注 · 出现肝毒性需调整剂量 · 药物相互作用 　1. 蒽环类 　2. CYP3A4诱导剂和抑制剂 　3. P糖蛋白诱导剂/抑制剂
顺铂[2, 4]	烷化剂，形成DNA链内和链间交联，破坏DNA功能，阻止DNA合成	· 恶心/呕吐（高危） · 肾毒性 · 电解质丢失（钾、镁） · 耳毒性	· 超敏反应可在多程化疗（>6周期）或既往接受过铂类药物治疗的基础上发生 · 在紫杉类药物后给药 · 为防止肾毒性推荐给药前和给药后大量水化（1~2 L）

续表

药物	作用机制	毒性	注意事项
		· 周围神经炎 · 骨髓抑制 · 高浓度时可引起糜烂（>0.4 mg/mL）	· 禁止用铝制针头或输液器给药 · 肾功能不全时可调整剂量 · 药物相互作用 　1. 氨基糖苷类 　2. 经肾排泄药物 　3. 髓袢利尿剂
卡铂 [2, 5]	烷化剂，形成DNA链间交联，破坏DNA功能，阻止DNA合成	· 恶心/呕吐（中危） · 周围神经炎 · 骨髓抑制 · 电解质丢失（钾、镁） · 肾毒性	· 超敏反应可在多程化疗（>6周期）或既往接受过铂类药物治疗的基础上发生 · 在紫杉类药物后给药 · 禁止用铝制针头或输液器给药 · 如采用估计GFR计算剂量，应采用封顶值125 mL/min以避免毒性 · 根据目标AUC计算剂量，使用Calvert公式 [总剂量=目标AUC×（GFR+25）] · 药物相互作用 　1. 氨基糖苷类 　2. 经肾排泄药物

续表

药物	作用机制	毒性	注意事项
奥沙利铂[2,6]	烷化剂,形成DNA链内和链间交联,破坏DNA功能,阻止DNA合成	·恶心/呕吐(中危) ·骨髓抑制 ·周围神经炎(急性和慢性) ·疲劳 ·糜烂	·超敏反应可在多程化疗(>6周期)或既任接受过铂类药物治疗的基础上发生 ·需中心静脉置管给药 ·禁止用铝制针头或输液器给药 ·避免冷刺激或冷敷导致急性神经炎加重或感觉异常
伊立替康[2,7]	拓扑异构酶I抑制剂,与拓扑异构酶I可逆性结合,稳定可剪切复合物,导致DNA双链断裂和细胞死亡,S期特异性	·疲劳 ·恶心/呕吐(中危) ·骨髓抑制 ·腹泻(早发和迟发) ·胆碱能毒性 ·脱发 ·高胆红素血症	·胆碱能症状和早发性腹泻以阿托品0.25~1 mg治疗/预防 ·治疗迟发型腹泻使用咯哌丁胺首剂口服4 mg,随后每2小时口服2 mg直至12小时内无排便 ·携带UGT1A1*28位点纯合子的患者毒性增加 ·肝功能不全者需调整剂量

续表

药物	作用机制	毒性	注意事项
			· 药物相互作用
			1. 唑类抗真菌药
			2. 卡马西平
			3. CYP2B6、CYP3A4诱导剂/抑制剂
			4. 苯尼妥坦
			5. 磷苯妥英/苯妥英钠
			6. 柚子汁
			7. P糖蛋白诱导剂/抑制剂
			8. 圣约翰草
拓扑替康 [2, 8]	拓扑异构酶I抑制剂，与拓扑异构酶I可逆性结合，稳定可剪切复合物，导致DNA单链断裂，S期特异性	· 骨髓抑制 · 脱发 · 疲劳 · 恶心/呕吐（低危） · 便秘 · 腹泻 · 口腔炎 · 血管刺激	· 肾功能不全时调整剂量 · 药物相互作用 1. 氯氮平 2. 磷苯妥英/苯妥英钠 3. P糖蛋白抑制剂

续表

药物	作用机制	毒性	注意事项
多柔比星脂质体 [2, 9]	拓扑异构酶II抑制剂，与DNA碱基对相互作用，导致拓扑异构酶II与DNA的螯合被打破，生成自由基，破坏DNA和细胞膜。脂质体配方增加药乙二醇化，能够增加药物停留在血循环中的时间	· 手足综合征 · 恶心/呕吐（低危） · 口腔炎黏膜炎 · 腹泻 · 骨髓抑制 · 尿液/体液变色 · 输液反应 · 血管刺激	· 勿采用串联滤器输注 · 心脏毒性较多柔比星小，但终身累积剂量仍然需要关注 · 监测基线心功能（左心室射血分数）并在治疗过程中周期性监测心功能 · 可能导致辐射召回 · 肝功能减退者需调整剂量 · 药物相互作用 　1. 氯氮平 　2. CYP2B6底物 　3. CYP2D6、CYP3A4抑制剂/诱导剂 　4. 紫杉类
多柔比星 [2, 10]	拓扑异构酶II抑制剂，导致插入到DNA碱基对，致拓扑异构酶II与DNA碱基被打破，螯合被打破，生成自由基，破坏DNA和细胞膜	· 心脏毒性（急性或延迟） · 骨髓抑制 · 恶心/呕吐（中危） · 腹泻	· 终身累积剂量>500 mg/m²时发生心脏毒性风险增加 · 推荐基线及周期性LVEF监测 · 延长输注时间能够降低心脏毒性的风险 · 右丙亚胺10:1用药降低发生心脏毒性的风险

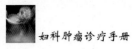

续表

药物	作用机制	毒性	注意事项
		• 黏膜炎 • 脱发 • 尿液/体液变色 • 光敏 • Radiation recall 辐射召回 • 不育 • 继发恶性肿瘤 • 糜烂	• 推荐持续中心静脉置管注给药 • 肝功能减退者需调整剂量 • 药物相互作用 　1. 氯磺平 　2. CYP2B6底物 　3. CYP2D6, CYP3A4抑制剂/诱导剂 　4. 紫杉类
表柔比星[2,11]	拓扑异构酶Ⅱ抑制剂，插入到DNA碱基对，导致拓扑异构酶Ⅱ与铁的螯合被打破，生产出自由基，破坏DNA和细胞膜	• 恶心/呕吐（中危） • 心脏毒性 • 脱发 • 骨髓抑制 • 不育 • 黏膜炎 • 继发恶性肿瘤 • 糜烂	• 终身累积剂量>900 mg/m^2 时发生心脏毒性风险增加 • 推荐基线及周期性LVEF监测 • 肝功能减退和严重肾功能不全者需调整剂量 • 药物相互作用 　1. 西咪替丁 　2. 紫杉类

续表

药物	作用机制	毒性	注意事项
吉西他滨[2, 12]	嘧啶类抗代谢类药物，在S期抑制DNA合成，药物在细胞内磷酸化为其活性代谢产物，即二磷酸和三磷酸吉西他滨	· 骨髓抑制 · 恶心/呕吐（低危） · 红疹 · 腹泻 · 脱发 · 一过性流感样症状 · 溶血尿毒综合征	· 增加输注时间>60分钟增加毒性 · 药物相互作用 　1. 博来霉素 　2. 氟尿嘧啶
长春瑞滨[2, 13]	抗微管类药物，抑制微管形成，阻止细胞复制，M期特异性	· 骨髓抑制 · 周围神经炎 · 便秘 · 麻痹性肠梗阻 · 疲劳 · 恶心/呕吐（极低危） · 脱发 · 糜烂	· 患者需考虑肠道疗法 · 肝功能减退者需调整剂量 · 药物相互作用 　1. CYP3A4底物 　2. 唑类抗真菌药 　3. 苯妥英钠

续表

药物	作用机制	毒性	注意事项
长春花碱[2,14]	抗微管类药物，抑制微管形成，阻止细胞复制，M期特异性	·骨髓抑制 ·高血压 ·脱发 ·便秘 ·周围神经炎 ·恶心/呕吐（极低危） ·糜烂	·肝功能减退者需考虑调整剂量 ·患者需考虑肠道疗法 ·药物相互作用 1. CYP3A4和P糖蛋白底物 2. P糖蛋白诱导剂 3. 伊曲康唑 4. 伏立康唑 5. 红霉素
长春新碱[2,15]	抗微管类药物，抑制微管形成，阻止细胞复制，M期、S期特异性	·脱发 ·骨髓抑制 ·恶心/呕吐（极低危） ·颅神经功能异常 ·便秘 ·麻痹性肠梗阻肠穿孔 ·周围神经炎 ·足下垂/步态变化 ·糜烂	·患者需考虑肠道疗法 ·药物相互作用 1. CYP3A4和P糖蛋白底物 2. 伊曲康唑 3. 伏立康唑

续表

药物	作用机制	毒性	注意事项
甲氨蝶呤[2.16]	叶酸抗代谢药，结合并抑制二氢叶酸还原酶，减少还原性叶酸苷和胸苷酸合成酶的生成，从而抑制DNA的合成、修复和细胞胸苷复制，S期特异性	· 骨髓抑制 · 脱发 · 恶心/呕吐（低至极低） · 黏膜炎	· 血液学和胃肠道肿瘤的一些方案需同时给予亚叶酸钙以减轻副反应 · 清除率在胸腹腔积液的患者中有所减轻 · 肝肾功能减退者需调整剂量 · 药物相互作用 　1. P糖蛋白底物 　2. 丙磺舒 　3. 水杨酸 　4. 乙内酰脲抗惊厥药 　5. 非甾体抗炎药（NSAID）
放线菌素D[2.17]	与鸟嘌呤碱基结合抑制DNA, RNA和蛋白质的合成	· 脱发 · 恶心/呕吐（中危） · 色素沉着 · 皮疹 · 骨髓抑制 · 糜烂	· 肝功能减退者需调整剂量 · 药物相互作用 　1. 非甾体抗炎药 　2. 水杨酸

续表

药物	作用机制	毒性	注意事项

环磷酰胺 [2, 18]	烷化剂，在DNA链间形成交联、抑制DNA的合成，原药需要在肝脏活化	· 恶心/呕吐（中危）
		· 脱发
		· 继发性恶性肿瘤
		· 不育
		· 出血性膀胱炎（妇科恶性肿瘤所用剂量较少见）
		· 骨髓抑制
			· 治疗期间增加液体摄入预防膀胱毒性
			· 美司钠大剂量（≥1 000 mg/m²）给药预防出血性膀胱炎
			· 口服给药需在上午，并补充大量液体
			· 药物相互作用
			  1. CYP2B6底物
			  2. 水杨酸

六甲蜜胺 [2, 19]	烷化剂，机制未完全阐明	· 骨髓抑制
		· 周围神经炎
		· 恶心/呕吐（中危）
			· 50 mg胶囊剂型
			· 药物相互作用
			  1. 单胺氧化酶抑制剂
			  2. 非甾体抗炎药
			  3. 萘啶酸

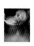

续表

药物	作用机制	毒性	注意事项
卡培他滨[2, 20]	嘧啶类抗代谢药，为氟尿嘧啶的前体药物，顺次经过肝脏和组织激活，抑制胸腺嘧啶合成酶，抑制DNA和RNA合成，G1期和S期特异性	· 恶心/呕吐（低危） · 骨髓抑制 · 黏膜炎 · 腹泻 · 手足综合征 · 光敏	· 餐后半小时内服用 · 整片吞服 · 已知二氢脱氢酶（DPD）缺乏为治疗禁忌 · 肌酐清除率<30 mL/min不推荐使用 · 肝肾功能减退者需调整剂量 · 药物相互作用 　1. CYP2C9抑制剂 　2. 华法林 　3. 叶酸 　4. 亚叶酸钙
氟尿嘧啶[2, 21]	嘧啶类抗代谢药，抑制胸腺嘧啶合成酶，抑制DNA和RNA合成，G1期和S期特异性	· 血管刺激 · 手足综合征 · 恶心/呕吐（低危） · 光敏 · 骨髓抑制	· 已知二氢脱氢酶（DPD）缺乏为治疗禁忌 · 药物相互作用 　1. 抑制CYP2CP 　2. 氨苯砜 　3. 甲氧苄啶 　4. 乙内酰脲抗惊厥药 　5. 左旋咪唑

续表

药物	作用机制	毒性	注意事项

异环磷酰胺 [2, 22]	烷化剂，在DNA链间形成交联，抑制DNA和蛋白质合成	· 出血性膀胱炎
		· 脱发
		· 恶心/呕吐（中至高危）
		· 骨髓抑制
		· 脑病（意识模糊，嗜睡，头晕）
		· 不育
		· 继发恶性肿瘤
			· 必须与美司钠同时使用（至少是异环磷酰胺用量的60%）以预防出血性膀胱炎
			· 充分水化，剂量分割可用于减少出血性膀胱炎的发生
			· 低蛋白血症、肾功能不全、既往环磷酰胺曾引起脑病的患者神经毒性增加
			· 神经毒性可用亚甲基蓝治疗
			· 肾功能不全者应调整剂量
			· 药物相互作用
			  1. CYP2A6，CYP2C19和CYP3A4底物
			  2. CYP2C9诱导剂
			  3. 考尼伐坦
			  4. 圣约翰草
			  5. 泰利霉素

美法仑 [2, 23]	烷化剂，在DNA链间形成交联，抑制DNA和RNA合成	· 骨髓抑制 · 恶心/呕吐（极低危） · 继发性恶性肿瘤（风险高达11%）	· 口服制剂空腹服用 · 肾功能不全者调整剂量

续表

药物	作用机制	毒性	注意事项
培美曲塞[2, 24]	叶酸抗代谢药，抑制DNA和RNA功能及合成所需的依赖于叶酸的酶，从而抑制细胞功能与复制	· 疲倦 · 恶心/呕吐 · 骨髓抑制	· 肌酐清除率<45 mL/min禁止给药 · 每9周必须给予维生素B12 1 000 μg皮下注射，叶酸400～1 000 μ每天口服，自第一天开始 · 每次给药前24小时开始给予地塞米松4 mg口服，持续3天 · 药物相互作用 · 非甾体抗炎药
达卡巴嗪[2, 25]	确切的机制未明，可能同时具有烷化剂和抗代谢药的活性	· 恶心/呕吐 · 腹泻 · 流感样症状 · 脱发 · 光敏 · 皮疹 · 血管刺激	· 肾功能不全者需调整剂量 · 药物相互作用 CYP1A2和CYP2E1底物

221

续表

药物	作用机制	毒性	注意事项
替莫唑胺[2, 26]	原药经过非酶作用转化为烷化剂，与DNA结合导致双链断裂和细胞死亡	· 恶心/呕吐（中危） · 骨髓抑制 · 疲倦 · 脱发 · 便秘	· 应以整杯水送服胶囊 · 食物可减少药物吸收 · 勿粉碎、打破或咀嚼胶囊 · 睡前空腹服用避免恶心/呕吐
帕唑帕尼[2, 27]	酪氨酸激酶抑制剂，降低血管内皮生长因子受体、血小板衍生生长因子受体、白介素2受体、白诱导性T细胞激酶、白细胞特异性跨膜蛋白酪氨酸激酶和跨膜蛋白糖激酶的功能	· 高血压 · 疲倦、失眠、偏瘫 · 毛发颜色改变 · 手足皮肤反应 · 皮疹/皮肤色素缺失 · 腹泻 · 恶心/呕吐（极低危） · 骨髓抑制 · 肝毒性	· 饭前1小时或饭后2小时口服 · 勿粉碎或咀嚼药片 · 如使用甲状腺素固醇，监测肺孢子虫病的发生，并考虑采取预防措施 · 肝功能受损者需调整剂量 · 药物相互作用 1. CYP3A4和P糖蛋白底物 2. CYP3A4强抑制剂，考虑降低50%剂量 3. 勿用CYP3A4强诱导剂 4. 避免食用柚子汁

续表

药物	作用机制	毒性	注意事项
依托泊苷[2, 28, 29]	拓扑异构酶 II 抑制剂，引发DNA链断裂，S期特异性	· 恶心/呕吐（低危） · 骨髓抑制 · 脱发 · 继发性肿瘤 · 输液反应/超敏反应 · 血管刺激	· 勿粉碎、打开或咀嚼胶囊 · 肾功能受损者需调整剂量 · 药物相互作用CYP3A4和P糖蛋白底物
博来霉素[2, 30]	抗肿瘤抗生素类药物，与DNA结合导致单链和双链断裂及DNA、RNA、蛋白质合成减少	· 血管刺激 · 超敏反应 · 肺功能不全 · 色素沉着 · 黏膜炎 · 急性发热反应	· 开始治疗前进行全面肺功能检测，并每2个周期监测1次，或根据危险因素包括吸烟时监测 · 肺毒性的危险症状随时给氧疗过程中同时给氧 · 肾功能受损者需调整剂量 放疗史及治

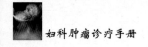

治 疗 方 案

　　治疗妇科恶性肿瘤的各种方案包括药物的选择、剂量及用药方法，详见表6-2。

表6-2　妇科肿瘤治疗常用化疗方案[31-153]

化疗方案	化疗方案细节	参考文献
宫颈癌：局部晚期		
顺铂+放疗	顺铂40 mg/m²，静脉滴注，第1天	[31-34]
	每周1次 × 6周	
	同时放疗55～75 Gy	
顺铂+5-FU+放疗	顺铂 70 mg/m²，静脉滴注，第1天	[35]
	5-FU每天1 000 mg/m²，持续静脉滴注第1～4天，每3周1次 × 2周期	
	同期放疗49.3 Gy	
	放疗后以顺铂70 mg/m²静脉滴注第1天	
	5-FU每天1 000 mg/m²，持续静脉滴注，第1～4天，每3周1次 × 2周期	
宫颈癌：复发或转移一线方案		
顺铂+紫杉醇	顺铂50 mg/m²，静脉滴注，第1天	[36，37]
	紫杉醇135 mg/m²，静脉滴注，第1天	
	每3周1次	

225

续表

化疗方案	化疗方案细节	参考文献
卡铂+紫杉醇	卡铂AUC=6，静脉滴注，第1天 紫杉醇175 mg/m²，静脉滴注，第1天 每3周1次	[38]
顺铂+拓扑替康	顺铂50 mg/m²，静脉滴注，第1天 拓扑替康每天0.75 mg/m²，静脉滴注，第1～3天 每3周1次×6周期	[37，39]
顺铂+紫杉醇+贝伐珠单抗	顺铂50 mg/m²，静脉滴注，第1天 紫杉醇135～175 mg/m²，静脉滴注，第1天 贝伐珠单抗15 mg/kg，静脉滴注，第1天 每3周1次	[40]
顺铂+吉西他滨	顺铂50 mg/m²，静脉滴注，第1天 吉西他滨每天1 000 mg/m²，静脉滴注，第1天、第8天 每3周1次	[37]
顺铂	顺铂50 mg/m²，静脉滴注，第1天、每3周1次	[39]

续表

化疗方案	化疗方案细节	参考文献
卡铂	卡铂AUC=5～7.5，静脉滴注，第1天，每3周1次	[41]
紫杉醇	紫杉醇135～175 mg/m²，静脉滴注，第1天 每3周1次	[42]
宫颈癌：复发或转移二线方案		
贝伐珠单抗	贝伐珠单抗15 mg/kg，静脉滴注，第1天 每3周1次	[43]
多西紫杉醇	多西紫杉醇75 mg/m²，静脉滴注，第1天 每3周1次	[44]
5-FU	5-FU每天370 mg/m²，静脉推注，第1～5天 亚叶酸200 mg/m²，静脉推注，第1～5天，每4周1次，或 5-FU每天1 000 mg/m²，持续静脉滴注，第1～5天，每4周1次	[45]
吉西他滨	吉西他滨800 mg/m²，静脉滴注，第1天、第8天、第15天，每4周1次	[46]

227

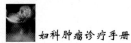

续表

化疗方案	化疗方案细节	参考文献
异环磷酰胺	每天1.5 g/m², 静脉滴注, 第1～5天 美司钠300 mg/m², 静脉滴注, 第0、第4小时, 第8小时, 第1～5天, 每4周1次	[47, 48]
伊立替康	伊立替康125 mg/m², 静脉滴注, 第1天、第8天、第15天、第22天, 每6周1次	[49]
丝裂霉素	丝裂霉素10～15 mg/m², 静脉推注, 第1天 每4～6周1次	[50]
拓扑替康	拓扑替康1.5 mg/m², 静脉滴注, 第1～5天, 每3～4周1次, 或 拓扑替康3～4 mg/m², 静脉推注, 第1天、第8天、第15天, 每4周1次	[51, 52]
子宫内膜癌: 复发、转移或高危子宫内膜癌的内分泌治疗		
内分泌治疗方案	内分泌治疗方案细节	
甲羟孕酮	甲羟孕酮200～1000 mg, 每天口服, 第1～14天, 每28天为1周期	[53]
他莫昔芬	他莫昔芬20 mg, 口服, 每天2次	[54]
甲地孕酮	甲地孕酮80 mg, 口服, 每天2次, 或 甲地孕酮800 mg, 每天分次口服	[55, 56]

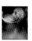

续表

化疗方案	化疗方案细节	参考文献
甲地孕酮/他莫昔芬	甲地孕酮80 mg，口服，每天2次×3周期；可用他莫昔芬20 mg，口服，每天2次替代	[57]
来曲唑	来曲唑2.5 mg，每天口服	[58]
阿那曲唑	阿那曲唑1 mg，每天口服	[59]
子宫内膜癌：复发、转移或高危子宫内膜癌的辅助化疗		
顺铂+多柔比星	多柔比星60 mg/m²，静脉滴注，第1天；顺铂50 mg/m²，静脉滴注，第1天；每3周1次	[60，61]
顺铂+多柔比星+紫杉醇	多柔比星45 mg/m²，静脉滴注，第1天；顺铂50 mg/m²，静脉滴注，第1天；紫杉醇160 mg/m²，静脉滴注，第2天；每3周1次	[62]
卡铂+紫杉醇	紫杉醇175 mg/m²，静脉滴注，第1天；卡铂AUC=5~7，静脉滴注，第1天；每4周1次	[63-65]

续表

化疗方案	化疗方案细节	参考文献
每周紫杉醇+卡铂	紫杉醇80 mg/m², 静脉滴注, 第1天、第8天、第15天 卡铂 AUC=2, 静脉滴注, 第1天、第8天、第15天 每3周1次	[66]
卡铂+多西紫杉醇	卡铂ACU=6, 静脉滴注, 第1天 多西紫杉醇60 mg/m², 静脉滴注, 第1天 每3周1次 卡铂AUC=6, 静脉滴注, 第1天 多西紫杉醇75 mg, 静脉滴注, 第1天后行放疗 每3周1次	[65, 67, 68]
顺铂	顺铂50~60 mg/m², 静脉滴注, 第1天 每3周1次	[69, 70]
卡铂	卡铂360~400 mg/m², 静脉滴注, 每3~4周1次	[71, 72]
多柔比星	多柔比星45~60 mg/m², 静脉滴注, 第1天 每3周1次	[73]

续表

化疗方案	化疗方案细节	参考文献
多柔比星脂质体	多柔比星脂质体40～50 mg/m²，静脉滴注，第1天，每3周1次	[74]
紫杉醇	紫杉醇175～250 mg/m²，静脉滴注，第1天，每3周1次	[75，76]
每周多西他赛	多西他赛36 mg/m²，静脉滴注，第1天、第8天、第15天，每3周1次	[77]
贝伐珠单抗	贝伐珠单抗15 mg/kg，静脉滴注，第1天，每3周1次	[78]
顺铂+异环磷酰氨（用于癌肉瘤）	顺铂每天20 mg/m²，静脉滴注，第1～4天 异环磷酰氨每天1.5 g/m²，静脉滴注负荷量，然后每天1.5 g/m²，第1～4天 美司钠120 mg/m²，静脉滴注负荷量，第1～4天，每3周1次	[79，80]
异环磷酰氨+紫杉醇（用于癌肉瘤）	异环磷酰氨每天1.6 g/m²（如果患者既往接受过放疗，则1.2 g/m²），静脉滴注，第1～3天 紫杉醇135 mg/m²，静脉滴注，持续3小时，第1天 美司钠2 g，静脉滴注，持续12小时，第1～3天 每3周1次×8周期	[81]

231

续表

化疗方案	化疗方案细节	参考文献
异环磷酰氨（用于癌肉瘤）	异环磷酰氨每天2.0 g/m²（如果患者既往接受过放疗，则每天1.2 g/m²），静脉滴注，第1～3天 美司钠2 g，静脉滴注持续12小时，第1～3天 每3周1次×8周期	[81]
子宫肉瘤：子宫内膜肉瘤内分泌治疗		
甲羟孕酮	甲羟孕酮500～1 000 mg，每天口服	[82]
甲地孕酮	甲地孕酮160 mg，每天口服	[83, 84]
来曲唑	来曲唑2.5 mg，每天口服	[85]
阿那曲唑	阿那曲唑1 mg，每天口服	[85]
GnRH类似物	优化剂量未知	—
子宫肉瘤：化疗		
吉西他滨+多西紫杉醇	吉西他滨900 mg/m²，静脉滴注，超过90分钟，第1天、第8天 多西紫杉醇75～100 mg/m²，静脉滴注，第8天 每3周1次 对于既往接受过盆腔放疗的患者，剂量减少25%	[86-89]

续表

化疗方案	化疗方案细节	参考文献
多柔比星+异环磷酰胺	多柔比星50~75 mg/m²，静脉滴注第1天 异环磷酰胺5 g/m²，静脉滴注超过24小时，第1天 美司钠6 g/m²，静脉滴注超过36小时，第1天 每3周1次 对于既往接受过盆腔放疗的患者，剂量减少25%	[90, 91]
多柔比星+达卡巴嗪	多柔比星60 mg/m²，静脉滴注，第1天 达卡巴嗪250 mg/m²，静脉滴注，第1~5天 每3周1次 既往接受过盆腔放疗的患者剂量降低25%	[92]
吉西他滨+达卡巴嗪	吉西他滨1 800 mg/m²，静脉滴注超过180分钟，第1天 达卡巴嗪500 mg/m²，静脉滴注 每2周1次	[93, 94]
吉西他滨+长春瑞滨	长春瑞滨25 mg/m²，静脉滴注，第1天 吉西他滨800 mg/m²，静脉滴注持续90分钟，第1天、第8天 每3周1次	[95]

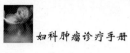

续表

化疗方案	化疗方案细节	参考文献
多柔比星	多柔比星60 mg/m²，静脉滴注，第1天 每3周1次	[92]
表柔比星	表柔比星75 mg/m²，静脉滴注，第1天 每3周1次	[96]
吉西他滨	吉西他滨1 000 mg/m²，静脉滴注，第1天、第8天、第15天 每4周1次	[97]
异环磷酰胺	异环磷酰胺每天1.5 g/m²，静脉滴注，第1~5天 每3周1次	[98]
多柔比星脂质体	多柔比星脂质体50 mg/m²，静脉滴注，第1天 每4周1次	[99]
紫杉醇	紫杉醇175 mg/m²，静脉滴注，第1天 每3周1次	[100，101]
替莫唑胺	替莫唑胺50~75 mg/m²，每天口服，第1~6周，每8周1次	[102]

续表

化疗方案	化疗方案细节	参考文献
达卡巴嗪	达卡巴嗪1 200 mg/m²，静脉滴注，第1天 每3周1次	[94]
长春瑞滨	长春瑞滨30 mg/m²，静脉滴注，第1天 每2周1次	[103]
帕唑帕尼	帕唑帕尼800 mg，每天口服	[104]
卵巢、输卵管或原发腹膜癌：Ⅱ~Ⅳ期疾病的一线化疗		
紫杉醇+卡铂	紫杉醇175 mg/m²，静脉滴注3小时，第1天 卡铂 AUC=5~7.5，静脉滴注，第1天 每3周1次×6周期	[105]
多西紫杉醇+卡铂	多西紫杉醇60~75 mg/m²，静脉滴注，第1天 卡铂 AUC=5~6，静脉滴注，第1天 每3周1次×6周期	[106]
紫杉醇+顺铂	紫杉醇135 mg/m²，静脉滴注超过24小时，第1天 顺铂75~100 mg/m²，静脉滴注，第2天 每3周1次×6周期	[107]

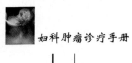
续表

化疗方案	化疗方案细节	参考文献
紫杉醇静脉滴注+顺铂腹腔内注射+紫杉醇腹腔内注射	紫杉醇135 mg，静脉滴注超过3小时或24小时，第1天 顺铂75~100 mg/m²，腹腔内注射，第2天 紫杉醇60 mg/m²，腹腔内注射，第8天 每3周1次×6周期	[108]
紫杉醇+卡铂	紫杉醇80 mg/m²，静脉滴注超过1小时，第1天、第8天、第15天 卡铂AUC=6，静脉滴注，第1天 每3周1次×6周期	[109]
紫杉醇+卡铂+贝伐珠单抗	紫杉醇175 mg/m²，静脉滴注，第1天 卡铂AUC=5~7.5，静脉滴注，第1天 每3周1次×6周期+ 贝伐珠单抗15 mg/kg，静脉滴注，第1天（C2~22）	[110]
紫杉醇+卡铂+贝伐珠单抗	紫杉醇175 mg/m²，静脉滴注，第1天 卡铂AUC=5~7.5，静脉滴注，第1天 每3周1次×6周期+ 贝伐珠单抗15 mg/kg，静脉滴注，第1天（C2~18）	[111]

续表

化疗方案	化疗方案细节	参考文献
卵巢、输卵管或原发腹膜癌：铂类敏感，首次复发		
紫杉醇+卡铂	紫杉醇175 mg/m²，静脉滴注，第1天 卡铂AUC=5~6，静脉滴注，第1天 每3周1次	[112, 113]
吉西他滨+卡铂	吉西他滨1 000 mg/m²，静脉滴注，第1天、第8天 卡铂AUC=4，静脉滴注，第1天 每3周1次	[114]
吉西他滨+卡铂+贝伐珠单抗	吉西他滨1 000 mg/m²，静脉滴注，第1天、第8天 卡铂AUC=4，静脉滴注，第1天 贝伐珠单抗15 mg/kg，静脉滴注，第1天 每3周1次	[115]
吉西他滨+顺铂	吉西他滨600~750 mg/m²，静脉滴注，第1天、第8天 顺铂30 mg/m²，静脉滴注，第1天、第8天 每3周1次	[116, 117]

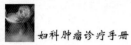

续表

化疗方案	化疗方案细节	参考文献
多西紫杉醇+卡铂	多西紫杉醇75 mg/m²，静脉滴注，第1天 卡铂AUC=5，静脉滴注，第1天 每3周1次	[118]
紫杉醇 D1、8、15+卡铂	紫杉醇80 mg/m²，静脉滴注超过1小时，第1天、第8天、第15天 卡铂AUC=6，静脉滴注，第1天 每3周1次	[109]
多西紫杉醇 D1、8、15+卡铂	多西紫杉醇35 mg/m²，静脉滴注，第1天、第8天、第15天 卡铂AUC=2，静脉滴注，第1天、第8天、第15天 每4周1次	[119]
多柔比星脂质体+卡铂	多柔比星脂质体30 mg/m²，静脉滴注，第1天 卡铂AUC=5，静脉滴注，第1天 每4周1次	[120]
卡铂	卡铂AUC=5～6，静脉滴注，第1天 每3周1次	[112、114、121]

续表

化疗方案	化疗方案细节	参考文献
贝伐珠单抗	贝伐珠单抗15 mg/kg，静脉滴注，第1天 每3周1次	[122]
卵巢、输卵管或原发腹膜癌： 多西紫杉醇	铂类耐药，随后复发 多西紫杉醇75～100 mg/m^2，静脉滴注，第1天 每3周1次，或 多西紫杉醇30 mg/m^2，静脉滴注，第1天、第8天、第15天 每4周1次	[123，124]
紫杉醇周疗	紫杉醇80 mg/m^2，静脉滴注，第1天、第8天、第15天 每4周1次	[125]
吉西他滨	吉西他滨600～1 000 mg/m^2，静脉滴注，第1天、第8天、第15天 每4周1次	[126-128]
依托泊苷（口服）	依托泊苷50 mg/m^{2}口服，第1～21天 每4周1次	[129]
六甲蜜胺	六甲蜜胺260 mg/m^{2}口服，第1～14天 每4周1次	[130]

续表

化疗方案	化疗方案细节	参考文献
贝伐珠单抗	贝伐珠单抗15 mg/kg，静脉滴注，第1天 每3周1次	[122，131，132]
纳米紫杉醇	纳米紫杉醇260 mg/m²，静脉滴注，第1天 每3周1次	[133]
奥沙利铂	奥沙利铂130 mg/m²，静脉滴注，第1天 每3周1次	[134]
阿霉素脂质体	阿霉素脂质体40 mg/m²，静脉滴注，第1天 每4周1次	[135-137]
拓扑替康	拓扑替康1.25 mg/m²，静脉滴注，第1~5天 每3~4周1次，或 拓扑替康3~4 mg/m²，静脉滴注，第1天、第8天、第15天 每3~4周1次	[135，138-140]
长春瑞滨	长春瑞滨30 mg/m²，静脉滴注，第1天、第8天 每3周1次	[141]
培美曲塞	培美曲塞900 mg/m²，静脉滴注，第1天 每3周1次	[142]

续表

化疗方案	化疗方案细节	参考文献
异环磷酰胺	异环磷酰胺1 000～1 200 mg/m², 静脉滴注, 第1～5天；美司钠每天200 mg/m², 静脉滴注, 0, 4小时, 8小时, 第1～5天, 每4周1次	[143]
卡培他滨	卡培他滨每天2 000 mg/m², 分2次口服, 第1～14天, 每3周1次	[144]
伊立替康	伊立替康250～300 mg/m², 静脉滴注, 第1天, 每3周1次	[145]
他莫昔芬	他莫昔芬20 mg, 口服, 每天2次	[146]
阿那曲唑	阿那曲唑1 mg, 口服, 每天1次	[147]
来曲唑	来曲唑2.5 mg, 口服, 每天1次	[148–150]
醋酸亮丙瑞林	醋酸亮丙瑞林3.75 mg, 肌肉注射, 每4周1次	[151]
醋酸甲地孕酮	醋酸甲地孕酮800 mg, 每天口服, 持续28天, 然后每天口服400 mg	[152, 153]

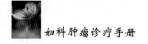

化疗相关性呕吐（CINV）

1. 背景[154-157]

恶心、呕吐是化疗副反应中最让患者焦虑的两种反应。70%～90%的患者在治疗过程中会经历一定程度的恶心、呕吐。5-羟色胺3（5-HT3）受体拮抗剂的出现使呕吐的发生降低了30%。然而，恶心依然是一个影响妇科肿瘤治疗的重要副作用。

2. 定义[155, 158]

·恶心是一种胃部不适并引发呕吐的感觉。

·呕吐是胃肠内容物从口排出。

·急性呕吐是发生于化疗后最初24小时的呕吐。

·延迟性呕吐是发生于距化疗24小时或更长时间后的呕吐。

·预期性呕吐是源于已知的化疗副反应。

·爆发性呕吐指预防性使用止吐药物后仍发生的呕吐。

·难治性呕吐指上一个周期化疗后发生但对预防性或干预性止吐治疗无反应的呕吐。

3. 病因[159]

·药物（阿片类、抗菌药物）。

·手术或放疗。

·电解质失衡或脱水。

·胃肠道因素，如梗阻、胃轻瘫、便秘。

·精神因素，如焦虑、期待。

·脑转移瘤。

4. 并发症[157, 158]

·代谢失衡。

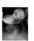

- 体力下降。
- 营养不良或厌食。
- 伤口开裂。
- 食管撕裂。
- 对治疗不配合。
- 吸入呕吐物。
- 生活质量下降。

5. 高危因素 [154, 157, 158, 160, 161]

患者相关因素

- 年龄。年轻患者风险升高。
- 性别。女性患者风险升高。
- 饮酒史。有饮酒史者风险降低。
- 化疗相关呕吐病史。
- 垂直晕动症病史。
- 非化疗相关病因。
- 孕期恶心呕吐病史。

化疗相关因素

- 化疗相关性呕吐的发生率＞90%为高致吐风险。
- 化疗相关性呕吐的发生率为31%～90%为中致吐风险。
- 化疗相关性呕吐的发生率为10%～30%为低致吐风险。
- 化疗相关性呕吐的发生率＜10%为极低致吐风险。

妇科恶性肿瘤治疗药物所致化疗相关性呕吐风险见表6-3。

表6-3　不同药物引发化疗相关性呕吐（CINV）的风险

风险级别	药物
高致吐风险（＞90%）	顺铂
	达卡巴嗪
	多柔比星＞60 mg/m²
	异环磷酰胺≥2 g/m²
中致吐风险（31%～90%）	卡铂
	放线菌素D
	多柔比星＜60 mg/m²
	表柔比星≤90 mg/m²
	异环磷酰胺＜2 g/m²
	伊立替康
	美法兰
	甲氨蝶呤≥250 mg/m²
	奥沙利铂
	替莫唑胺
低致吐风险（10%～30%）	多西他赛
	脂质体阿霉素
	依托泊苷
	氟尿嘧啶
	吉西他滨
	丝裂霉素
	紫杉醇
	培美曲塞
	拓扑替康
极低致吐风险（＜10%）	贝伐珠单抗
	博来霉素
	长春花碱
	长春新碱
	长春瑞滨

6. 治疗选择 [2, 160, 168]

高治疗指数药物

主要用于一线防治呕吐爆发，用量见表6-4。

表6-4　高治疗指数止吐药物的常用剂量

药物	化疗前	化疗后
昂丹司琼	8 ~ 16 mg静脉注射/口服，化疗前30分钟	8 mg口服，每天3次×3天
多拉司琼	100 mg静脉注射/口服，化疗前30分钟	100 mg口服，每天1次×3天
格雷西隆	1 mg静脉注射/口服，化疗前30分钟；34.3 mg透皮贴，化疗前24 ~ 48小时给药	1 ~ 2 mg 口服，每天2次×3天
帕洛诺司琼	0.25 mg静脉注射，化疗前30分钟	—
地塞米松联合阿瑞匹坦125 mg 口服	12 mg静脉注射/口服，化疗前30分钟	8 mg每天口服×3天
地塞米松联合福沙匹坦150 mg 静脉注射给药	12 mg静脉注射/口服，化疗前30分钟	8 mg第2天；8 mg口服，每天2次，第3、第4天
地塞米松单独用药或联合阿瑞匹坦	8 ~ 20 mg 静脉注射/口服，化疗前30分钟	8 mg口服，每天2次×3天
阿瑞匹坦	125 mg口服，化疗前1小时	80 mg口服×2天
福沙匹坦	150 mg静脉注射，化疗前30分钟	

· 5-HT3受体拮抗剂。

药物：昂丹司琼、帕洛诺司琼、格拉斯琼。

副作用：头痛、便秘、QT间期延长。

· 皮质类固醇。

药物：地塞米松、泼尼松、甲基泼尼松龙。

副作用：高血糖、失眠、高血压、免疫抑制。

· 神经激肽1受体拮抗剂。

药物：阿瑞匹坦、福沙吡坦。

副作用：头痛、打嗝、疲乏。

中等强度的CYP3A4抑制剂和诱导剂，以及CYP2C9的弱诱导剂。

低治疗指数药物

主要用于治疗爆发性恶心呕吐，剂量见表6-5。

表6-5　低治疗指数止吐药物常用剂量

药物	剂量
异丙嗪	6.25～25 mg静脉注射/口服，每6小时1次，遵医嘱
	25 mg顿服，每6小时1次，遵医嘱
氯丙嗪	5～10 mg静脉注射/口服，每6小时1次，遵医嘱
	25 mg顿服，每6小时1次，遵医嘱
甲氧氯普胺	0.5～2 mg/kg静脉注射，每4小时1次，遵医嘱（必须与苯海拉明一起用）
	25 mg静脉注射，每6小时1次（预防锥体外系副作用）
	10～40 mg口服，每6小时1次
奥氮平	2.5～5 mg口服，每天睡前
阿普唑仑	0.5～2 mg口服，化疗前
劳拉西泮	1～2 mg静脉注射/口服，化疗前
	0.5～2 mg口服，每4小时1次，遵医嘱

续表

药物	剂量
氟哌啶醇	1 mg静脉注射，每4小时1次，遵医嘱
屈大麻酚	5～10 mg口服，每3小时1次，遵医嘱
大麻隆	1～2 mg口服，每12小时1次，遵医嘱

· 吩噻嗪类。

药物：氯吡嗪、异丙嗪。

副作用：镇静、抗胆碱能作用、锥体束外副作用。

· 甲氧氯普胺。

副作用：镇静、锥体束外副作用、腹泻。

· 奥氮平。

副作用：镇静、体重增加。

· 苯二氮䓬类。

抗预期性呕吐药物。

药物：劳拉西泮、阿普唑仑。

副作用：镇静、失忆。

· 丁酰苯类。

药物：氟哌啶醇。

副作用：镇静、便秘、心律失常、锥体外系不良反应。

· 大麻素类。

药物：屈大麻酚、大麻隆。

副作用：镇静、思维异常、心悸、心动过速、欣快。

7. 治疗的总体原则 [155, 160, 161, 165]

· 主要目标：防治化疗相关性恶心、呕吐。

· 药物的选择需根据化疗方案而定。

· 考虑所用止吐药物的毒性。

· 始终为化疗相关性恶心、呕吐的爆发提供"解救"药物。

8. 治疗方法推荐[160, 161, 165, 169, 170]

高致吐风险化疗

·急性呕吐的预防。

5–HT3拮抗剂+地塞米松+神经激肽1拮抗剂+/–劳拉西泮+/–H_2阻滞剂或质子泵抑制剂。

·延迟性呕吐预防。

如福沙吡坦150 mg，第2天口服地塞米松8 mg，第3～4天口服地塞米松8 mg，每天2次。如第2～3天口服阿瑞匹坦，则第2～4天口服地塞米松，每天8 mg。

中致吐风险化疗

·急性呕吐的预防。

5–HT3拮抗剂+地塞米松+/–神经激肽1拮抗剂+/–劳拉西泮+/–H_2受体阻滞剂或质子泵抑制剂。

·延迟性呕吐的预防。

5–HT3拮抗剂单药疗法持续2～3天，或地塞米松单药疗法持续2～3天，或神经激肽1拮抗剂（如第1天已使用）+地塞米松。

低致吐风险化疗

·化疗前。

地塞米松口服/静脉注射。

甲氧氯普胺口服/静脉注射。

丙氯拉嗪口服/静脉注射。

可考虑劳拉西泮和/或H_2受体阻滞剂或质子泵抑制剂。

极低致吐风险

无预防建议。

多日治疗方案

·考虑每天有可能发生呕吐的风险。

·中致吐风险或高致吐风险化疗应每天使用5–HT3拮抗剂。

·中致吐风险或高致吐风险化疗应每天预先使用地塞米松。

·化疗后2~3天预防性使用止吐性药物以避免迟发性呕吐的发生。

·帕洛诺司琼或格拉司琼可用于替代5-HT3，每天给药。

·阿瑞匹坦使用超过3天已在Ⅱ期临床试验中被证明安全有效。

·帕洛诺司琼重复给药经研究表明可以减少化疗引起的恶心呕吐。

爆发性呕吐

·加用不同种类的药物。

·口服给药常因呕吐难以实行。

·应考虑常规使用解救药物。

·交替使用的多种止吐药物。

·重新评估其他致吐因素。

·下一周期改变化疗方案。

化疗相关性腹泻

1. 简介[171-173]

许多化疗药物会导致肠道黏膜受损，最终导致腹泻。如不妥善处理，化疗引起的腹泻会导致治疗延误、剂量减少和严重的致命性并发症。大多数药物在妇科肿瘤的初始治疗期一般不会引起腹泻，但在治疗复发或少见瘤种时，许多药物却会导致腹泻。

2. 发病机制[171-178]

·直接损害肠道黏膜〔氟尿嘧啶、卡培他滨、伊立替康（迟发性）、阿霉素、吉西他滨、氮烯唑胺〕。

·胆碱能刺激（伊立替康腹泻急性发作）。

·抑制血管内皮细胞生长因子（帕唑帕尼）。

·二氢嘧啶脱氢酶（DPD）和胸苷酸合成酶（TYMS）多态

性会增加氟尿嘧啶、卡培他滨所导致腹泻的严重程度。

· 伊立替康由尿苷二磷酸葡萄糖醛酸转移酶1A1（UG-T1A1）进行代谢。

· 尿苷二磷酸葡萄糖醛酸转移酶1A1*28杂合子或纯合子患者发生腹泻的风险会增加。

3. 症状和体征[171-173, 179]

· 排便次数或造瘘口排出物增加。

· 脱水。

· 肾功能不全。

· 电解质异常（低钾血症、代谢性酸血症、低钠血症或高钠血症）。

· 疲劳。

· 生存质量降低。

· 无法配合治疗方案。

4. 评估[171-173, 179]

· 确定起始和持续时间。

· 评估其他可能导致腹泻的病因（感染、药物、辐射、饮食、结肠炎等）。

· 考虑检测DPD酶不足、TYMS变异或UGT1A1多态性。

· 确定严重程度（表6-6）。

表6-6　化疗相关性腹泻的严重程度分级

1级	2级	3级	4级	5级
与基线相比，大便次数增加，但<4次/天；造瘘口排泄物轻度增多	与基线相比，大便次数增加，4~6次/天；造瘘口排泄物中度增多	与基线相比，大便次数增加，>6次/天；大便失禁；造瘘口排泄物严重增多；日常自理能力有限	威胁生命；需立即干预	死亡

· 识别病原体。

5. 治疗方式 [2，162-164，167，171-173，179，180]

总体原则

· 治疗其他潜在病因。

· 提供以补充水分和电解质为主的支持治疗。

· 重症患者可能要延迟或减少化疗剂量。

· 通常需规律使用止泻药物控制症状。

· 一旦症状受到控制，药物被滴定后可用于维持。

非药物治疗

· 避免进食导致腹泻的食品（乳制品、辛辣食物、含酒精食品、含咖啡因食品、高纤维食物）。

· 停止使用一切泻药、大便软化剂或促胃肠动力药。

· 多喝水（每天8～10杯）。

· 少食多餐。

药物治疗

· 洛哌丁胺（起效迅速）。

　方案

　片剂：2 mg。

　胶囊：2 mg。

　针剂：1 mg/7.5 mL，1 mg/5 mL。

　悬浮液：1 mg/7.5 mL。

　剂量

　标准剂量：首次解稀便后口服4 mg，以后每4小时或下次解稀便后口服2 mg。

　高剂量：首次解稀便后口服4 mg，以后每2小时口服2 mg直至腹泻停止后12小时。

　可能超过药物说明书中的最大剂量（每天16 mg）。

· 地芬诺酯和阿托品（起效迅速）。

方案

片剂：地芬诺酯2.5 mg或阿托品0.025 mg。

针剂：地芬诺酯2.5 mg或阿托品0.025 mg/5 mL。

剂量

每6小时5 mg地芬诺酯，直到腹泻得到控制。

· 除臭阿片汀。

（1）含10 mg/mL吗啡。

（2）剂量以吗啡含量表示。

（3）剂量：每6小时口服6 mg（0.6 mL）。

（4）谨慎使用。

· 止痛剂。

（1）含0.4 mg/mL吗啡。

（2）剂量：每6小时口服5～10 mL。

· 奥曲肽。

（1）生长抑素类似物。

（2）适用于化疗引起的复杂性腹泻或难治性腹泻。

剂量

100～150 μg皮下注射，每天3次，可增加剂量至500 μg，每天3次。

每小时25～50 μg，静脉灌注。

6. 治疗推荐[172, 173, 180]

单纯性腹泻

· 1～2级无并发症。

· 非药物治疗。

· 2级腹泻应暂停化疗直至症状缓解。

· 使用标准剂量洛哌丁胺，12～24小时后重新评估。

· 如症状缓解，可在排稀便停止12小时后停药。

· 如症状持续，使用高剂量洛哌丁胺，考虑使用抗生素，并在12～24小时后重新评估。

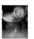

· 如腹泻持续，停用洛哌丁胺，全面完善体检，启用奥曲肽或其他二线药物。

· 如在任何时候患者出现腹泻恶化或并发症，应当按此治疗。

复杂性腹泻

· 3～4级或1～2级腹泻伴痉挛、恶心、呕吐、体力状态下降、发烧、败血症、中性粒细胞减少、出血或脱水。

· 住院治疗。

· 给予支持治疗（静脉输液/电解质）和非药物治疗。

· 根据需要使用奥曲肽和抗生素。

· 停止所有化疗直至症状缓解后重新开始降低剂量化疗。

周围神经病变

1. 介绍 [181-183]

周围神经病变常被忽视，但在妇科肿瘤患者中却是常见的严重不良反应。超过2/3的妇科肿瘤患者经历了某种形式的周围神经病变。发病可能导致化疗剂量减少、延误潜在有效治疗，同时影响患者的生活质量。

2. 高危因素 [1-6, 15, 182-186]

· 糖尿病。

· 预先存在的神经病变。

· 酗酒史。

· 营养不良。

· 代谢异常。

· 副肿瘤性疾病。

· 肿瘤压迫或侵袭。

· 化疗药物使用（表6-7）。

表6-7 导致周围神经病变的常见化疗药物

药物	发生剂量	发生率	备注
顺铂	300 mg/m²	28% ~ 100%	联合紫杉醇症状加重，停药后仍可进展
奥沙利铂	急性和持续性：500 mg/m²	急性：65% ~ 80% 持续性：43%	急性神经炎，可瞬间被冷冻触发；持续性神经炎与顺铂相似
卡铂	600 ~ 800 mg/m²	6% ~ 42%	与其他铂类相比神经毒性较轻，联合紫杉醇症状加重
紫杉醇	100 ~ 1 000 mg/m²	57% ~ 83%	联合铂类症状加重，输注时间缩短、频率增加使症状加重
多西紫杉醇	400 mg/m²	11% ~ 64%	与紫杉醇相比神经毒性较低，与铂类联合症状加重
长春新碱	发生：4 mg/m² 运动神经异常：>6 mg/m²	—	可导致自主神经炎运动神经炎较常见
六甲蜜胺	—	31%	总体而言停药后可逆

3. 定义[179]

· 周围神经病变：表现为炎症或外围神经退化的一种疾病。

· 感觉异常：在无刺激的情况下出现刺痛、麻木、压力、

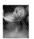

冷热等皮肤异常感觉。

· 需要协助完成日常的活动：如吃饭、购物、使用电话等。

· 需要协助完成日常自我护理：如洗澡、穿脱衣、吃饭、上厕所、吃药，但非卧床不起。

4. 临床表现 [181-184, 186, 187]

· 感觉症状最常见，如感觉异常、麻痹、疼痛。

· 运动症状较少见，如虚弱、肌腱反射消失。

· 自主神经症状罕见（通常由长春花生物碱引起）。

· 症状呈"手套和袜子"样对称分布。

· 症状自手指和脚趾末端开始，向近端移动。

· 停止相应药物，症状可能仍进展。

· 缓解通常发生在3个月内，但症状可能会持续。

5. 评估 [179, 182, 183, 185]

· 对接受神经毒性药物的患者应该考虑周围神经病变的存在。

· 症状的严重程度和对功能的影响见表6-8。

表6-8 周围神经病变严重程度分级

病变	1级	2级	3级	4级	5级
感觉障碍	轻微症状	中度症状；日常工具性活动受限	重度症状；日常自理受限	—	—
周围神经炎	无症状；观察；无需干预	中度症状；日常工具性活动受限	重度症状；日常自理受限；需辅助器械	威胁生命，需立即干预	死亡

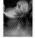

· 评估是否存在疼痛。

· 神经生理学检测结果常不一致，因此可选做。

· 基于症状的严重程度及患者的倾向性进行干预。

· 如有需要，转诊神经科、康复科或疼痛科。

6. 预防 [2, 182-190]

化疗的选择

· 对于高危患者，避免使用容易引起周围神经病变的化疗方案。

· 用多西紫杉醇代替紫杉醇。

· 卡铂优于顺铂。

· 避免高剂量的紫杉醇。

· 延长紫杉醇输注时间。

· 避免使用长春花碱类。

药物预防

· 没有任何药物能够预防化疗引起的周围神经病变。

· 预防性药物的使用不能推荐作为常规治疗。

· 氨磷汀。

（1）多个随机试验和综合分析未能显示氨磷汀具有预防作用。

（2）由于缺乏证据和潜在毒性，不推荐使用。

· 谷胱甘肽。

（1）5个试验的综合分析显示对顺铂引起的周围神经病变没有预防作用。

（2）患者接受奥沙利铂治疗的小规模试验显示谷胱甘肽的使用能够降低Ⅱ～Ⅳ度神经病变的发生。

· 维生素E。

（1）化疗过程中及化疗结束后3个月持续每天口服400 U维生素E在接受300 mg/m^{2}或更高剂量顺铂化疗的患者中能够降低周围神经炎的发生率和严重程度。

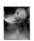

（2）由于具有抗氧化作用，理论上维生素E可能会降低化疗疗效。

（3）需要进一步研究和评估疗效和安全性。

·红细胞生成素。

（1）动物研究表明红细胞生成素有预防顺铂和多西他赛引起的周围神经病变的潜在作用。

（2）有研究显示接受紫杉醇化疗和红细胞生成素治疗的贫血患者周围神经病变减少。

（3）对于无贫血以及以根治为目的的患者，红细胞生成素的风险高于其预防周围神经病变方面可能的获益。

·钙、镁静脉注射。

（1）早期有临床试验显示患者静脉滴注奥沙利铂加钙和镁具有防治周围神经病变的潜在作用。

（2）入组353例患者的一项随机安慰剂对照临床试验显示，钙、镁注射与安慰剂对比在急性或累积性神经毒性的发生率上无差异。

（3）专家共识是避免使用。

·谷氨酰胺和乙酰左旋肉碱。

（1）来自小型且设计不一的临床试验的数据相互矛盾。

（2）需进一步研究确定其作用。

·5-羟色胺去甲肾上腺素再摄取抑制剂。

（1）文拉法辛已经被证明可以减少奥沙利铂诱导急性周围神经病变。

（2）没有关于对慢性神经病变有效的信息。

（3）由于证据有限不予推荐。

7. 治疗方案

总体原则[2, 182, 183, 185, 187]

·治疗任何潜在的神经病变或可能引起神经病变的代谢异常。

· 如有临床指征，可以换用导致较少周围神经病变的药物进行化疗（如紫杉醇换为多西紫杉醇）。

· 必要时减少剂量或停止致神经毒性药物。

药物治疗

· 对于周围神经病变的治疗暂无批准药物。

· 目前可用的大多数药物均基于其治疗糖尿病患者神经病变所致的疼痛而被认可。

· 用于治疗周围神经病变的一系列药物见表6-9。

表6-9　治疗化疗相关性周围神经病变的常用药物

药物	剂量	副作用
度洛西汀	起始剂量：每天20~30 mg 最大剂量：每天120 mg	恶心、口干、便秘、腹泻
加巴喷丁	起始剂量：每晚100~300 mg 最大剂量：1 200 mg，每天3次	嗜睡、头晕、恶心、腹泻、水肿、共济失调
5%利多卡因贴	每天3贴	皮疹
阿片类	可变	便秘、恶心、呕吐、镇静、呼吸抑制
普加巴林	开始剂量：25~50 mg，每天3次 最大剂量：200 mg，每天3次	眩晕、嗜睡、口干、水肿、视物模糊、注意力下降
曲马多	开始剂量：50 mg，每天1~2次 最大剂量：100 mg，每6小时1次，老年人每8小时1次	眩晕、便秘、恶心、嗜睡、癫痫、血清素综合征
三环类抗抑郁药	可变	抗胆碱能作用、心血管作用、眩晕、嗜睡

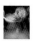

- 无力、轻触觉和本体感觉的丧失无法用药物治疗。
- 以低剂量开始治疗，进行剂量滴定，直至最大限度地控制症状，同时限制副作用。
- 应予2～8周的试验确定其疗效。
- 可能需要添加具有不同作用机制的第2种药物。
- 经研究，膳食补充剂，如乙酰左旋肉碱、谷氨酸盐、维生素E和谷胱甘肽疗效尚不确定。

非药物治疗

针灸。

神经刺激。

按摩。

康复治疗。

粒缺性发热

1. 简介 [191, 192]

粒缺性发热是妇科肿瘤化疗中一个主要的剂量限制性毒性。粒缺性发热通常需要住院并使用广谱抗生素。若不能及时发现及治疗，粒缺性发热将导致严重并发症、死亡，并产生高昂的费用。本节将介绍一些处理粒缺性发热的要点及临床上常用的药物。

2. 定义 [193]

- 粒细胞缺乏：中性粒细胞绝对数量（ANC）$<0.5 \times 10^9$/L或$<1 \times 10^9$/L并预计在48小时内会降至$\leq 0.5 \times 10^9$/L。
- 粒缺性发热：ANC$<0.5 \times 10^9$/L且单次口腔温度$\geq$38.3 ℃（101°F），或$\geq$38.0 ℃（100.4°F）且持续至少1小时。

3. 高危因素 [194]

- 患者相关因素。

（1）粒细胞减少症。

（2）恶性肿瘤类型（血液恶性肿瘤风险较高）。

（3）无脾。

（4）遗传因素。

· 化疗方案相关因素。

· 免疫系统功能异常。

· 皮质激素类和其他淋巴毒性药物。

· 其他宿主防御系统缺陷。

4. 微生物感染 [193, 195]

· 细菌感染（80% ~ 85%）。

· 导致粒缺性发热的常见病原菌在过去20年中从革兰阴性菌变成了革兰阳性菌。

· 产超广谱 β –内酰胺酶（ESBL）大肠杆菌和肺炎克雷伯菌品种不断涌现。

· 革兰阴性菌。

（1）大肠杆菌。

（2）肺炎克雷伯菌。

（3）"SPICE"菌：沙雷菌（S）、假单胞菌（P）、变形杆菌（I）、弗氏柠檬酸杆菌（C）、阴沟肠杆菌（E）。

· 革兰阳性菌。

（1）葡萄球菌（大部分凝固酶阴性）。

（2）链球菌。

（3）肠球菌。

· 多种微生物

· 真菌感染。

（1）念球菌。

（2）曲霉菌。

（3）其他。

· 其他感染：病毒。

5. 诊断与检查 [193, 195]

· 诊断：发热且ANC$<0.5 \times 10^9$/L。

· 检查。

（1）病史。

（2）全面体格检查（因可能引起一过性菌血症而不推荐直肠检查）。

（3）两套血培养或特定部位培养（如输液港、PICC管道；结果常呈阴性）。

（4）胸片。

（5）血细胞计数和分类。

（6）生化检查，如肝肾功能。

6. 初步风险评估 [193, 194, 196]

低危

· 发热时为非住院状态。

· 无急性并发症。

· 预计严重粒细胞减少持续时间短。

· 体力状态好（PS 0～1）。

· 无肝功能损害。

· 无肾功能不全。

· 癌症支持治疗多国协会风险指数评分（MASCC指数评分）≥21（表6-10）。

表6-10　MASCC指数评分评估粒缺性发热 [196]

特点	评分
疾病程度（以下选择一项）	
无症状	5
轻微症状	5
中度症状	3

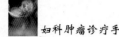

续表

特点	评分
无低血压（不用升压药时SBP≥90 mmHg）	5
无慢性阻塞性肺部疾病	4
实体肿瘤（如患血液恶性肿瘤且无既往真菌感染史）	4
无脱水	3
门诊患者因发热就诊	3
年龄<60岁（不适用于≤16岁的患者）	2

高危

· 发热时为住院状态。

· 严重医疗合并症或临床不稳定。

· 预计严重粒细胞减少持续时间长（ANC≤0.1×10^9/L，且≥7天）。

· 肝功能受损（AST/ALT≥5倍正常上限）。

· 肾功能不全（肌酐清除率<30 mL/min）。

· 癌症进展或失控。

· 肺炎或其他复杂并发症。

· 阿伦单抗。

· 3～4级黏膜。

· MASCC指数评分<21（表6-10）。

7. 主要预防措施 [193, 194]

· 低危：不推荐（包括大多数实体瘤患者）。

· 高危：考虑预防性使用氟喹诺酮类药物（首选左氧氟沙星）。

8. 治疗选择 [193, 194]

常用抗生素和抗真菌药治疗（表6-11、表6-12）。

表6-11 粒缺性发热的常用抗生素 [2, 194]

药物	剂量	副作用	说明	肾功能不全时调整剂量
革兰阳性菌活性抗生素				
万古霉素	15 mg/kg 静脉注射，每12小时1次；艰难梭菌：125 mg 口服，每6小时1次	皮疹、红人综合征	耐万古霉素肠球菌（VRE）无效	是
利奈唑胺	600 mg 静脉注射/口服，每天2次	血小板减少症，5-羟色胺综合征（少见）、周围神经炎（长期使用）	对耐甲氧西林表皮葡萄球菌（MRSE）和耐万古霉素肠球菌（VRE）有效 化疗导致免疫抑制期间使用需谨慎	否
达托霉素	6 mg/kg 每天静脉注射	肌炎和横纹肌溶解	治疗开始前监测肌酸激酶（CK），之后每周监测1次 因肺部表面活性物质可灭活该药对肺炎无效 对耐甲氧西林表皮葡萄球菌（MRSE）和耐万古霉素肠球菌（VRE）有效	是

续表

药物	剂量	副作用	说明	肾功能不全时调整剂量
达福普汀/奎奴普汀	7.5 mg/kg 静脉注射，每8小时1次	肌痛，关节痛	对耐万古霉素肠球菌（VRE）有效，但对粪肠球菌无效 因其副作用明显，甚少使用 需建立中心静脉注射通路	否
头孢洛林酯	600 mg 静脉注射，每12小时1次	不常见	对革兰阴性菌和革兰阳性菌均有活性，包括耐甲氧西林金黄色葡萄球菌 对粪肠球菌无效 库姆斯试验的血清转化现象	是
革兰阴性菌活性抗生素（包括假单胞菌）				
帕拉西林/他唑巴坦	4.5 g 静脉注射，每6小时1次	过敏	粒缺性发热的经验性用药选择 对大多数革兰阳性、革兰阴性和厌氧性微生物有活性 不推荐用于脑膜炎 半乳甘露糖抗原试验假阴性	是
头孢吡肟	2 g 静脉注射，每8小时1次	不常见	粒缺性发热的经验性用药选择 对大多数革兰阴性、革兰阴性微生物有活性 对厌氧菌和肠球菌无效 推荐用于疑似/证实的中枢神经系统感染	是

264

续表

药物	剂量	副作用	说明	肾功能不全时调整剂量
亚胺培南/西司他丁钠	500 mg静脉注射，每6小时1次	恶心、呕吐，癫痫发作	粒缺性发热的经验性用药选择 对大多数革兰阴性、革兰阴性和厌氧性微生物有活性 推荐用于产超广谱β-内酰胺酶（ESBL）菌或严重肠杆菌属感染 可能导致中枢神经系统肿瘤感染或肾功能不全患者癫痫发作的阈值降低	是
美诺配能	1 g静脉注射，每8小时1次（脑膜炎：2 g静脉注射每8小时1次）	不常见，癫痫发作	粒缺性发热的经验性用药选择 对大多数革兰阴性、革兰阴性和厌氧性微生物有活性 推荐用于产超广谱β-内酰胺酶（ESBL）菌或严重肠杆菌属感染 可能导致中枢神经系统肿瘤感染或肾功能不全患者癫痫发作的阈值降低	是
头孢他啶	2 g静脉注射，每8小时1次	不常见	对厌氧菌和肠球菌无效 因在研究中出现的严重耐药反应增多，较少用于粒缺性发热	是

续表

药物	剂量	副作用	说明	肾功能不全时调整剂量
其他抗生素				
环丙沙星	500～750 mg口服，每天2次 或 400 mg静脉注射，每8小时1次	QT间期延长	革兰阳性菌覆盖极低 对厌氧菌无效 与口服阿莫西林克拉维酸或克林霉素联合治疗低危患者	是
左氧氟沙星	500～750 mg口服或静脉注射，每天1次	QT间期延长	覆盖革兰阴性及部分革兰阳性菌 对厌氧菌无效 是针对特定高危患者预防性用药的选择	是
氨基糖苷类	不同的药物给药方法不同	肾毒性、耳毒性	主要针对革兰阴性菌 与β-内酰胺类抗生素联合治疗金黄色葡萄球菌感染和肠球菌感染有协同作用 保留至严重感染时使用 需要监测药代动力学	是

表6-12 粒缺性发热常用的抗真菌药[2, 194]

药物	剂量	副作用	说明	肾功能不全时调整剂量
氟康唑	400 mg 每天静注射或口服	极少	对多数假丝酵母菌有效 对光滑念珠菌的活性不稳定，但对克鲁斯式念珠菌无效 对霉菌无效	是
伏立康唑	6 mg/kg静脉注射，每12小时1次×2次，然后4 mg/kg静脉注射，每12小时1次或200 mg口服，每天2次	QT间期延长；与CYP3A4底物有相互作用	对珠菌属和曲霉菌有活性 对子囊菌无效 是侵袭性曲霉菌病的主要治疗方法 肾功能不全的患者使用静脉注射剂型时要谨慎	否
泊沙康唑	用于预防：200 mg口服，每天3次 用于治疗：200 mg口服，每天4次，然后400 mg口服，每天2次	QT间期延长；与CYP3A4底物有相互作用	对珠菌属和曲霉菌属及某些子囊菌属有活性 药物需在饭后或营养补充液后服用 质子泵抑制剂（PPI）会减少泊沙康唑的吸收 肾功能不全的患者使用静脉注射剂型时要谨慎	否

续表

药物	剂量	副作用	说明	肾功能不全时调整剂量
两性霉素B托素胆酸盐	0.5～1.5 mg/kg 静脉注射，每24小时1次	输注反应、肾毒性、电解质消耗	对念珠菌和曲霉菌属及某些子囊菌属有活性 用前需水化 预防性使用对乙酰氨基酚、抗组胺药、哌替啶	是
脂质体两性霉素B	3～10 mg/kg静脉注射，每24小时1次	较纯两性霉素B的输注反应、肾毒性、电解质消耗副作用弱	对念珠菌属和曲霉菌属及某些子囊菌属有活性 预防性使用对乙酰氨基酚、抗组胺药、哌替啶	是
两性霉素B脂质复合物	5 mg/kg 静脉注射，每24小时1次	较纯两性霉素B的输注反应、肾毒性、电解质消耗副作用弱	对念珠菌属和曲霉菌属及某些子囊菌属有活性 预防性使用对乙酰氨基酚、抗组胺药、哌替啶	是
两性霉素B胶体分散剂	5 mg/kg 静脉注射，每24小时1次	显著的输注反应、肾毒性、电解质消耗	对念珠菌属和曲霉菌属及某些子囊菌属有活性 预防性使用对乙酰氨基酚、抗组胺药、哌替啶	是

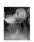

续表

药物	剂量	副作用	说明	肾功能不全时调整剂量
卡泊芬净	70 mg 静脉注射 1次，随后 50 mg 静脉注射，每 24 小时 1 次	AST/ALT 升高（不常见）	仅对念珠菌属和曲霉菌属有效 对子囊菌属无效 是侵袭性念珠菌感染的主要治疗方法 曲霉菌病的挽救治疗方法	否，但肝功能异常者需要调整剂量
米卡芬净	用于治疗：100 mg 静脉注射，每 24 小时 1 次 用于预防：50 mg 静脉注射，每 24 小时 1 次	不常见	仅对念珠菌属和曲霉菌属有效 对子囊菌属无效 是侵袭性念珠菌感染的主要治疗方法	否
阿尼芬净	200 mg 静脉注射 1次，随后 100 mg 静脉注射，每 24 小时 1 次	不常见	仅对念珠菌属和曲霉菌属有效 对子囊菌属无效 是侵袭性念珠菌感染的主要治疗方法	否

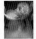

低危患者

· 患者可在家、门诊或住院治疗。

· 静脉注射或口服抗菌药物均可。

· 使用抗生素前后，特别是最初72小时需要密切监测。

· 抗假单胞菌抗生素需一线使用。

· 如选择口服，则环丙沙星加阿莫西林/克拉维酸是首选。

高危患者

· 患者应住院治疗。

· 需要静脉使用抗生素。

· 抗假单胞菌抗生素单药可用于一线治疗病情较简单的患者。

· 详细药物剂量及抗菌谱见表6–11和表6–12。

· 必要时增加部位特异性评估及治疗。

临床不稳定患者

· 经验性治疗推荐使用广谱β–内酰胺类药物（美罗培南、亚胺培南/西司他丁、哌拉西林/他唑巴坦加一种氨基糖苷类、万古霉素）。

· 如患者无预防性使用抗真菌药，郑重考虑加用氟康唑和棘白菌素。

· 考虑加用应激剂量氢化可的松，尤其是出现感染性休克的患者。

应用广谱革兰阳性菌抗生素的适应证

· 临床有明显的、严重的导管相关感染。

· 在最终鉴定和药物敏感试验结果出来前，血培养呈革兰阳性菌性。

· 已检测青霉素/头孢菌素耐药肺炎球菌、耐甲氧西林金黄色葡萄球菌、耐万古霉素肠球菌。

· 严重黏膜炎。

· 低血压或感染性休克无病原学证据（临床不稳定）。

· 软组织或皮肤感染。

9. 随诊[193]

· 经验性使用抗生素需根据临床及微生物学数据进行调整。

· 如感染已明确，应改用能到达相应感染部位，并且对病原菌敏感的抗生素。

· 如果万古霉素或其他覆盖革兰阳性菌的抗生素已用于经验性治疗，可继续使用直至连续2天无感染证据。

· 对于那些在标准经验性治疗后血流动力学仍不稳定的患者，抗生素的使用应广泛覆盖革兰阴性菌、革兰阳性菌、厌氧菌，且需持续使用抗真菌药物。

· 如广谱抗生素使用超过4~7天患者仍持续发热且无法确定发热原因，应考虑经验性使用抗真菌药物。

10. 治疗持续时间[194]

· 对于无法确定原因的发热，抗生素治疗应持续至ANC≥0.5×10^9/L，并继续上升。

· 对于已知感染，应持续使用抗生素至ANC≥0.5×10^9/L。然而，抗生素全疗程使用应取决于感染部位和病原体，可咨询医疗机构的感染性疾病专家。

· 皮肤或软组织感染，治疗持续7~14天。

· 血行感染（非复杂性）。

（1）革兰阳性菌感染，治疗持续7~14天。

（2）革兰阴性菌感染，治疗持续10~14天。

（3）金黄色葡萄球菌感染，用药至首次血培养阴性后至少2周，如涉及任何血管内置入结构疗程可延长。

（4）酵母菌感染，用药至首次血培养阴性后至少2周。

· 鼻窦炎或细菌性肺炎，治疗持续10~21天。

· 侵袭性真菌感染。

（1）链球菌感染，用药至首次血培养阴性后至少2周。

（2）霉菌（如曲霉菌）感染，用药至少12周。

·病毒感染。

（1）单纯疱疹或带状疱疹病毒感染，用药7～10天。

（2）流感病毒感染，用药至少5天，对于免疫系统受损患者可能需要延长用药时间至症状缓解。

外　渗

1. 背景[197]

外渗占化疗相关不良反应的0.5%～6%。根据药物特性和对组织的潜在损伤，化疗药物可分为刺激性、糜烂性和非刺激性、非糜烂性。然而，判断某个药物是刺激性还是糜烂性有时存在争议。鉴于临床试验数据有限，不同的医疗机构治疗外渗的方法各不相同。

2. 定义[198]

·刺激性：可能引起局部炎症反应但无组织坏死的药物。

·糜烂性：可能引起严重组织坏死的药物。

表6-13比较了刺激性和糜烂性药物。

表6-13　刺激性和糜烂性药物的比较

项目	刺激性	糜烂性
生理学	局部炎症反应	组织损伤和/或坏死
损伤持续时间	短期	长期或永久
症状	烧灼、疼痛、红斑	烧灼、瘙痒、起水疱、疼痛
血液回流	无碍	完全受阻

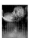

3.　危险因素[197]

· 静脉生理因素：脆弱、纤细、硬化、血流和管道大小。

· 药理因素：化疗药物用量和持续时间，药物使用先后顺序（表6-13）。

· 生理因素：上腔静脉综合征、周围神经炎、淋巴水肿、静脉炎。

· 放射因素：既往局部放疗史。

· 机械因素：穿刺技巧、进针部位、反复静脉穿刺。

4.　预防[197-200]

· 尽量使用中心静脉置管。

· 谨慎给药，并反复查看回血。

· 静脉穿刺部位应从手、足背、关节的尽可能远端开始。

· 禁止在新近静脉穿刺部位的远端给药。

· 给药前可考虑用热敷的方法使静脉扩张。

· 对患者进行宣教，一旦出现疼痛、瘙痒、烧灼的症状马上报告。

· 输注期间监测静脉穿刺部位。

5.　临床处理[199, 200]

　　总体流程（表6-14）。

· 停止输注。

· 通过给药用的静脉插管吸出剩余药液。

· 勿冲洗该静脉管道。

· 灌输解药。

· 拔除插管。

· 推荐冷敷或热敷。

· 外渗部位照相并标记边界。

· 如有必要，监测外渗部位24小时、1周及2周，一旦出现红、肿、痛、溃疡和坏死随时就诊。

妇科肿瘤诊疗手册

表6-14 化疗药物的分类及外渗的处理

化疗药物	刺激性或腐烂性分类	推荐使用的外渗处理流程
贝伐珠单抗	非腐烂性/非刺激性	—
硫酸博来霉素	非腐烂性/非刺激性（肌肉或皮下给药）	—
卡铂	超过10 mg/mL时产生刺激性	冷流程+二甲基亚砜
顺铂	高剂量时产生腐烂性	0.5 mg/mL浓度溶液外渗超过20 mL 小于以上浓度或外渗体积，无需治疗；高于以上浓度或外渗体积，参照硫代硫酸钠
环磷酰胺	非腐烂性/非刺激性	—
达卡巴嗪	刺激性	热流程
多西紫杉醇	刺激性及潜在腐烂性	热流程+二甲基亚砜
多柔比星	腐烂性	冷流程+二甲基亚砜，或冷流程+右丙亚胺 外渗体积<1~2 mL，常自愈，若超过3 mL，常出现溃疡
多柔比星脂质体	刺激性	冷流程

续表

化疗药物	刺激性或糜烂性分类	推荐使用的外渗处理流程
表柔比星	糜烂性	冷流程＋二甲基亚砜，或冷流程＋右丙亚胺
依托泊苷	刺激性	热流程［只有大量浓缩溶液（如计划总剂量的一半或超过一半）外渗时才需要使用透明质酸酶治疗］
氟尿嘧啶	刺激性	冷流程
盐酸吉西他滨	非糜烂性/非刺激性	—
异环磷酰氨	非糜烂性/非刺激性	—
伊立替康	刺激性	冷流程
亮氨酰脯氨酸酸醋酸盐	非糜烂性/非刺激性	仅肌内注射
美法仑	刺激性	无特别推荐
甲氨蝶呤钠	非糜烂性/非刺激性	—

续表

化疗药物	刺激性或腐烂性分类	推荐使用的外渗处理流程
丝裂霉素	腐烂性	冷流程+二甲基亚砜 避免外渗部位暴露于阳光下
奥沙利铂	有报道为刺激性腐烂剂	中到高剂量外渗导致炎症，但无坏死 可考虑硫代硫酸钠或高剂量右丙亚胺8 mg，每天2次，持续10天 避免冷流程
紫杉醇	刺激性、潜在腐烂性	冷流程
蛋白结合紫杉醇	刺激性、潜在腐烂性	冷流程
培美曲塞二钠	非腐烂性/非刺激性	—
盐酸拓扑替康	刺激性	冷流程
长春花碱类（长春新碱、长春瑞滨、长春花碱）	腐烂性	透明质酸酶利热流程

- 如有必要及早手术处理严重或大面积外渗。

  冷流程

- 药物处理完成后马上把冰袋外敷于外渗部位，持续15～20分钟，在外渗初期24～48小时内每天至少4次，采用如下方法。

  （1）凉抹布。

  （2）一次性冰袋。

  （3）治疗过程始终抬高患肢，每4～6小时活动一下，减少制动。

  热流程

- 药物处理完成后马上温敷外渗部位持续15～20分钟，在外渗初期24～48小时内每天至少4次，采用如下方法。

  （1）中等温度设置的加热垫。

  （2）一次性暖包。

- 治疗过程始终抬高并伸展患肢以促进血液循环，每4～6小时活动一下，减少制动。

  6. 解救药物[197, 199-202]

- 硫代硫酸钠。

  （1）0.4 mL 25%的硫代硫酸钠与2.1 mL灭菌注射用水混合（制成1∶6摩尔溶液）。

  （2）以25号或更小针头于外渗部位皮下注射总共2 mL上述硫代硫酸钠溶液。

  （3）遵照冷流程。

- 透明质酸酶。

  （1）外渗部位周围皮下注射总共1 mL（200 U），顺时针方向分开5个点注射，每个点注射0.2 mL。

  （2）不同注射部位应更换针头。

  （3）透明质酸酶严禁静脉给药，曾有致死报道。

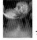

（4）遵照热流程。

（5）严禁冰敷。

（6）二甲基亚砜（DMSO）。

（7）蒽环类药物外渗的处理：在难以区分局部输液反应（静脉炎、局部刺激）和小范围外渗的情形下，当外渗部位所在肢体的对侧肢体无法用于建立静脉通路时，一旦护士吸出外渗部位剩余药液并移除静脉输液材料，马上应用二甲基亚砜。

（8）此辅助治疗方法在文献中褒贬不一。

（9）二甲基亚砜浓度为99%，使用时倒扣二甲基亚砜瓶使棉球或小号棉垫沾湿后外敷于患处，每天6小时，持续14天，或每天8小时，持续7天。

·地塞米松。

（1）处理蒽环类药物外渗的备选治疗药物。

（2）以下情况下考虑全身治疗。

中心静脉置管给药发生外渗可能会广泛累及软组织，导致大量外渗（较易发生溃疡和组织坏死）。

发现药物外渗至采取处理措施之间存在显著时间差（＞1小时）。

治疗必须在外渗后6小时内开始。

·冷敷流程应在注射前15分钟开始，直至注射后15分钟。

·推荐剂量。

（1）第1天和第2天：1 000 mg/m^2（最高剂量2 000 mg）静脉注射。

（2）第3天：500 mg/m^2（最高剂量1 000 mg）。

（3）对于肌酐清除率＜40 mL/min的患者，剂量降低50%。

（4）以1 000 mL 0.9%氯化钠注射液稀释，使用外渗部位所在肢体的对侧肢体为静脉通路，静脉滴注

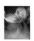

1~2小时。

（5）第2天和第3天，以丙氯拉嗪为预用药10 mg口服或地塞米松12 mg口服。

超敏反应（HSR）

1. 背景[203]

超敏反应（HSR）经常发生于接受铂类（卡铂、顺铂和奥沙利铂）和紫杉醇类（紫杉醇和多西紫杉醇）化疗的妇科肿瘤患者。然而，其他药物（如多柔比星脂质体）所导致的超敏反应亦时有报道。HSR通常难以预料，其症状差别巨大。本节重点讨论卡铂/顺铂及紫杉醇/多西紫杉醇HSR，以及临床治疗方法。

2. 发生率[1-5, 204]

· 卡铂：总发生率为1%~6%，但发生率可高达44%。

· 顺铂：5%~20%。

· 紫杉醇和多西紫杉醇：有预处理的情况下发生率为2%，无预处理则可达10%。

3. 发生机制[203-205]

· 铂类：IgE介导嗜碱性粒细胞及肥大细胞激活导致过敏反应及大多数急性HSR。表6-15列出HSR的种类。

· 紫杉醇类：发生与输注相关而非IgE介导，通常归结于对氧乙烯蓖麻油（紫杉醇）和聚氧乙烯去水山梨醇单月桂酸酯80（多西紫杉醇）。这些物质直接激活嗜碱性粒细胞和肥大细胞。

4. 临床表现及严重程度分级[179, 203]

表6-16列出HSR严重程度分级。

妇科肿瘤诊疗手册

表6-15 铂类超敏反应类型及其特点

超敏反应类型	抗原	介导抗体	机制	导致超敏反应的铂类药物	相关症状
I	可溶性抗原	IgE	肥大细胞及嗜碱性粒细胞脱颗粒	卡铂、顺铂、奥沙利铂（最常见）	早发症状：瘙痒、胸痛、皮疹、变态反应
II	细胞或基质相关抗原	IgG、IgM	噬菌细胞和NK细胞激活	奥沙利铂	溶血、血小板减少
III	可溶性抗原	IgG	免疫复合物，噬菌细胞和NK细胞激活，补体固着	奥沙利铂	慢性荨麻疹、关节痛、蛋白尿
IV	可溶性或细胞相关性抗原	T细胞	巨噬细胞和嗜酸性粒细胞激活，细胞毒作用	卡铂、顺铂	延迟反应，输注后几个小时甚至几天后才发生

表6-16　超敏反应的分级

	1级	2级	3级	4级	5级
超敏反应（过敏反应）	一过性潮红或皮疹；药物热<38.0℃，无需干预	症状在停止输注或应用药物（如抗组胺药物、非甾体抗炎药、镇静麻醉药物）后立即得到控制；需提前至少24小时预防性用药	症状持续（如用控制症状药物或中断输注后无法快速缓解）；初始治疗缓解后症状反复；因后遗症需住院（如肾损害、肺浸润）	危及生命的后果；需要紧急干预	死亡
急性输液反应（细胞因子释放综合征）	轻微反应；无需停止输注或干预	需要停止输注并治疗；对针对全身症状的治疗（如抗组胺类药、非甾体抗炎药、镇静麻醉药、静脉注射补液）反应迅速；需提前至少24小时预防性用药	症状持续（如用控制症状药物或中断输注后无法快速缓解）；经初始治疗缓解后症状反复；因后遗症需住院（如肾损害、肺浸润）	危及生命的后果；需用升压药物或者机械通气	死亡

铂类超敏反应

- 通常发生于反复用药及初始治疗结束后（＞6次剂量）。
- 症状可发生于静脉滴注过程中或滴注后。
- 常见的HSR症状通常较严重。
- 一半的HSR症状较轻，但可发生过敏反应。

紫杉醇类超敏反应

- 通常在使用紫杉醇/多西紫杉醇第1或第2个周期发生。
- 通常发生于给药的最初几分钟内。
- 症状通常较轻，但过敏反应仍可发生。

5. 预防 [195, 203, 204]

- 为可能发生的HSR做准备。

  准备好所有可能用于治疗和监测的设备及药物，如血压监测仪、静脉用抗组胺药、静脉用急性类固醇（如氢化可的松）、静脉用肾上腺素，以及氧气。

- 化疗前30分钟药物预处理（大多数情况下针对紫杉醇类药物）。

  （1）H_1受体拮抗剂（苯海拉明50 mg，静脉注射）。

  （2）H_2受体拮抗剂（雷尼替丁50 mg静脉注射或法莫替丁20 mg静脉注射）。

  （3）激素类（地塞米松20 mg，静脉注射）。

6. 脱敏 [203, 206]

- 逐渐反复给予小剂量药物抗原，直至全剂量，延长输注时间，并进行预处理。
- 已发表文献报道了各种脱敏流程。
- 未标明哪一个流程最优。
- 脱敏通常需要较长时间，但最近快速脱敏流程已成功进行试验。表6-17描述了迄今为止最大型试验所采用的脱敏流程。

表6-17　化疗药物快速脱敏12步流程

步骤	溶液	滴速	时间/分钟	每步输注溶液体积/mL
1	目标终浓度100倍稀释	每小时2.0 mL	15	0.50
2	—	每小时5.0 mL	15	1.25
3	—	每小时10.0 mL	15	2.50
4	—	每小时20.0 mL	15	5.00
5	目标终浓度10倍稀释	每小时5.0 mL	15	1.25
6	—	每小时10.0 mL	15	2.50
7	—	每小时20.0 mL	15	5.00
8	—	每小时40.0 mL	15	10.00
9	浓度计算需从总目标剂量中减去前8步所给予的累积剂量	每小时10.0 mL	15	2.50
10	—	每小时20.0 mL	15	5.00
11	—	每小时40.0 mL	15	10.00
12	—	每小时75.0 mL	延长直至完成目标剂量	232.50

· 考虑使用另一种铂类或紫杉醇类药物来替代。
· 对于使用卡铂引发HSR的患者，以顺铂替代卡铂。
· 对于使用紫杉醇引发HSR的患者，以多西紫杉醇或纳米紫杉醇替代紫杉醇。
· 脱敏过程中应严密监测患者，及时洞察各种爆发性过敏反应的症状和体征。

参 考 文 献

[1] BRISTOL-MEYER SQUIBB COMPANY. Taxol［Package Insert］Princeton［Z］，2011.

[2] HUDSON O H. Online Lexicomp［DB/OL］. Wolters Kluwer Health，2014. http：//online. lexi. com. Accessed 11 Jan 2014.

[3] SANOFI-AVENTIS. Taxotere［Package Insert］Bridgewater［Z］. 2013.

[4] Bristol-Meyer Squibb Company. Platinol［Package Insert］Princeton［Z］. 2010.

[5] BRISTOL-MEYER SQUIBB COMPANY. Paraplatin［Package Insert］Princeton［Z］. 2010.

[6] SANOFI-AVENTIS. Eloxatin［Package Insert］Bridgewater［Z］. 2013.

[7] PFIZER. Camptosar［Package Insert］New York［Z］. 2012.

[8] GLAXO SMITH KLINE. Hycamtin［Package Insert］Research Triangle Park［Z］. 2010.

[9] JANSSEN PRODUCTS. Doxil［Package Insert］Horsham［Z］. 2013.

[10] BEDFORD LABORATORIES. Doxorubicin［Package Insert］Bedford［Z］. 2012.

[11] PFIZER INC. Ellence［Package Insert］New York［Z］. 2013.

[12] ELI LILLY AND COMPANY. Gemzar［Package Insert］Indianapolis［Z］. 2013.

[13] PIERRE FABRE PHARMACEUTICALS INC. Navelbine［Package Insert］Parsippany［Z］. 2007.

[14] BEDFORD LABORATORIES. Vinblastine［Package Insert］Bedford［Z］. 2012.

［15］HOSPIRA INC．Vincristine ［Package Insert］Lake Forest ［Z］．
2013．

［16］HOSPIRA INC．Methotrexate Inj ection ［Package Insert］Lake
Forest ［Z］．2011．

［17］OVATION PHARMACEUTICALS INC．Cosmogen ［Pack-
age　Insert］Deerfield ［Z］．2008．

［18］BRISTOL-MYERS SQUIBB COMPANY．Cytoxan ［Package
Insert］Princeton ［Z］．2005．

［19］EISAI INC．Hexalen ［Package Insert］Woodcliff Lake ［Z］．
2009．

［20］GENENTECH INC．Xeloda ［Package Insert］South San Fran-
cisco ［Z］．2013．

［21］GENSIA SICOR PHARMACEUTICALS INC．Fluorouracil
［Package Insertl Irvine ［Z］，1999．

［22］BRISTOL MYERS SQUIBB COMPANY．Ifex ［Pack age Insert］
Princeton ［Z］．2007．

［23］APOPHARMA USA INC．Alkeran Injection ［Package Insert］
Rockville ［Z］．2011．

［24］ELILILLY AND COMPANY．Alimta ［Package Insert］Indiana-
polis ［Z］．2013．

［25］BEDFORD LABORATORIES．Dacarbazine ［Package　Insert］
Bedford ［Z］．2007．

［26］MERCK & CO．INC．Temodar ［Package Insert］Whitehouse Sta-
tion ［Z］．2013．

［27］GLAXOSMITHKLINE．Votrient ［Package Insert］Research
Triangle Park ［Z］．2013．

［28］BEDFORD LABORATORIES．Etoposide Injection ［Package
Insert］Bedford ［Z］．2012．

［29］MYLAN PHARMACEUTICALS INC．Etoposide Capsule ［Package Insert］Morgantown［Z］. 2013.

［30］HOSPIRA INC. Bleomycin［Package Insert］Lake Forest［Z］. 2012.

［31］ROSE P G, BUNDY B N, WATKINS E B, et al. Concurrent cisplatin-based radiotherapy and chemotherapy for locally advanced cervical cancer［J］. N Engl J Med, 1999, 340（15）: 1144-1153.

［32］ROSE P G, ALI S, WATKINS E, et al. Long-term follow-up of a randomized trial comparing concurrent single agent cisplatin, cisplatin-based combination chemotherapy, or hydroxyurea during pelvic irradiation for locally advanced cervical cancer: a Gynecologic Oncology Group Study［J］. J Clin Oncol, 2007, 25（19）: 2804-2810.

［33］KEYS H M, BUNDY B N, STEHMAN F B, et al. Cisplatin, radiation, and adj uvant hysterectomy compared with radiation and adj uvant hysterectomy for bulky stage IB cervical carcinoma ［J］. N Engl J Med, 1999, 340（15）: 1154-1161.

［34］LANCIANO R, CALKINS A, BUNDY B N, et al. Randomized comparison of weekly cisplatin or protracted venous infusion of fluorouracil in combination with pelvic radiation in advanced cervix cancer: a gynecologic oncology group study［J］. J Clin Oncol, 2005, 23（33）: 8289-8295.

［35］PETERS 3RD W A, LIU P Y, BARRETT 2ND R J, et al. Concurrent chemotherapy and pelvic radiation therapy compared with pelvic radiation therapy alone as adjuvant therapy after radical surgery in high-risk early-stage cancer of the cervix［J］. J Clin Oncol, 2000, 18（8）: 1606-1613.

［36］MOORE D H, BLESSING J A, MCQUELLON R P, et al. Phase Ⅲ study of cisplatin with or without paclitaxel in stage ⅣB, recurrent, or persistent squamous cell carcinoma of the cerix: a gynecologic oncology group study [J] . J clin Oncol, 2004, 22 (15) : 3113-3119.

[37] MONK B J, SILL M W, MCMEEKIN D S, et al. Phase Ⅲ trial of four cisplatin-containing doublet combinations in stage ⅣB, recurrent, or persistent cervical carcinoma: a Gynecologic Oncology Group study [J] . J Clin Oncol, 2009, 27 (28) : 4649-4655.

[38] KITAGAWA R, KATSUMATA N, SHIBATA T. A randomized, phase Ⅲ trial of p aclitaxel plus carboplatin (TC) versus paclitaxel plus cisplatin (TP) in stage Ⅳb, persistent or recurrent cervical cancer: Japan Clinical Oncology Group study (JCOG0505) [J] . J Clin Oncol, 2012: 30.

[39] LONG 3RD H J, BUNDY B N, GRENDYS JR E C, et al. Randomized phase Ⅲ trial of cisplatin with or without topotecan in carcinoma of the uterine cervix: a Gynecologic Oncology Group Study [J] . J Clin Oncol, 2005, 23 (21) : 4626-4633.

[40] TEWARI K S S, LONG M, RAMONDETTA H J, et al. Incorporation of bevacizumab in the treatment of recurrent and metastatic cervical cancer: a phase Ⅲ randomized trial of the Gynecologic Oncology Group [J] . J Clin Oncol, 2013, 31 (Suppl 18) : 3. Abstract.

[41] WEISS G R, GREEN S, HANNIGAN E V, et al. A phase Ⅱ trial of carboplatin for recurrent or metastatic squamous carcinoma of the uterine cervix: a Southwest Oncology Group study [J] . Gynecol Oncol, 1990, 39 (3) : 332-336.

[42] KUDELKA A P, WINN R, EDWARDS C L, et al. An update of a phase Ⅱ study of paclitaxel in advanced or recurrent sq uamous cell cancer of the cervix [J] . Anticancer Drugs, 1997, 8 (7) : 657-661.

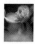
［43］MONK B J, SILL M W, BURGER R A, et al. Phase II trial of bevacizumab in the treatment of persistent or recurrent squamous cell carcinoma of the cervix: a gynecologic oncology group study ［J］.J Clin Oncol, 2009, 27（7）: 1069–1074.

［44］GARCIA A A, BLESSING J A, VACCARELLO L, et al. Phase II clinical trial of docetaxel in refractory squamous cell carcinoma of the cervix: a Gynecologic Oncology Group Study ［J］. Am J Clin Oncol, 2007, 30（4）: 428–431.

［45］LOOK K Y, BLESSING J A, GALLUP D G, et al. A phase II trial of 5–fluorouracil and high–dose leucovorin in patients with recurrent squamous cell carcinoma of the cervix: a Gynecologic Oncology Group study ［J］. Am J Clin Oncol, 1996, 19（5）: 439–441.

［46］SCHILDER R J, BLESSING J, COHN D E. Evaluation of gemcitabine in previously treated patients with non–squamous cell carcinoma of the cervix: a phase II study of the Gynecologic Oncology Group ［J］. Gynecol Oncol, 2005, 96（1）: 103–107.

［47］COLEMAN R E, HARPER P G, GALLAGHER C, et al. A phase II study of ifosfamide in advanced and relapsed carcinoma of the cervix ［J］. Cancer Chemother Pharmacol, 1986, 18（3）: 280–283.

［48］SUTTON G P, BLESSING J A, MCGUIRE W P, et al. Phase II trial of ifosfamide and mesna in patients with advanced or re–current squamous carcinoma of the cervix who had never received chemotherapy: a Gynecologic Oncology Group study ［J］. Am J Obstet Gynecol, 1993, 168（3 Pt 1）: 805–807.

［49］VERSCHRAEGEN C F, LEVY T, KUDELKA A P, et al. Phase II study of irinotecan in prior chemotherapy–treated squa–

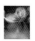

mous cell carcinoma of the cervix ［J］. J Clin Oncol, 1997, 15
（2）: 625-631.

［50］WAGENAAR H C, PECORELLI S, MANGIONI C, et al.
Phase Ⅱ study of mitomycin-C and cisplatin in disseminated,
squamous cell carcinoma of the uterine cervix. A European
Organization for Research and Treatment of Cancer（EORTC）
Gynecological Cancer Grout study ［J］. Eur J Cancer, 2001, 37
（13）: 1624-1628.

［51］MUDERSPACH L I, BLESSING J A, LEVENBACK C, et al.
A phase Ⅱ study of topotecan in patients with sq uamous cell
carclnoma of the cervix: a gynecologic oncology group study ［J］.
Gynecol Oncol, 2001, 81（2）: 213-215.

［52］BOOKMAN M A, BLESSING J A, HANJANI P, et al. Topote-
can in squamous cell carcinoma of the cervix: a phase Ⅱ study of
the Gynecologic Oncology Group ［J］. Gynecol Oncol, 2000;
77（3）: 446-449.

［53］THIGPEN J T, BRADY M F, ALVAREZ R D, et al. Oral me-
droxyprogesterone acetate in the treatment of advanced or recurrent
endometrial carcinoma: a dose-response study by the Gyneco-
logic Oncology Group ［J］. J Clin Oncol, 1999, 17（6）:
1736-1744.

［54］THIGPEN T, BRADY M F, HOMESLEY H D, et al.
Tamoxifen in the treatment of advanced or recurrent endometrial
carcinoma: a Gynecologic Oncology Group study ［J］. J Clin
Oncol, 2001, 19（2）: 364-367.

［55］PINELLI D M, FIORICA J V, ROBERTS WS, et al. Chemo-
therapy plus sequential hormonal therapy for advanced and recur-
rent endometrial carcinoma: a phase Ⅱ study ［J］. Gynecol
Oncol, 1996, 60（3）: 462-467.

［56］LENTZ S S, BRADY M F, MAJOR FJ, et al. High-dose megestrol acetate in advanced or recurrent endometrial carcinoma: a Gynecologic Oncology Group Study ［J］. J Clin Oncol, 1996, 14（2）: 357-361.

［57］FIORICA J V, BRUNETTO V L, HANJANI P, et al. Phase II trial of alternating courses of megestrol acetate and tamoxifen in advanced endometrial carcinoma: a Gynecologic Oncology Group study ［J］. Gynecol Oncol, 2004, 92（1）: 10-14.

［58］MA B B, OZA A, EISENHAUER E, et al. The activity of letrozole in patients with advanced or recurrent endometrial cancer and correlation with biological markers-a study of the National Cancer Institute of Canada Clinical Trials Group ［J］. Int J Gynecol Cancer, 2004, 14（4）: 650-658.

［59］ROSE P G, BRUNETTO VL, VANLE L, et al. A phase II trial of anastrozole in advanced recurrent or persistent endometrial carcinoma: a Gynecologic Oncology Group study ［J］. Gynecol Oncol, 2000, 78（2）: 212-216.

［60］RANDALL M E, FILIACI V L, MUSS H, et al. Randomized phase III trial of whole-abdominal irradiation versus doxorubicin and cisplatin chemotherapy in advanced endometrial carcinoma: a Gynecologic Oncology Group Study ［J］. J Clin Oncol, 2006, 24（1）: 36-44.

［61］THIGPEN J T, BRADY M F, HOMESLEY H D, et al. Phase III trial of doxorubicin with or with-out cisplatin in advanced endometrial carcinoma: a gynecologic oncology group study ［J］. J Clin Oncol, 2004, 22（19）: 3902-3908.

［62］HOMESLEY H D, FILIACI V, GIBBONS S K, et al. A randomized phase III trial in advanced endometrial carcinoma of surgery and volume directed radiation followed by cisplatin and doxorubicin

with or without paclitaxel: a Gynecologic Oncology Group study
[J]. Gynecol Oncol, 2009, 112（3）: 543-552.

［63］SORBE B, ANDERSSON H, BOMAN K, et al. Treatment of
primary advanced and recurrent endometrial carcinoma with a com-
bination of carboplatin and paclitaxellong-term follow-up［J］.
Int J Gynecol Cancer, 2008, 18（4）: 803-808.

［64］PECTASIDES D, XIROS N, PAPAXOINIS G, et al. Carbo-
platin and paclitaxel in advanced or metastatlc endometrial cancer
［J］. Gynecol Oncol, 2008, 109（2）: 250-254.

［65］NOMURA H, AOKI D, TAKAHASHI F, et al. Randomized
phase Ⅱ study comparing docetaxel plus cisplatin, docetaxel
plus carboplatin, and paclitaxel plus carboplatin in patients with
advanced or recurrent endometrial carboplatin: a Japanese Gyne-
cologic Oncology Group study（JGOG2041）［J］. Ann Oncol,
2011, 22（3）: 636-642.

［66］SECORD A A, HAVRILESKY L J, CARNEY M E, et al.
Weekly low-dose paclitaxel and carboplatin in the treatment of
advanced or recurrent Cervical and endometrial cancer［J］. Int
J Clin Oncol, 2007, 12（1）: 31-36.

［67］SCRIBNER JR D R, PULS L E, GOLD M A. A phase Ⅱ
evaluation of docetaxel and carboplatin followed by tumor volume
directed pelvic plus or minus paraaortic irradiation for stage Ⅲ
endometrial cancer［J］. Gynecol Oncol, 2012, 125（2）:
388-393.

［68］GELLER M A, IVY J J, GHEBRE R, et al. A phase Ⅱ trial
of carboplatin and docetaxel followed by radiotherapy given in a
"Sandwich" method for stage Ⅲ, Ⅳ, and recurrent endome-
trial cancer［J］. Gynecol Oncol, 2011, 121（1）: 112-117
.

［69］DEPPE G, COHEN C J, BRUCKNER H W. Treatment of advanced endometrial adenocarcinoma with cis-dichlorodiammine platihum（Ⅱ）after intensive prior therapy［J］. Gynecol Oncol, 1980, 10（1）: 51-54.

［70］SESKI J C, EDWARDS C L, HERSON J, et al. Cisplatin chemotherapy for disseminated endometrial cancer［J］. Obstet Gynecol, 1982, 59（2）: 225-228.

［71］BURKE T W, MUNKARAH A, KAVANAGH J J, et al. Treatment of advanced or recurrent endometrial carcinoma with single-agent carboplatin［J］. Gynecol Oncol, 1993, 51（3）: 397-400.

［72］GREEN 3RD J B, GREEN S, ALBERTS D S, et al. Carboplatin therapy in advanced endometrial cancer［J］. Obstet Gynecol, 1990, 75（4）: 696-700.

［73］THIGPEN J T, BUCHSBAUM H J, MANGAN C, et al. Phase Ⅱ trial of adriamycin in the treatment of advanced or recurrent endometrial carcinoma: a Gynecologic Oncology Group study［J］. Cancer Treat Rep, 1979, 63（1）: 21-27.

［74］MUGGIA F M, BLESSING J A, SOROSKY J, et al. Phase Ⅱ trial ofthe pegylated liposomal doxorubicin in previously treated-metastatic endometrial cancer: a Gynecologic Oncology Group study［J］. J Clin Oncol, 2002, 20（9）: 2360-2364.

［75］BALL H G, BLESSING J A, LENTZ S S, et al. A phase Ⅱ trial of paclitaxel in patients with advanced or recurrent adenocarcinoma of the endometrium: a Gynecologic Oncology Group study［J］. Gynecol Oncol, 1996, 62（2）: 278-281.

［76］LINCOLN S, BLESSING J A, LEE R B, et al. Activity of paclitaxel as second-line chemotherapy in endometrial carcinoma: a Gxaecologic Oncolo Group study［J］. Gynecol Oncol, 2003,

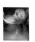

88（3）：277–281.

［77］GARCIA A A，BLESSING J A，NOLTE S，et al. A phase Ⅱ evaluation of weekly docetaxel in the treatment of recurrent or persistent endometrial carcinoma：a study by the Gynecologic Oncology Group［J］. Gynecol Oncol，2008，111（1）：22–26.

［78］AGHAJANIAN C，SILL M W，DARCY K M，et al. Phase Ⅱ trial of bevacizumab in recurrent or persistent endometrial cancer：a Gynecologic Oncology Group study［J］. J Clin Oncol，2011，29（16）：2259–2265.

［79］SUTTON G，BRUNETTO V L，KILGORE L，et al. A phase Ⅲ trial of ifosfamide with or without cisplatin in carcinosarcoma of the uterus：a Gynecologic Oncology Group study［J］. Gynecol Oncol，2000，79（2）：147–153.

［80］SUTTON G，KAUDERER J，CARSON L F，et al. Adjuvant ifosfamide and cisplatin in patients with completely resected stage Ⅰ or Ⅱ carcinosarcomas（mixed mesodermal tumors）of the uterus：a Gynecologic Oncology Group study［J］. Gynecol Oncol，2005，96（3）：630–634.

［81］HOMESLEY H D，FILIACI V，MARKMAN M，et al. Phase Ⅲ trial of ifosfamide with or without paclitaxel in advanced uterine carcinosarcoma：a Gynecologic Oncology Group study［J］. J Clin Oncol，2007，25（5）：526–531.

［82］PINK D，LINDNER T，MROZEK A，et al. Harm or benefit of hormonal treatment in metastatic low–grade endometrial stromal sarcoma：single center experience with 10 cases and review of the literature［J］. Gynecol Oncol，2006，101（3）：464–469.

［83］CHU M C，MOR G，LIM C，et al. Low–grade endometrial stromal sarcoma：hormonal aspects［J］. Gynecol Oncol，2003，90（1）：170–176.

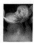
［84］CHENG X, YANG G, SCHMELER K M, et al. Recurrence patterns and prognosis of endometrial stromal sarcoma and the potential of tyrosine kinase-inhibiting therapy［J］. Gynecol Oncol, 2011, 121（2）：323-327.

［85］O' CEARBHAILL R, ZHOU Q, IASONOS A, et al. Treatment of advanced uterine leiomyosarcoma with aromatase inhibitors［J］. Gynecol Oncol, 2010, 116（3）：424-429.

［86］HENSLEY M L, MAKI R, VENKATRAMAN E, et al. Gemcitabine and docetaxel in patients with unresectable leiomyosarcoma: results of a phase II trial［J］. J Clin Oncol, 2002, 20（12）：2824-2831.

［87］HENSLEY M L, BLESSING J A, DEGEEST K, et al. Fixed-dose rate gemcitabine plus docetaxe as second-line therapy for metastatic uterine leiomyosarcoma: a Gynecologic Oncology Group phase II study［J］. Gynecol Oncol, 2008, 109（3）：323-328.

［88］HENSLEY M L, BLESSING J A, MANNEL R, et al. Fixed-dose rate gemcitabine plus docetaxel as first-line therapy for metastazx uterine leiomyosarcoma: a Gynecologic Oncology Group phase II trial［J］. Gynecol Oncol, 2008, 109（3）：329-334.

［89］HENSLEY M L, ISHILL N, SOSLOW R, et al. Adjuvant gemcitabine plus docetaxel for completely resected stages I ~ IV high grade uterine leiomyosarcoma: results of a prospective study［J］. Gynecol Oncol, 2009, 112（3）：563-567.

［90］SUTTON G, BLESSING J A, MALFETANO J H. Ifosfamide and doxorubicin in the treatment of advanced leiomyosarcomas of the uterus: a Gynecologic Oncology Group study［J］. Gynecol Oncol, 1996, 62（2）：226-229.

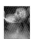

[91] LE CESNE A, JUDSON I, CROWTHER D, et al. Randomized phase III study comparing conventional-dose doxorubicin plus ifosfamide versus high-dose doxorubicin plus ifosfamide plus recombinant human granulocyte-macrophage colony-stimulating factor in advanced soft tissue sarcomas: a trial of the European Organization for Research and Treatment of Cancer/Soft Tissue and Bone Sarcoma Group [J]. J Clin Oncol, 2000, 18 (14): 2676-2684.

[92] OMURA G A, MAJOR F J, BLESSING J A, et al. A randomized study of adriamycin with and without dimethyl triazenoimidazole carboxamide in advanced uterine sarcomas [J]. Cancer, 1983, 52 (4): 626-632.

[93] LOSA R, FRA J, LOPEZ-POUSA A, et al. Phase II study with the combination of gemcitabine and DTIC in patients with advanced soft tissue sarcomas [J]. Cancer Chemother Pharmacol, 2007, 59 (2): 251-259.

[94] GARCIA-DEL-MURO X, LOPEZ-POUSA A, MAUREL J, et al. Randomized phase II study comparing gemcitabine plus dacarbazine versus dacarbazine alone in patients with previously treated soft tissue sarcoma: a Spanish Group for Research on Sarcomas study [J]. J Clin Oncol, 2011, 29 (18): 2528-2533

[95] DILEO P, MORGAN J A, ZAHRIEH D, et al. Gemcitabine and vinorelbine combination chemotherapy for patients with advanced soft tissue sarcomas: results of a phase II trial [J]. Cancer, 2007, 109 (9): 1863-1869.

[96] PETRIOLI R, CORATTI A, CORREALE P, et al. Adjuvant epirubicin with or without Ifosfamide for adult soft-tissue sarcoma [J]. Am J Clin Oncol, 2002, 25 (5): 468-473.

[97] LOOK K Y, SANDLER A, BLESSING J A, et al. Phase

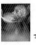

Ⅱ trial of gemcitabine as second-line chemotherapy of uterine leiomyosarcoma: a Gynecologic Oncology Group（GOG）Study［J］. Gynecol Oncol, 2004, 92（2）: 644-647.

［98］SUTTON G P, BLESSING J A, BARRETT R J, et al. Phase Ⅱ trial of ifosfamide and mesna in leiomyosarcoma of the uterus: a Gynecologic Oncology Group study［J］. Am J Obstet Gynecol, 1992, 166（2）: 556-559.

［99］SUTTON G, BLESSING J, HANJANI P, et al. Phase Ⅱ evaluation of liposomal doxorubicin（Doxil）in recurrent or advanced leiomyosarcoma of the uterus: a Gynecologic Oncology Group study［J］. Gynecol Oncol, 2005, 96（3）: 749-752.

［100］SUTTON G, BLESSING J A, BALL H. Phase Ⅱ trial of pa-clitaxel in leiomyosarcoma of the uterus: a gynecologic oncology group study［J］. Gynecol Oncol, 1999, 74（3）: 346-349.

［101］GALLUP D G, BLESSING J A, ANDERSEN W, et al. Evaluation of paclitaxel in previously treated leiomyosarcoma of the uterus: a gynecologic oncology group study［J］. Gynecol Oncol, 2003, 89（1）: 48-51.

［102］ANDERSON S, AGHAJANIAN C. Temozolomide in uterine leiomyosarcomas［J］. Gynecol Oncol, 2005, 98（1）: 99-103.

［103］NASTI G, ERRANTE D, TALAMINI R, et al. Vinorelbine is an effective and safe drug for AIDS-related Kaposi's sarcoma: results of a phase Ⅱ study［J］. J Clin Oncol, 2000, 18（7）: 1550-1557.

［104］VAN DER GRAAF W T, BLAY J Y, CHAWLA S P, et al. Pazopanib for metastatic soft-tissue sarcoma（PALETTE）: a randomized, double-blind, placebo-controlled phase 3 trial［J］. Lancet, 2012, 379（9829）: 1879-1886.

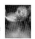

[105] OZOLS R F, BUNDY B N, GREER B E, et al. Phase Ⅲ trial of carboplatin and paclitaxel compared with cisplatin and paclit-axel in patients with optimally resected stage Ⅲ ovarian cancer: a Gynecologic Oncology Group study [J]. J Clin Oncol, 2003, 21 (17): 3194–3200.

[106] VASEY P A, ATKINSON R, COLEMAN R, et al. Docetax-el-carboplatin as first 1ine chemotherapy for epithelial ovarian cancer [J]. Br J Cancer, 2001, 84 (2): 170–178.

[107] MCGUIRE W E, HOSKINS W J, BRADY M F, et al. Cyclo-phosphamide and cisplatin compared with paclitaxel and cisplatin in patients with stage Ⅲ and stage Ⅳ ovarian cancer [J]. N Engl J Med, 1996, 334 (1): 1–6.

[108] ARMSTRONG D K, BUNDY B, WENZEL L, et al. Intraperi-toneal cisplatin and paclitaxel in ovariac cancer [J]. N Engl J Med, 2006, 354 (1): 34–43.

[109] KATSUMATA N, YASUDA M, TAKAHASHI F, et al. Dose-dense paclitaxel once a week in combination with carboplatin every 3 weeks for advanced ovarian cancer: a phase 3, open-label, randomized controlled trial [J]. Lancet, 2009, 374 (9698): 1331–1338.

[110] BURGER R A, BRADY M F, BOOKMAN M A, et al. Incor-poration of bevacizumab in the primary treatment of ovarian cancer [J]. N Engl J Med, 2011, 365 (26): 2473–2483.

[111] PERREN T J, SWART A M, PFISTERER J, et al. A phase 3 trial of bevacizumab in ovarian cancer [J]. N Engl J Med, 2011, 365 (26): 2484–2496.

[112] PARMAR M K, LEDERMANN J A, COLOMBO N, et al. Paclitaxel plus platinum-based chemotherapy versus conventional platinum-based chemotherapy in women with relapsed ovarian

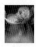

cancer: the ICON4/ AGO-OVAR-2. 2 trial [J] . Lancet, 2003, 361 (9375) : 2099-2106.

[113] GRONLUND B, HOGDALL C, HANSEN H H, et al. Results of reinduction therapy with paclitaxel and carboplatin in recurrent epithelial ovarian cancer [J] . Gynecol Oncol, 2001, 83 (1) : 128-134.

[114] PFISTERER J, PLANTE M, VERGOTE I, et al. Gemcitabine plus carboplatin compared with carboplatin in patients with platinum-sensitive recurrent ovarian cancer: an intergroup trial of the AGO-OVAR. the NCIC CTG. and the EORTC GCG [J] . J Clin Oncol, 2006, 24 (29) : 4699-4707.

[115] AGHAJANIAN C, BLANK S V, GOFF B A, et al. OCEANS: a randomized, double-blind, placebo-controlled phase III trial of chemotherapy with or without bevacizumab in patients with platinum-sensitive recurrent epithelial ovarian, primary peritoneal, or fallopian tube cancer [J] . J Clin Oncol, 2012, 30 (17) : 2039-2045.

[116] NAGOURNEY R A, BREWER C A, RADECKI S, et al. Phase II trial of gemcitabine plus cisplatin repeating doublet therapy in previously treated, relapsed ovarian cancer patients [J] . Gynecol Oncol, 2003, 88 (1) : 35-39.

[117] ROSE P G, MOSSBRUGER K, FUSCO N, et al. Gemcitabine reverses cisplatin resistance: demonstration of activity in platinum- and multidrug-resistant ovarian and peritoneal carcinoma [J] . Gynecol Oncol, 2003, 88 (1) : 17-21.

[118] STRAUSS H G, HENZE A, TEICHMANN A, et al. Phase II trial of docetaxel and carboplatin in recurrent platinum-sensitive ovarian, peritoneal and tubal cancer [J] . Gynecol Oncol, 2007, 104 (3) : 612-616.

[119] KUSHNER D M, CONNOR J P, SANCHEZ F, et al. Weekly docetaxel and carboplatin for recurrent ovarian and peritoneal cancer: a phase II trial [J]. Gynecol Oncol, 2007, 105 (2): 358–364.

[120] WAGNER U, MARTH C, LARGILLIER R, et al. Final over-all survival results of phase III GCIG CALYPS O trial of pegylated liposomal doxorubicin and carboplatin vs paclitaxel and carboplatin in platinum-sensitive ovarian cancer patients [J]. Br J Cancer, 2012, 107 (4): 588–591.

[121] ALBERTS D S, LIU P Y, WILCZYNSKI S P, et al. Randomized trial of pegylated liposomal doxorubicin (PLD) plus carboplatin versus carboplatin in platinum-sensitive (PS) patients with recurrent epithelial ovarian or peritoneal carcinoma after failure of initial platinumbased chemotherapy (Southwest Oncology Group Protocol S0200) [J]. Gynecol Oncol, 2008, 108 (1): 90–94.

[122] BURGER R A, SILL M W, MONK B J, et al. Phase II trial of bevacizumab in persistent or recurrent epithelial ovarian cancer or primary peritoneal cancer: a Gynecologic Oncology Group study [J]. J Clin Oncol, 2007, 25 (33): 5165–5171.

[123] KAYE S B, PICCART M, AAPRO M, et al. Phase II trials of docetaxel (Taxotere) in advanced ovarian cancer-an updated overview [J]. Eur J Cancer, 1997, 33 (13): 2167–2170.

[124] ROSE P G, BLESSING J A, BALL H G, et al. A phase II study of docetaxel in paclitaxel-resistant ovarian and peritoneal carcinoma: a Gynecologic Oncology Group study [J]. Gynecol Oncol, 2003, 88 (2): 130–135.

[125] MARKMAN M, BLESSING J, RUBIN S C, et al. Phase II trial of weekly paclitaxel (80 mg/m^2) in platinum and

paclitaxel-resistant ovarian and primary peritoneal cancers: a Gynecologic Oncology Group study [J]. Gynecol Oncol, 2006, 101 (3): 436-440.

[126] MARKMAN M, WEBSTER K, ZANOTTI K, et al. Phase 2 trial of single-agent gemcitabine in platinumpaclitaxel refractory ovarian cancer [J]. Gynecol Oncol, 2003, 90 (3): 593-596.

[127] D'AGOSTINO G, AMANT F, BERTELOOT P, et al. Phase II study of gemcitabine in recurrent platinum-and paclitaxel-resistant ovarian cancer [J]. Gynecol Oncol, 2003, 88 (3): 266-269.

[128] MUTCH D G, ORLANDO M, GOSS T, et al. Randomized phase III trial of gemcitabine compared with pegylated liposomal doxorubicin in patients With platinum-resistant ovarian cancer [J]. J Clin Oncol, 2007, 25 (19): 2811-2818.

[129] ROSE P G, BLESSING J A, MAYER A R, et al. Prolonged oral etoposide as second-1ine therapy for platinum-resistant and platinum-sensitive ovarian carcinoma: a Gynecologic Oncology Group study [J]. J Clin Oncol, 1998, 16 (2): 405-410.

[130] VERGOTE I, HIMMELMANN A, FRANKENDAL B, et al. Hexamethylmelamine as second-line therapy in platin-resistant ovarian cancer [J]. Gynecol Oncol, 1992, 47 (3): 282-286.

[131] MONK B J, CHOI D C, PUGMIRE G, et al. Activity of bevacizumab (rhuMAB VEGF) in advanced refractory epithelial ovarian cancer [J]. Gynecol Oncol, 2005, 96 (3): 902-905.

[132] CANNISTRA S A, MATULONIS U A, PENSON R T, et al. Phase II study of bevacizumab in patients with platinum-resistant

ovarian cancer or peritoneal serous cancer [J]. J Clin Oncol, 2007, 25 (33): 5180–5186.

[133] TENERIELLO M G, TSENG P C, CROZIER M, et al. Phase II evaluation of nanoparticle albumin-bound paclitaxel in platinum-sensitive patients with recurrent ovarian, peritoneal, or fallopian tube cancer [J]. J Clin Oncol, 2009, 27 (9): 1426–1431.

[134] FRACASSO P M, BLESSING J A, MORGAN M A, et al. Phase II study of oxaliplatin in platinum-resistant and refractory ovarian cancer: a gynecologic group study [J]. J Clin Oncol, 2003, 21 (15): 2856–2859.

[135] GORDON A N, FLEAGLE J T, GUTHRIE D, et al. Recurrent epithelial ovarian carcinoma: a randomized phase III study of pegylated liposomal doxorubicin versus topotecan [J]. J Clin Oncol, 2001, 19 (14): 3312–3322.

[136] MUGGIA F M, HAINSWORTH J D, JEFFERS S, et al. Phase II study of liposomal doxorubicin in refractory ovarian cancer: antitumor activity and toxicity modification by liposomal encapsulation [J]. J Clin Oncol, 1997, 15 (3): 987–993.

[137] FERRANDINA G, LUDOVISI M, LORUSSO D, et al. Phase III trial of gemcitabine compared with pegylated liposomal doxorubicin in progressive or recurrent ovarian cancer [J]. J Clin Oncol, 2008, 26 (6): 890–896.

[138] TEN BOKKEL HUININK W, GORE M, CARMICHAEL J, et al. Topotecan versus paclitaxel for the treatment of recurrent epithelial ovarian cancer [J]. J Clin Oncol, 1997, 15 (6): 2183–2193.

[139] MCGUIRE W P, BLESSING J A, BOOKMAN M A, et al.

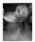
Topotecan has substantial antitumor activity as first-line sanage therapy in platinum-sensitive epithelial ovarian carcinoma: a Gynecologic Oncology Group study [J] . J Clin Oncol, 2000, 18（5）: 1062-1067.

[140] SEHOULI J, STENGEL D, HARTER P, et al. Topotecan weekly versus conventional 5-day schedule in patients with platinum-resistant ovarian cancer: a randomized multicenter phase Ⅱ trial of the North-Eastern German Society of Gynecological Oncology Ovarian Cancer Study Group [J] . J Clin Oncol, 2011, 29（2）: 242-248.

[141] BURGER R A, DISAIA P J, ROBERTS J A, et al. Phase Ⅱ trial of vinorelbine in recurrent and progressive epithelial ovarian cancer [J] . Gynecol Oncol, 1999, 72（2）: 148-153.

[142] MILLER D S, BLESSING J A, KRASNER C N, et al. Phase evaluation of pemetrexed in the treatment of recurrent or persistent platinum-resistant ovarian or primary peritoneal carcinoma: a study of the Gynecologic Oncology Group [J] . J Clin Oncol, 2009, 27（16）: 2686-2691.

[143] MARKMAN M, HAKES T, REICHMAN B, et al. Ifosfamide and mesna in previously treated advanced epithelial ovarian cancer: activity in platinum. resistant disease [J] . J Clin Oncol, 1992, 10（2）: 243-248.

[144] WOLF J K, BODURKA D C, VERSCHRAEGEN C, et al. A phase Ⅱ trial of oral capecitabine in patients with platinum-and taxane-refractory ovarian. falloplan tube, or peritoneal cancer [J] . Gynecol Oncol, 2006, 102（3）: 468-474.

[145] BODURKA D C, LEVENBACK C, WOLF J K, et al. Phase Ⅱ trial of irinotecan in patients with metastatic epithelial ovarian cancer or peritoneal cancer [J] . J Clin Oncol, 2003, 21

（2）：291-297.

［146］MARKMAN M, ISEMINGER K A, HATCH K D, et al. Tamoxifen in platinum-refractory ovarian cancer: a Gynecologic Oncology Group Ancillary Report ［J］. Gynecol Oncol, 1996, 62（1）：4-6.

［147］DEL CARMEN M G, FULLER A F, MATULONIS U, et al. Phase Ⅱ trial of anastrozole in women with asymptomatic mullerian cancer ［J］. Gynecol Oncol, 2003, 91（3）：596-602.

［148］PAPADIMITRIOU C A, MARKAKI S, SIAPKARAS J, et al. Hormonal therapy with letrozole for relapsed epithelial ovarian cancer. Long-term results of a phase Ⅱ study ［J］. Oncology, 2004, 66（2）：112-117.

［149］BOWMAN A, GABRA H, LANGDON S P, et al. CA125 response iS associated with estrogen receptor expression in a phase Ⅱ trial of letrozole in ovarian cancer: identification of an endocrine-sensitive subgroup ［J］. Clin Cancer Res, 2002, 8（7）：2233-2239.

［150］RAMIREZ P T, SCHMELER K M, MILAM M R, et al. Efficacy of letrozole in the treatment of recurrent platinum-and taxane-resistant high-grade cancer of the ovary or peritoneum ［J］. Gynecol Oncol, 2008, 110（1）：56-59.

［151］MARINACCIO M, D'ADDARIO V, SERRATI A, et al. Leuprolide acetate as a salvage-therapy in relapsed epithelial ovarian cancer ［J］. Eur J Gynaecol Oncol, 1996, 17（4）：286-288.

［152］VEENHOF C H, VAN DER BURG M E, NOOY M, et al. Phase Ⅱ study of high-dose megestrol acetate in patients with advanced ovarian carcinoma ［J］. Eur J Cancer, 1994, 30A（5）：697-698.

［153］WILAILAK S, LINASMITA V, SRISUPUNDIT S. Phase

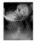

Ⅱ study of high-dose megestrol acetate in platinum-refractory epithelial ovarian cancer [J] . Anticancer Drugs, 2001, 12 (9) : 719-724.

[154] HESKETH P J. Chemotherapy-induced nausea and vomiting [J] . N Engl J Med, 2008, 358 (23) : 2482-2494. doi: 10. 1056/NEJMra0706547.

[155] HESKETH P J, GRUNBERG S M, GRALLA R J, et al. The oral neurokinin-1 antagonist Aprepitant for the prevention of chemotherapy-induced nausea and vomiting: a multinational, randomized, double. blind, placebo-controlled trial in patients receiving high. dose cisplatin-the Aprepitant Protocol 052 Study Group [J] . J Clin Oncol, 2003, 21 (22) : 4112-4119.

[156] WISER W, BERGER A. Practical management of chemothera-pyinduced nausea and vomiting [J] . Oncology (Williston Park) , 2005, 19 (5) : 637-645.

[157] HAWKINS R, GRUNBERG S. Chemotherapy-induced nausea and vomiting: challenges and opportunities for improved patient outcomes [J] . Clin J Oncol Nurs, 2009, 13 (1) : 54-64. doi: 10. 1188/09. CJONO 54-64.

[158] WILHELM S M, DEHOORNE-SMITH M L, KALE-PRAD-HAN P B. Prevention of postoperative nausea and vomiting [J] . Ann Pharmacother, 2007, 41 (1) : 68-78.

[159] RICHARDSON J L, MARKS G, LEVINE A. The influence of symptoms of disease and side effects of treatment on compliance with cancer therapy [J] . J Clin Oncol, 1988, 6 (11) : 1746-1752.

[160] ROILA F, HERRSTEDT J, AAPRO M, et al. Guideline update for MASCC and ESMO in the prevention of chemotherapy-and radiotherapy-induced nausea and vomiting: results of the Perugia

consensus conference ［ J ］ . Ann Oncol, 2010, 21 （ suppl 5 ）： v232–243. doi：lo. 1093/annonc/mdq194.

［161］NATIONAL COMPREHENSIVE CANCER NETWORK. Antiemesis. Version 1 ［ DB/OL ］, 2014. Accessed 11 Jan 2014. http：//www. nccn.org/professionals/physician_gls/pdf/antiemesis. pdf.

［162］MARTY M, POUILLART P, SCHOLL S, et al. Comparison of 5–hydroxytryptamine 3 （ serotonin ） antagonist ondansetron （ GR 38032F ） with high–dose metoclopramide in the control of cisplatin–induced emesis ［ J ］. N Engl J Med, 1990, 322 （ 12 ）： 816–821. doi：lO. 1056/NEJMl99003223221205.

［163］BOCCIA R V, GORDAN L N, CLARK G, et al. Efficacy and tolerability of transdermal granisetron for the control of chemo-therapy–induced nause and vomiting associated with moderately and highly emetogenic multi–day chemotherapy： a randomized. double–blind, phase Ⅲ study ［ J ］. Support Care Cancer, 2011, 19 （ 10 ）： 1609–1617.

［164］GLAXO SMITH KLINE. Zofran ［ Package Insert ］ Research Triangle Park ［ Z ］, 2011.

［165］BASCH E, PRESTRUD A A, HESKETH P J, et al. Antiemet-ics： American Society of Clinical Oncology clinical practice guideline update ［ J ］. J Clin Oncol, 2011, 29 （ 31 ）： 4189–4198. doi：lO. 1200/JCO, 2010. 34. 4614.

［166］SANOFI–AVENTIS. Anzamet ［ Package Insert ］. Bridgewater ［ Z ］, 2011.

［167］MERCK SHARP & DOHME CORP. Emend ［ Package Insert ］ Whitehouse Station ［ Z ］, 2010.

［168］NAVARI R M, GRAY S E, KERR A C. Olanzapine versus Aprepitant for the prevention of chemotherapy–induced nausea and vomiting： a randomized phase Ⅲ trial ［ J ］. J Support

Oncol, 2011, 9 (5) : 188-195. doi: 10. 1016/j. suponc, 2011. 05. 002.

[169] JORDAN K, KINITZ I, VOIGT W, et al. Safety and efficacy of a triple antiemetic combination with the NK-1 antagonist Aprepitant in highly and moderately emetogenic multiple-day chemotherapy [J] . Eur J Cancer, 2009, 45 (7) : 1184-1187.

[170] EINHORN L H, BRAMES M J, DREICER R, et al. Palonosetron plus dexamethasone for prevention of chemotherapy-induced nausea and vomiting in patients receiving multiple-day cisplatin chemotherapy for germ cell cancer [J] . Support Care Cancer, 2007, 15 (11) : 1293-1300.

[171] SHAW C, TAYLOR L. Treatment-related diarrhea in patients with cancer [J] . Clin J Oncol Nurs, 2012, 16 (4) : 413-417. doi: 10. 1188/12. CJON. 413-417.

[172] WADLER S, BENSON A B, ENGELKING C, et al. Recommended guidelines for the treatment of chemotherapy-induced diarrhea [J] . J Clin Oncol, 1998, 16: 3169.

[173] BENSON A B, AJANI J A, CATALANO R B, et al. Recommended guidelines for the treatment of chemotherapy-induced diarrhea [J] . J Clin Oncol, 2004, 22 (14) : 2918-2926. doi: 10. 1200/JCO, 2004. 04. 132.

[174] GUPTA E, LESTINGI T M, MICK R, et al. Metabolic fate of Irinotecan in humans: correlation of glucuronidation with diarrhea [J] . Cancer Res, 1994, 54 (14) : 3723-3725.

[175] DIASIO R B, BEAVERS T L, CARPENTER J T. Familial deficiency of dihydropyrimidine dehydrogenase. Biochemical basis for familial pyrimidinemia and severe 5-fluorouracil-induced toxicity [J] . J Clin Invest, 1988, 81 (1) : 47-51.

[176] HARRIS B E, CARPENTER J T, DIASIO R B. Severe 5-fluorouracil toxicity secondary to dihydropyrimidine dehydrogenase deftciency. A potentially more common pharmacogenetic syndrome [J] . Cancer, 1991, 68 (3) : 499-501.

[177] PULLARKAT S T, STOEHLMACHER J, GHADER V, et al. Thymidylate synthase gene polymorphism determines response and toxicity of 5-FU chemotherapy [J] . Pharmacogenomics J, 2001, 1 (1) : 65.

[178] XU J M, WANG Y, GE F J, et al. Severe irinotecan-induced toxicity in a patient with UGTl A1 28 and UGTlAl 6 polymorphisms [J] . World J Gastroenterol, 2013, 19 (24) : 2899-2903. doi: 10. 3748/wig. v19. i27. 3899.

[179] Common Terminology Criteria for Adverse Events Version 4. 03 [DB/OL] . http: //evs. nci. nih. gov/ftp1/CTCAE/CTCAE_4. 03_2010-06-14_Quick Reference_5x7. pdf. Accessed 4 Jan 2014.

[180] ABIGERGES D, ARMAND J P, CHABOT G G, et al. Irinotecan (CPT-11) high-dose escalation using intensive high-dose loperamide to control diarrhea [J] . J Natl Cancer Inst, 1994, 86 (6) : 446. doi: 10. 1093/jnci/86. 6. 446.

[181] STAVRAKA C, FORD A, GHAEM-MAGHAMI S, et al. Gynecol Oncol [J/OL] , 2012, 125 (1) : 59-64. doi: 10. 1016/j. ygyno, 2011. 12. 421.

[182] ARGYRIOU A A, BRUNA J, MARMIROLI P, et al. Chemotherapy induced peripheral neurotoxicity (CIPN) : an update [J] . Crit Rev Oncol Hematol, 2012, 82 (1) : 51-77.

[183] STUBBLEFIELD M D, BURSTEIN H J, BURTON A W, et al. NCCN task force report: management of neuropathy in cancer [J] . J Natl Compr Canc Netw, 2009, 7: S-1-26.

[184] BEIJERS A J, JONGEN J L, VREUGDENHIL G. Chemother-

apy-induced neurOtoxocity: the value of neuroprotective strategies [J]. Neth J Med, 2012, 70 (1): 18-25.

[185] GRISOLD W, CAVALETTI G, WINDEBANK A J. Peripheral neuropathies from chemotherapeutics and targeted agents: diagnosis, treatment, and prevention [J]. Neuro Oncol, 2012, 14 (Suppl 4): iv45-54.

[186] CHAMBERLAIN M C. Neurotoxicity of cancer treatment [J]. Curr Oncol Rep, 2010, 16: 60-67. doi: 10. 1007/s11912-009-0072-9.

[187] PICCOLO J, KOLESAR J M. Prevention and treatment of chemotherapy-induced peripheral neuropathy [J]. Am J Health Syst Pharm, 2014, 71 (1): 19-25. doi: lO. 2146/aihpl30126.

[188] WEBER B, LARGILLIER R, RAY-COQUARD I, et al. A potentially neuroprotective role for erythropoietin with paclitaxel treatment in ovarian cancer patients: a prospective phase Ⅱ GINECO trial [J]. Support Care Cancer, 2013, 21 (7): 1947-1954.

[189] LOPRINZI C L, QIN R, DAKHILL S R, et al. Phase Ⅲ randomized, placebo-controlled, double-blind study of intravenous calcium and magnesium to prevent oxaliplatin-induced sensory neurotoxicity (N08CB/Alliance) [J]. J Clin Oncol, 2013, doi: 10. 1200/JCO, 2013. 52. 0536.

[190] HENSLEY M L, HAGERTY K L, KEWALRAMANI T, et al. American Society of Clinical Oncology 2008 clinical practice guideline update: use of chemotherapy and radiation therapy protectants [J]. J Clin Oncol, 2009, 27 (1): 127-145. doi: 10. 1200/JCO, 2008. 17. 2627.

[191] DALE D C, MCCARTER G C, CRAWFORD J, et al. Myelo-

toxicity and dose intensity of chemotherapy: reporting practices from randomized clinical trials [J]. J Natl Compr Canc Netw, 2003, 1（3）: 440-454.

[192] KUDERER N M, DALE D C, CRAWFORD J, et al. Mortality, morbidity, and cost associated with febrile neutropenia in adult cancer patients [J]. Cancer, 2006, 106（10）: 2258-2266.

[193] FREIFELD A G, BOW E J, SEPKOWITZ K A, et al. Clinical practice guideline for the use of antimicrobial agents in neutropenic patients with cancer: 2010 Update by the Infectious Diseases Society of America [J]. Clin Infect Dis, 2011, 52（4）: 427-431.

[194] NATIONAL COMPREHENSIVI CANCER NETWORK. Prevention and treatment of cancer-related infection. Version 1, 2013 [DB/OL].Accessed 25 Dec 2013. http: //www. nccn. org/professionals/physician_gls/pdf/infections. pdf.

[195] GREEN M R. Symptom management [M] //ASHP and ACCP Inc, 2013 Oncology Pharmacy Preparatory Review Course, 2013 ed. Lenex. KS: American College of Clinical Pharmacy, 2013, 1072-1079.

[196] KLASTERSKY J, PAESMANS M, RUBENSTEIN E B, et al. The Multinational Association for Supportive Care in Cancer risk index: a multinational scoring system for identifying low-risk febrile neutropenic cancer patients [J]. J Clin Oncol, 2000, 18（16）: 3038-3051.

[197] GOOLSBY T V, LOMBARDO F A. Extravasation of chemotherapeutic agents: prevention and treatment [J]. Semin Oncol, 2006, 33（1）: 139-143.

[198] CHU E, DEVITA JR V T, COPUR M S, et al. Physician's

cancer chemotherapy drug manual [M]. Sudbury: Jones and Bartlett, 2008.

[199] PERRY M C. The chemotherapy source book [M]. 4th ed. Philadelphia: Lippincott Williams & Wilkins, 2008.

[200] SCHULMEISTER L. Extravasation management: clinical update [J]. Semin Oncol Nurs, 2011, 27 (1): 82–90.

[201] BERTELLI G, GOZZA A, FORNO G B, et al. Topical dimethylsulfoxide for the prevention of soft tissue injury after extravasation of vesicant cytotoxic drugs: a prospective clinical study [J]. J Clin Oncol, 1995, 13 (11): 2851–2855.

[202] MOURIDSEN H T, LANGER S W, BUTER J, et al. Treatment of anthracycline extravasation with Savene (dexrazoxane): results from two prospective clinical multicentre studies [J]. Ann Oncol, 2007, 18 (3): 546–550.

[203] NATIONAL COMPRFHENSIVT CANCER NETWORK. Epithelial ovarian cancer. Version 2, 2013 [DB/OL]. Accessed 20 July 2013. http: //www. nccn. Org/professionals/physician_gls/pdf/ovarian. pdf.

[204] MAKRILIA N, SYRIGOU E, KAKLAMANOS I, et al. Hypersensitivity reactions associated with platinum antineoplastic agents: a systematic review [J]. Met Based Drugs, 2010: pii: 207084.

[205] CASTELLS M, SANCHO–SERRA MDEL C, SIMARRO M. Hypersensitivity to antineoplastic agents: mechanisms and treatment with rapid desensitization [J]. Cancer Immunol Immunother, 2012, 61 (9): 1575–1584.

[206] CASTELLS M C, TENNANT N M, SLOANE D E, et al. Hypersensitivity reactions to chemotherapy: outcomes and safety of rapid desensitiz ation in 413 cases [J]. J Allergy Clin Immunol, 2008, 122 (3): 574–580.

第三部分
放　　疗

第七章　放疗在妇科肿瘤中的应用

SUSAN G R MCDUFF、CATHERYN M YASHAR　编著

王岩、周静　译

放疗的生物学

1. 定义

· 伦琴（R）是射线强度的单位，相当于1立方厘米0 ℃的空气中产生的X射线或伽马射线的总和。

· 1 Gy=1 J/kg=100 cGy=100 rad。

· 居里（Ci）是放射性活度单位，1Ci=3.7×10^{10}次核衰变/秒。

2. 康普顿效应

· 放疗（高能射线）反应原理。

（1）入射光子撞击核外轨道的电子，其部分能量以动能的形式传递给核外电子。

（2）这个高速的电子挣脱原子核的束缚，从而使原子发生电离，进而破坏重要的化学键，启动一系列的辐射反应。

3. 光电效应

· 普通放射诊断射线（低能射线）反应原理。

（1）入射光子撞击目标物质核外电子，所有能量被核外电子吸收。

（2）一个内层轨道电子在吸收能量后从轨道释放，空缺由外层电子填补。

（3）产生一个具有全新特征的光子。

4. 放射生物学

· 射线如何杀死肿瘤？

（1）DNA损伤是射线杀死肿瘤细胞的主要机制[1, 2]。

（2）射线造成DNA损伤包括：①单链或双链DNA断裂；②碱基损伤；③DNA分子的交联；④蛋白质和DNA分子的交连。

（3）射线可以直接破坏DNA或者产生自由基进而导致DNA损伤。

（4）射线还可以直接破坏细胞膜，进一步导致细胞凋亡。

5. 放射敏感性

· 放疗的原理是选择性地杀灭肿瘤细胞的同时保护正常组织[2]。

· 放射敏感性是指细胞对射线杀伤作用的敏感程度。

（1）放射敏感性主要表现在射线对细胞杀伤作用的程度、速度和持续时间[2]。

（2）放射敏感性是由细胞修复DNA损伤的速度所决定的。

（3）由于DNA修复能力的差异，恶性细胞更容易被射线杀伤。

（4）通过低剂量的照射（如1~2 Gy），肿瘤细胞和正常细胞的DNA均受到亚致死性损伤。

相比肿瘤细胞，正常细胞可以更迅速地修复亚致死性损伤，这就是常规放疗采取分次照射的原因（每天低剂量照射）。分次照射给予正常细胞修复的机会，而恶性细胞损伤逐渐累积直至死亡。

超分割放疗允许每次给予相对更大的照射剂量，每次执行间隔时间更长（>1天）。

（5）不同肿瘤的放射敏感性不同。某些肿瘤在较低的照射剂量下即可消退，而某些则需要非常高的剂量。

6. 含氧量的影响

·含氧量越高，细胞对射线越敏感。

（1）氧气分子可能附着于受损的DNA上，从而"修复"损伤。

（2）乏氧细胞比非乏氧细胞更能抵抗放射损伤。

替拉扎明是一种试验性药物，它只在乏氧环境下损伤DNA，或许对肿瘤乏氧区域照射有良好作用。初步研究尚未找到替拉扎明在颈部肿瘤放疗中应用能提高生存率的相关证据[3]。

GOG 219试验，研究替拉扎明对ⅠB、Ⅱ～ⅣA期局限于盆腔的宫颈癌患者无进展生存率（PFS）和总生存率（OS）的影响。3年后，替拉扎明组和对照组之间的PFS和OS没有统计学差异。替拉扎明增加治疗的毒性作用。

7. 细胞周期的影响

·增殖期细胞比非增殖期细胞更容易受到射线损伤。

·肿瘤组织中处于增殖周期中的细胞比例更高，意味着其对射线更敏感。细胞在增殖周期中所处的状态也很重要。

（1）处于G2末期（DNA合成后期）和M期（有丝分裂期）的细胞最敏感。

（2）紫杉醇是一种能将肿瘤细胞分裂周期阻断在M期的化疗药物，从而使更多的肿瘤细胞受到放射伤害。

8. 放射可治愈性

·放射可治愈性是指患者通过放疗使肿瘤痊愈的可能性。放射可治愈性取决于肿瘤的敏感性、肿瘤负荷和周围组织的耐受性。

例如，宫颈鳞状细胞癌是抗射线肿瘤（根治剂量＞70 Gy），但是它可治愈性很高，因为其周围的正常组织

（即宫颈和阴道）耐受剂量高、副反应小，能给予肿瘤更高的照射剂量。

9. 治疗增益比

· 治疗增益比是指导致肿瘤细胞死亡的照射剂量与导致邻近正常组织严重毒性反应照射剂量的比值。鉴于治疗剂量与毒性剂量之间的矛盾，许多放疗试验的研究目标是最大化治疗增益比，以期治疗剂量远低于产生毒副作用的剂量。

10. 放射增敏剂

· 放射增敏剂与紫杉醇类似，是指能增加射线杀伤力的药物。例如：

（1）化疗药物顺铂（抑制细胞DNA损伤的修复）、5-氟尿嘧啶、阿霉素和吉西他滨。

（2）乏氧细胞增敏剂：改善乏氧细胞对射线的反应，如米索硝唑。

· 放射保护剂（radioprotectors）是指能降低正常组织放射反应的药物。内源性含巯基的化合物和氨磷汀均是放射保护剂的代表。

11. 平方反比定律

· 某点的射线强度与其到放射源距离的平方成反比（$I=1/d^2$）[2]。

（1）平方反比定律解释了射线直接照射阴道时（近距离放疗），膀胱和直肠受照剂量相对较低的原因。

（2）与放射源距离 2 cm 处的射线强度是距离 1 cm 处的 1/4。

（3）平方反比定律解释了对于近距离放疗的患者，为什么我们应站在他们房间的门口，以使射线暴露最小化。

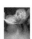

放疗简介

1. 放疗的两种基本类型
体外照射治疗（EBRT）

·射线以电子、光子或质子形式从身体以外某处照射体内
组织（如直线加速器，图7-1和图7-2）。

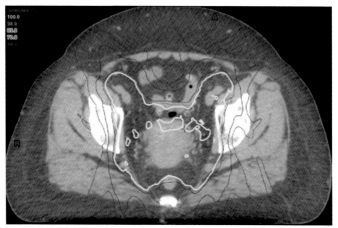

图7-1 宫颈癌患者影像引导调强适形放疗计划的CT横断面（图
片由C.Yashar提供）

（1）体内无放射源。

（2）放射源与患者无直接接触。

·体外照射治疗技术。

（1）立体定向放疗是指使用标准的直线加速器对体
内局部进行高剂量精确照射。

（2）立体定向放射手术（SRS）是指对脑内局部进行
高剂量精确照射。

（3）体部立体定向放疗（SBRT）是指对躯干局

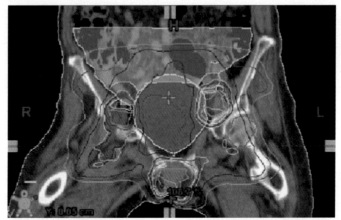

图7-2　外阴癌患者影像引导调强适形放疗计划的CT冠状面（图片由C.Yashar提供）

部进行高剂量精确照射。

（4）质子治疗是指使用质子线对肿瘤组织进行照射。其主要优点是提高剂量分布准确性和降低深部剂量（它可以最小化正常组织的受照剂量，特别是肿瘤组织和正常组织邻近时）。

（5）赛博刀是以体内标志点引导，通过机械臂，将射线从任何方向照射身体任意部位的靶区。

（6）伽玛刀是利用钴源产生伽玛射线，精确聚焦脑内局部，给予单次大剂量照射，对肿瘤进行消融治疗。

内照射治疗（近距离放疗）

· 天然同位素（如铱、铯）衰变释放的射线常用于组织间介入放疗、腔内放疗及近距离放疗[2]。

· 近距离放疗是什么？

（1）射线从置于体内的放射源照射邻近的肿瘤。

（2）腔内放疗是指放射源直接放置在体腔内（如阴道，图7-3、图7-4和图7-5）。

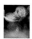

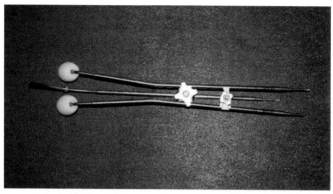

图7-3 用于治疗宫颈癌、子宫内膜癌和阴道癌的施源器（图片由C. Yashar提供）

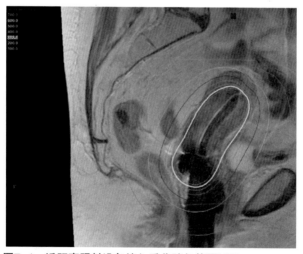

图7-4 近距离照射设备植入后盆腔矢状面MRI

　　彩色的线条代表施源器周围的剂量分布，由于平方反比定律，剂量逐渐递减（图片由C. Yashar提供）。

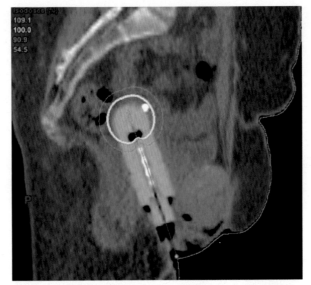

图7-5 阴道穹隆近距离放疗（图片由C. Yashar提供）

（3）组织间介入放疗，放射源直接放置在瘤床或身体组织间隙中（如前列腺等没有自然腔隙的器官）。

（4）常规治疗低剂量率（LDR）系统和高剂量率（HDR）系统均可行内照射治疗。

LDR系统要求医院具有供患者住院的放射屏蔽病房，在现代肿瘤放疗中比较少用到。LDR系统剂量强度为50~120 cGy/h。

HDR系统在近距离照射中更为常用，剂量强度为100 cGy/min。

HDR系统常用于患者门诊治疗。

施源器能够加载放射源（主要是铱），用于实施腔内放射。

使用含有放射物质的线材进行介入放疗。放射性粒子

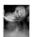

也可以植入体内。即使放射源衰变，粒子仍旧存在（表7-1）[4, 5]。

表7-1　正常器官的放射耐受性[4, 5]

器官	耐受剂量/cGy
骨髓	2 000
脊髓	5 000
股骨头	5 000
胃	4 500
肠	5 000
直肠	5 000
输尿管	7 500 ~ 8 000
膀胱	6 500
卵巢	600 ~ 1 000
子宫	10 000 ~ 20 000
子宫颈	9 000
阴道	9 000 ~ 10 000
外阴	2 000 ~ 3 000

照射野边界（基于三维CT扫描的计划设计系统）[6]

· 宫颈癌和子宫内膜癌的术后辅助放疗。

（1）临床靶区（CTV）定义为镜下疑似肿瘤侵犯的靶区组织，通常包括髂内外淋巴引流区、阴道上段3 cm及邻近阴道旁软组织。对于宫颈癌患者（或子宫内膜癌侵及宫颈），CTV应包括骶前淋巴引流区。

CTV的上界：第4 ~ 第5腰椎（L4 ~ L5）间隙下7 mm（从二维计划出发考虑，要覆盖所有汇入主动脉和下腔静脉的淋巴结，上界应更靠近头侧）。

CTV的下界：阴道穹隆下3.0 cm以上（由阴道标记确定），甚至低至闭孔下缘上1 cm。

常规三维计划靶区外扩7 mm。

2. 照射野边界（基于骨性标志的计划设计）

· ⅠB～ⅣA宫颈癌和子宫内膜癌全盆照射。

（1）上界：L4～L5（采取三维治疗时，髂血管分叉的实际位置或许位于L3）。

（2）侧界：骨盆侧缘外1.5 cm。

（3）下界：闭孔的中点（包括阴道上段），或阴道标记点下4 cm，甚至更低。

（4）后界：至少覆盖第3骶椎（S3）椎体，多数局部晚期肿瘤需覆盖椎管。

（5）前界：耻骨联合前。

3. 腹主动脉旁照射

· 盆腔病变进行腹主动脉旁照射时，要求上界达L1椎体，侧界覆盖椎体附件外2 cm。

· 腹主动脉旁照射的前界是在椎体前缘2 cm。

· 腹主动脉旁照射的后界是在椎体前缘后2 cm。

4. 腹股沟照射

· 前野。

（1）上界：平行于腹股沟上2 cm。

（2）侧界：垂直线平行于髂前上棘正中连线。

（3）下界：腹股沟韧带下8 cm，且低于外阴下1 cm。

（4）中界：中线旁开2 cm。

（以上构成一对平行四边形）。

· 后野。

（1）上界：髋关节中点。

（2）侧界：真骨盆最宽部分两侧2 cm。

（3）下界：闭孔的中点。

近距离放疗参考点[7]

A点：放射源末端上2 cm，中线旁开2 cm（代表子宫）。

B点：A点旁开3 cm，或是中线旁开5 cm（代表盆腔侧壁）。

本章列举常见妇科恶性肿瘤放疗的原则，包括子宫内膜癌、宫颈癌、阴道癌、外阴癌，并简单阐述关于卵巢癌、原发性腹膜癌、输卵管癌的处理原则。本章节的最后部分将对肿瘤姑息治疗进行概述。

常见妇科恶性肿瘤的放疗

子宫内膜癌

（1）子宫内膜癌是美国最常见的妇科恶性肿瘤[8]。

（2）标准的治疗方法是手术（包括淋巴结切除）治疗，对肿瘤治疗和分期有帮助。

低危患者手术时通常不建议行淋巴结清扫，推荐选择术后观察。

经阴道近距离照射通常适用于局部侵犯广泛、病变严重、年龄偏大或者以淋巴结外侵犯为独立高危因素的患者。

全盆和腹主动脉区照射适用于具有多个高危因素的Ⅰ期患者，以及未行区域淋巴结清扫的Ⅰ期高危患者和晚期患者。

表7-2总结了对上述治疗进行验证的主要研究和临床试验[9, 10, 14-17]。

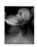
表7-2 关于放疗在子宫内膜癌治疗中应用的临床试验[9, 10, 14-17]

临床试验	FIGO分期（入组条件）	对照组	观察组	总生存率（OS）	复发率	毒副反应
Aalders等[9]	I期（540例）	手术＋近距离放疗	手术＋近距离放疗＋EBRT	（1）治疗后EBRT组没有总生存率获益（87%，对照组为90%）（2）次要结论：IC期3级患者治疗后＋EBRT治疗的总生存率有获益（82%，对照组为72%）	治疗后EBRT组减少骨盆复发的风险（1.9%，对照组为6.9%，$P<0.01$）	并发症包括直肠阴道瘘、尿道狭窄（对照组）、肠梗阻和膀胱炎（对照组和EBRT组）
PORTEC-1，Creutzberg等[10]	IB期（2～3级）或IC期（1～2级）（715例），排除IC期3级患者	单独手术	手术＋EBRT	术后EBRT组没有生存率获益（81%，对照组为85%）	单纯手术组局部复发率高（14%，EBRT组为4%，$p<0.001$）	治疗后EBRT组治疗相关并发症明显增多（25%，对照组为6%，$p<0.001$）；大部分是1级毒性反应

续表

临床试验	FIGO分期（入组条件）	对照组	观察组	总生存率（OS）	复发率	毒副反应
GOG 99, Keys 等[14]	I B～II 期（392例）	单独手术	手术+EBRT	术后EBRT组没有总生存率获益，（92%，对照组为86%，P=0.5）	EBRT组减少了复发风险（3%，对照组为12%，P<0.01）	EBRT组有更多血液系统、胃肠、生殖和皮肤的毒副作用
PORTEC-2, Nout等[15]	I～IIA期有中危至高危因素（427例）	手术+EBRT	手术+经阴道近距离放疗	总生存率没有差异（85%，对照组为80%，无统计学差异）	在阴道复发、局部复发和骨盆复发均无差异	急性1～2级毒副反应率EBRT组更高（54%，观察组为13%，离差平方和）
JGOG-2033, Susumu等[16]	I C～III C 期（385例）	手术+EBRT	手术+化疗（环磷酰胺、阿霉素和顺铂）	（1）低危或中危患者生存没有差异（2）高危患者化疗生存获益（90%，EBRT组为74%，P=0.006）	（1）低危或中危患者没有无进展生存获益（PFS）（2）高危患者PFS有获益（84%，EBRT组为66%，P=0.024）	各组间3～4级毒副作用有没有差异（1.6%，EBRT组为4.7%）

妇科肿瘤诊疗手册

临床试验	FIGO分期（入组条件）	对照组	观察组	总生存率（OS）	复发率	毒副反应
Maggi等[17]	高危的ⅠC期3级、Ⅱ期3级和Ⅲ期（345例）	手术+EBRT	手术+化疗（顺铂、阿霉素和环磷酰胺）	没有总生存率差异（69%，EBRT组为66%，无统计学差异）	没有PFS差异（均为63%，无统计学差异）	EBRT组有胃肠、生殖系统副反应，化疗组有血液学反应及恶心、呕吐

早期子宫内膜癌（Ⅰ~Ⅱ期）治疗的主要研究

·Aalders等（1980）。

（1）随机对照研究Ⅰ期子宫内膜癌患者术后及经阴道近距离放疗后，是否行全盆体外照射（EBRT）的治疗获益。

（2）入组540例Ⅰ期子宫内膜癌患者，行经腹子宫全切、双侧输卵管-卵巢切除术（未行盆腔淋巴结清扫）后，行经阴道近距离放疗。之后患者随机分配EBRT组和对照组。

（3）全盆体外照射能显著减少局部复发率（阴道和盆腔复发率为1.9%、6.9%，$p<0.01$）。EBRT组远处转移率稍提高（9.9%，对照组为5.4%，$0.10>p>0.05$）[9]。EBRT组9年总生存率无明显提高（87%，对照组为90%）。预后不良因素：年龄>60岁、FIGO分期ⅠB期（以往FIGO分期为ⅠC期）、细胞分化3级和淋巴管浸润[9]。分支数据分析提示：仅低分化腺癌（3级），且浸润深度超过子宫肌层1/2的患者，行全盆外照射有受益（82%，对照组为72%）[9]。

（4）子宫内膜癌患者术后放疗试验1（PORTEC-1）。

随机对照研究的目的：验证子宫内膜癌患者首次手术后行放疗的收益[10-13]。

715例ⅠB期（2~3级）或ⅠC期（1~2级）的患者接受经腹子宫全切除术+双侧输卵管-卵巢切除术（未行盆腔淋巴结清扫）后，随机分配到观察组（接受EBRT）和对照组（没有进一步治疗）。

EBRT组的15年局部复发率显著减少（5.8%，对照组为15.5%，$p<0.001$），但总生存时间无获益[13]。

EBRT组毒副反应的发生率更高，达26%（主要是1～2级），而观察组仅为4%[11]，放疗引起的副作用持续最长达15年之久[13]。

鉴于术后EBRT缺乏生存获益且毒副反应发生率较高，EBRT只推荐给高危患者进行。风险因素包括年龄＞60岁、细胞分化3级、病变侵犯子宫深肌层。具有以上2～3个危险因素的患者（HIR，高中危患者）行术后EBRT，局部复发率从20%降低至5%。

根据PORTEC-1试验结果，对高中危患者应行EBRT，低危患者应尽量避免行EBRT[10]。

（5）GOG 99试验以无复发生存时间作为指标，评价子宫内膜癌患者术后行EBRT的受益[14]。392例中危或高中危患者行经腹全子宫切除术+双侧输卵管-卵巢切除术（患者接受盆腔淋巴结清扫），术后随机分为EBRT组和对照组。EBRT组患者复发率明显减低，尤其是高中危患者（2年复发率EBRT组为6%，对照组为26%，$p < 0.01$）[14]。

结论：早期子宫内膜癌患者行术后辅助放疗，能显著降低局部复发率，但应限于高中危患者。

（6）子宫内膜癌患者术后放疗试验2（PORTEC-2）。

因为局限期子宫内膜癌术后复发多发生于阴道穹隆部，PORTEC-2的目的是比较术后行经阴道近距离放疗与行EBRT的疗效差异[15]。

427例中或高危子宫内膜癌患者接受经腹全子宫切除术+双侧输卵管-卵巢切除术（未行淋巴结清扫），然后随机分配接受EBRT或经阴道近距离放疗。

5年后统计结果显示，经阴道近距离放疗和EBRT在预防阴道穹隆部复发上疗效相当。

两组患者在局部复发、骨盆复发、远处转移或总体生存上均没有区别[15]。

经阴道近距离放疗患者比EBRT组患者发生1~2级急性胃肠道毒性反应明显减少（13%，对照组为54%）。

结论：经阴道近距离放疗应替代EBRT成为符合POR-TEC-2入组标准患者的首选辅助治疗手段[15]。

· 化疗用于发生远处转移或高危的局限期患者。

· JGOG 2033试验。

（1）比较ⅠC~Ⅳ期子宫内膜癌（浸润宫肌层＞50%）患者术后行盆腔放疗和化疗差异[16]。

（2）385例患者行经腹全子宫切除术和双侧输卵管-卵巢切除术（TAH/BSO）或根治性子宫切除术（大部分行盆腔淋巴结清扫）后，随机接受盆腔放疗（前/后对穿野45~50 Gy）或行3个疗程的顺铂、阿霉素/环磷酰胺化疗。

（3）5年后，两组患者没有生存时间差异（无进展生存期或总生存期）[16]。

（4）进一步分析，低或中危患者之间也无生存时间差异。

（5）高危因素（病变分期为ⅠC期且年龄＞70岁，ⅠC期且细胞分化3级，Ⅱ期或ⅢA期）患者，与放疗相比，化疗患者总体生存时间有获益（89.7%，放疗患者为73.6%，$p<0.01$）[16]。

· Maggi等（2006）。

（1）比较了高危子宫内膜癌患者术后行EBRT与行以铂类药物为主的化疗之间的差异[17]。

（2）345例高危子宫内膜癌患者（分期ⅠC期3级、ⅡC期3级子宫肌层浸润深度超过50%的患者或Ⅲ期患者）被随机分为两组，分别接受EBRT（45~50 Gy）或5周期顺铂、阿霉素、环磷酰胺化疗。

（3）5年后，各组总生存率或无进展生存率没有差异。作者指出放疗有减缓局部复发的作用，化疗有减缓远处转移进程的作用，但这些作用不明显[17]。

局部晚期子宫内膜癌（Ⅲ～Ⅳ期）治疗的主要研究

· 对于晚期子宫内膜癌患者，手术、化疗和放疗都是重要的治疗手段。

· Hogberg等综合了两个对比晚期子宫内膜癌患者术后行单纯放疗或放化序贯治疗疗效差异的随机对照研究（NSGO-EC-9501/EORTC-55991和MaNGO ILIADE-Ⅲ），结论如下[18]。

（1）534例Ⅰ～Ⅲ期高危子宫内膜癌患者接受了TAH/BSO后，随机分为单纯接受放疗或放化序贯治疗。

（2）后续的化疗改善了患者的无进展生存率，并有提高总体生存率的趋势[18]。

· GOG 184试验：晚期（Ⅲ期或Ⅳ期）子宫内膜癌患者手术+EBRT治疗后，随机分为顺铂+阿霉素组和顺铂+阿霉素+紫杉醇组进行化疗。

（1）各组间的无复发总生存率没有差异。

（2）联用紫杉醇造成毒副反应增加[19]。

· GOG 122试验。

（1）本试验选择Ⅲ～Ⅳ期子宫内膜癌，行子宫切除术后且没有大于2 cm的残留病灶的患者，随机行全腹放疗或化疗[20]。

（2）396例接受TAH/BSO的患者被随机分配接受全腹部放疗（前后对穿30 Gy，淋巴引流区增加15 Gy）或8个周期的阿霉素+顺铂化疗。

（3）5年后，化疗组的总生存率显著提高（为55%），而接受腹部放疗组为42%，但化疗组观察到更严重的急性毒性反应[20]。两组大约一半的患者发生复发，化疗组患者盆腔复发率高，但远处转移较少[20]。

（4）与现今放射技术相比，当时全腹部放射剂量相对较低。

·三明治试验：在化疗过程间隔中，实施辅助放疗。

（1）Einstein等人的Ⅱ期临床试验，前瞻性地研究了晚期子宫内膜癌患者对放化序贯治疗的耐受性[21]。手术后给予患者紫杉醇、放疗、卡铂的序贯治疗，患者治疗耐受良好。据作者报道，Ⅰ期或Ⅱ期患者总体生存时间为6.3年，Ⅲ期或Ⅳ期患者总体生存时间为3.0年[21]。

（2）Secord等[22]组织了关于Ⅲ～Ⅳ期子宫内膜癌患者的多中心回顾性研究，评估术后放疗和化疗执行顺序对疗效的影响。相比于化疗后放疗（CR）和放疗后化疗（RC）来说，"三明治"化疗—放疗—化疗（CRC）的治疗方式似乎更能改善患者生存率。

·正在进行的临床试验。

（1）GOG 0249试验：对比Ⅰ～ⅡA期有中高危因素的子宫内膜癌患者，相对于单纯EBRT治疗，3个周期的化疗（紫杉醇+卡铂）+经阴道近距离放疗是否能延长无复发生存期。

（2）PORTEC-3：对比Ⅰ～Ⅲ期高危患者单纯EBRT治疗和配合顺铂同期化疗后再行辅助化疗（紫杉醇+卡铂）的疗效差异。

（3）GOG 0258试验：对比晚期子宫内膜癌患者行顺铂配合的同期放化疗+紫杉醇、卡铂辅助化疗与单独行卡铂、紫杉醇化疗的收益。

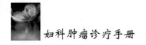

宫 颈 癌

· 宫颈癌发病率排名于子宫内膜癌和卵巢癌后，为美国发病率第3的妇科恶性肿瘤。

· 曾为美国肿瘤相关死亡的最常见原因，但是随着巴氏涂片筛查技术的改进，宫颈癌死亡率也随之下降[23]。

· 在世界范围内，宫颈癌仍然是肿瘤相关死亡的第2个最常见原因。

微浸润型（ⅠA期）宫颈癌的治疗原则

· 目前，ⅠA1期无淋巴管浸润的宫颈癌，主要治疗手段是宫颈锥形切除术。

· ⅠA2期或者ⅠA1期有淋巴管浸润的宫颈癌，行根治性或改良根治性子宫切除术，且考虑行盆腔淋巴结清扫。

· 手术条件不理想时，单独行近距离放疗（ⅠA1期）或近距离放疗配合外照射（ⅠA2期），也是合理的选择[24, 25]。

早期非巨块型（ⅠB1期和ⅡA期<4 cm）宫颈癌的治疗原则

· 手术治疗和放疗对早期非巨块型宫颈癌治疗效果相近，没有试验数据显示两种治疗方法存在生存期或无病生存期的差异[26, 27]。

· 但是，外科手术治疗和放疗引起的副反应不尽相同。

· Landoni等（1997）。

（1）随机抽取343例ⅠB～ⅡA期宫颈癌患者分为两组，一组接受根治性子宫切除术，另一组行EBRT（47 Gy）之后采用低剂量率后装治疗（LDR）推量至平均剂量（76 Gy）。

（2）手术组中ⅡB期或更高分期的患者需要术后辅助

放疗，62%的手术组患者接受了辅助放疗。

（3）5年后，两组患者总生存率和无病生存率没有明显差异（手术组为87%，放疗组为90%）。

（4）腺癌的患者，手术组的总生存率有优势（70%，放疗组为59%），无病生存率也有同样的获益。

（5）手术患者发生2~3级毒性反应的概率比单纯辅助放疗高（手术组为28%，放疗组为12%），术后行辅助放疗的患者并发症的发生率更高[26]。

· GOG 71试验/RTOG 8412。

（1）观察手术联合术后辅助放疗相对于单纯行放疗是否有获益。

（2）256例ⅠB期巨块型宫颈癌患者（外生型或浸润型肿物大于4 cm），随机分配接受子宫切除术+术后辅助放疗或单纯放疗[27]。治疗结束后1~2周，两组患者都接受近距离放疗。

（3）5年后，各组的总生存率无差异。但子宫切除术后行辅助放疗的患者局部复发率（14%）比单纯放疗的患者（27%）低。

（4）行子宫切除术后辅助放疗的患者，疾病无进展生存率的可能性更大（62%，单纯放疗组为53%，$P=0.09$）[27]。

· 特定的危险因素可以协助判断哪些ⅠB期宫颈癌患者行辅助放疗获益更多[28]。

· Delgado等（1990）的前瞻性研究，645例Ⅰ期宫颈鳞癌患者，寻找与无瘤生存时间相关的预后因素[29]。

（1）无瘤生存时间与肿瘤侵犯深度、肿瘤大小、毛细淋巴管（或淋巴管）浸润关系密切。

（2）这就是"Sedlis标准"，如果患者有2个或以上的下列危险因素，则需要行术后放疗：①大小>4 cm；②深层间质侵犯（肿瘤间质层1/3以上）；③淋巴管浸润。

（3）GOG 0263试验评估Ⅰ期或Ⅱ期宫颈癌患者（符合2/3以上Sedlis标准）术后放疗是否配合化疗的差异。

早期巨块型（ⅠB2期和ⅡA期＞4 cm）和局部晚期（ⅡB~ⅣA期）宫颈癌的治疗原则

· 放疗和化疗均可用于早期巨块型宫颈癌患者[30]。

· 有临床可见病灶（至少ⅠB2期），或有侵犯子宫的巨大肿块（＞4 cm），但宫旁软组织未受侵（ⅡA期）的患者，无论手术与否，同期放化疗比单纯放疗有明显的生存获益[31~36]。术后行同期放化疗比单纯行同期放化疗毒副反应更严重，因此如果考虑患者有术后辅助治疗的必要（如宫旁高度可疑受侵、切缘阳性或阳性淋巴结），那就应考虑直接选择以同期放化疗为主的治疗方式。

· 化疗原则：以铂类药物为主的化疗。

两个随机对照试验证实放疗期间每周给予顺铂方案同期化疗有生存获益[34, 35]，三个随机对照试验证实放疗期间给予顺铂和5-FU方案同期化疗有生存收益[32, 33, 36]。

Pearcey等的试验是唯一一个认为在单纯放疗基础上每周给予同期顺铂化疗无生存获益的随机对照试验[37]。也有其他研究者发表关于卡铂和紫杉醇同期化疗无生存获益的研究结果[38]。

关于联合化疗（与吉西他滨或生物靶向药物，如贝伐珠单抗联用）的临床研究现在正在进行。这些试验的总结见表7-2。

主要的临床试验（详情见表7-3）

表7-3 关于宫颈癌患者放疗、化疗和手术治疗的临床试验总结[26, 32-37]

临床试验	FIGO分期（人组患者）	对照组	研究组	总生存率（OS）	无进展生存率（PFS）	毒副作用
Keys等[35] GOG 123	I B2（369例）	放疗	放疗＋每周顺铂化疗	顺铂＋RT组OS更高（83%，对照组为74%，P=0.008）	顺铂＋RT组PFS更高（79%，对照组为63%，P<0.001）	顺铂＋RT组3～4级毒副作用发生率更高（21%，对照组为2%）
Whitney等[32] GOG 85/ SWOG 8695	II B～IVA（368例）	放疗＋HU	放疗＋顺铂，FU	研究组OS更高（55%，对照组为43%，P=0.018）	研究组PFS更高（57%，对照组为47%，P=0.033）	对照组白细胞减少发生率更高（24%，研究组为4%，P=0.033）
Morris等[33] RTOG 90-01	I B2～IVA（386例）	大范围照射（覆盖腹主动脉旁淋巴结）	放疗＋顺铂，FU	研究组OS更高（73%，对照组为58%，P=0.004）	研究组PFS更高（40%，P<0.001）	研究组比对照组有更多血液系统可逆性毒副反应

335

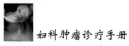

续表

临床试验	FIGO分期（入组患者）	对照组	研究组	总生存率（OS）	无进展生存率（PFS）	毒副作用
Rose等[34] GOG 120	ⅡB～ⅣA（526例）	放疗+HU	（1）放疗+每周顺铂化疗（2）放疗、FU、顺铂、HU	研究组（1）为75%；研究组（2）为75%；对照组为60%（顺铂相关率率为0.6）	研究组（1）为67%；研究组（2）为64%；对照组为47%（顺铂相关率率为0.56）	相比之下，研究组（2）更可能发生3～4级毒副作用
Peters等[36] GOG 109/子试验0107/SWOG 8797/RTOG 9112	ⅠB或ⅡA（243例）	放疗	放疗+顺铂、FU	研究组的OS更高（81%，对照组为71%，$P=0.007$）	研究组的PFS更高（80%，对照组为63%，$P=0.003$）	研究组有更明显的3～4级毒副作用
Pearcey等[37] NCI加拿大国家癌症研究	ⅠB～ⅣA（253例）	放疗	放疗+每周顺铂化疗	OS没有差异（研究组与对照组分别为62%、58%，$P>0.05$）	各组间PFS无差异（$P>0.05$）	研究组血红蛋白降低的患者更多（30%，对照组为20%）

续表

临床试验	FIGO分期（人组患者）	对照组	研究组	总生存率（OS）	无进展生存率（PFS）	毒副作用
Landoni 等[26]	Ⅰ B～Ⅱ A（343例）	放疗	手术（术后分期 pT2b 或以上，安全边界小于3 mm，淋巴结外侵犯或结阳性淋巴结者行术后辅助放疗）	各组间OS无差异（P>0.05）	各组间PFS无差异（P>0.05）	研究组并发症发生率更高（28%，对照组为12%，P=0.0004）
Sedlis 等[39] GOG 92	Ⅰ B（277例）	手术+辅助放疗	单纯手术，无进一步治疗（NFT）	随访时间太短	对照组PFS更高（88%，研究组为79%，P=0.008）	对照组3～4级毒副作用发生率更高，（6%，研究组为2%）

337

·GOG 123试验。

（1）369例ⅠB2期宫颈癌患者随机接受单纯放疗或同期放化疗（每周顺铂化疗）[35]。

（2）每周顺铂同期放化疗患者总生存率和无进展生存率有获益[35]，中位随访时间8年[31]。

·GOG 120试验。

（1）患者随机分为3组，分别接受放疗+每周顺铂同期化疗、放疗+羟基脲（HU）单药化疗或放疗+顺铂、氟尿嘧啶FU和HU联合化疗[34]。

（2）与单独使用HU的研究组对比，使用顺铂药物的两组患者有相近的总生存率和无进展生存率获益[34]。

（3）GOG 85试验中也有类似的生存率获益结果[32]（比较放疗+HU与放疗+顺铂、FU）；GOG 109试验也是如此[36]（比较单纯放疗与放疗+顺铂、FU）。

·RTOG 90–01试验。

（1）比较大范围照射治疗（覆盖腹主动脉旁淋巴引流区）与放疗+顺铂、FU治疗的差异。

（2）放疗+顺铂、FU同期化疗组有生存率获益。

·NCI加拿大国家癌症试验。

（1）唯一认为宫颈癌患者放疗配合以铂类药物为主的同期化疗无治疗获益的随机对照试验[37]。

（2）253例ⅠB～ⅣA期宫颈癌患者随机分组，分别接受单独放疗或放疗+每周顺铂同期化疗。

（3）总生存率和无进展生存率无差别。

（4）为何该试验显示顺铂同期化疗无获益，而其他5组试验显示获益，其原因如下：GOG 120[34]和GOG 85[32]试验与NCI加拿大国家癌症试验不同，他们没有单纯放疗组。GOG 85[32]和GOG 109[36]试验顺铂、FU联合化疗，而不是单药顺铂。RTOG 90–01试验[33]只有一个有放疗组，而放疗方式也是大范围照射（包括主动脉旁淋巴结）。GOG 85和GOG 120试验中，放疗患者中位治疗时间是62天和64天，而在NCI加拿大国家癌症试验中中位治疗时间是51天。在GOG 85和RTOG 90-01试验中FU对生存率获益或许有贡献。

（5）GOG123[35]试验的结果与NCI加拿大国家癌症试验最为相似，因为他们的研究组和对照组设置相同（单纯放疗与放疗+每周顺铂化疗）；然而，GOG123试验表明配合每周顺铂化疗有生存率获益，而NCI加拿大国家癌症试验未能发现该结论。GOG123（Keys等）试验局限于ⅠB2期巨块型宫颈癌患者，而NCI加拿大国家癌症试验中的患者包括ⅠB～ⅣA期。此外，GOG123试验的所有患者在单纯放疗或放疗+每周顺铂化疗后，都接受了子宫切除术。

· 当前NCCN指南推荐该分期的患者近距离放疗后，辅助进行外照射和以铂类药物为主的同期化疗。

外 阴 癌

· 外阴癌是一种罕见的妇科恶性肿瘤，其发病率在妇科恶性肿瘤中占比小于3%[40]。

· 50岁以上的女性罹患外阴癌通常跟上皮非典型增生有关（如慢性炎症或苔藓性硬化症），且通常不伴宫颈病变或湿疣[40]。

· 50岁以下的女性罹患外阴癌通常与人类乳头状瘤病毒（HPV）感染有关，且通常伴发癌前病变或湿疣[40]。

· 尽管部分老年女性诊断出外阴癌时常为病变较晚期，但大多数外阴癌患者早期即能发现。[40]

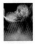

1. 局限期（Ⅰ期）外阴癌的治疗

· 对可切除的Ⅰ期外阴癌患者，手术是首选的治疗。

· 标准治疗是根治性外阴切除术+双侧腹股沟淋巴结清扫，但现代治疗中常根据肿瘤侵犯的深度，行根治性局部切除术+腹股沟淋巴结清扫[40]。

· 复发概率与切缘有直接关系，通常1 cm以上的切缘能最大限度减少复发风险[41]。

· 手术后复发的危险因素包括浸润深度、肿瘤的厚度、浸润性生长、淋巴管浸润、角蛋白增多、组织学上高倍镜下有10个以上有丝分裂象[41]。

· 术后辅助放疗可用于安全边界过窄或切缘阳性、淋巴结阳性、高分级的病灶和淋巴管浸润的患者。

· Faul等回顾性研究了62例术后切缘安全边界<8 mm或切缘阳性的患者[42]。

（1）半数患者接受包括外阴、双侧腹股沟和盆腔下部的放疗，其余患者观察对比。

（2）术后辅助放疗降低了局部复发率（33%，对照组为69%）[42]。

2. 晚期（Ⅱ～Ⅳ期）外阴癌的治疗

· 对于不可切除的Ⅱ～Ⅳ期外阴癌患者，主要的治疗方式是外照射治疗辅以间质内或腔内近距离放疗[43]。

· 晚期患者也可采用化疗，常用药物包括氟尿嘧啶、顺铂和卡铂。

· GOG 101试验。

（1）旨在验证晚期外阴癌患者术前放化疗的可行性[44]。

（2）73例临床Ⅲ～Ⅳ期鳞状细胞癌患者在肿瘤切除和双侧腹股沟淋巴结清扫术前，接同期放化疗（顺铂和5–FU+放疗）。

（3）47%的外阴癌患者术前放化疗后手术时局部已无可见肿物，只有3%的患者尚残留不可切除的病灶[44]。

（4）结论：术前放化疗能减少晚期外阴癌患者盆腔脏器切除的必要性[44]。

·GOG 205试验。

（1）旨在优化GOG 101试验结论，以使同期放化疗成为局部晚期外阴癌的主要治疗方法[45]。GOG 205试验确定放疗配合每周顺铂同期化疗（借鉴宫颈鳞癌治疗标准），取消了GOG 101试验的治疗间隔，而且对肿瘤原发灶给予更高的总照射剂量[45]。

（2）58例局部晚期患者（T3或T4期不能手术切除者）行高剂量放疗（57.6 Gy）和每周顺铂同期化疗，然后外科切除残留的肿物（或病理确认无肿瘤残留）[45]。

（3）64%的患者肿物全消，相对于GOG 101试验结果的47%明显提高。

（4）结论：根据GOG 101试验和GOG205试验结果，同期放化疗应作为晚期外阴癌的首选治疗，否则需要行盆腔脏器全部或局部切除术（如尿道、阴道、肛门、膀胱、直肠等）。

阴 道 癌

·早期阴道癌非常少见，在妇科恶性肿瘤中所占百分率＜2%[46]，因病变的任何部分累及子宫颈就归为宫颈癌。
·阴道鳞癌和宫颈癌有许多相同的风险因素，而且阴道癌与HPV感染同样有明显的联系[46]。
·其他危险因素包括乳头状瘤病毒（HSV）或滴虫感染、滥交、长期使用阴道栓、吸烟、免疫低下、盆腔放疗和使用雌激素等。

- 通常，阴道癌的癌前病变是阴道上皮局灶瘤样改变[46]。

- 晚期患者多见于黑人、亚洲太平洋岛民、西班牙裔和老年妇女，这部分患者5年生存率更低[46]。最常见的病理类型是鳞状细胞癌，腺癌和非上皮肿瘤（如黑色素瘤、肉瘤）的预后可能比鳞癌更差。

- 阴道原位癌的首选治疗是手术，放疗（包括外照射和近距离放疗）是局限期阴道癌常用治疗手段[47]。对于较局限的病变（直径<2 cm，厚度<0.5 cm）可考虑仅行近距离放疗，通常认为手术治疗会产生更多的并发症。

- 大多数研究是回顾性的，亦无随机对照试验来比较手术和放疗的差别。

回顾性研究

- 部分回顾性研究总结了放疗用于阴道癌的治疗效果[48-53]。

（1）Frank等报道了193例Ⅰ～Ⅳ期阴道癌患者外照射（40～45 Gy）后行近距离放疗（总量至75～80 Gy）[48]。Ⅰ期患者疾病特异性生存率为85%，Ⅱ期为78%，Ⅲ～Ⅳ期为58%。最常见的治疗失败是局部复发。结论：阴道癌患者单纯放疗效果满意[48]。

（2）Mock等记录了单纯使用高剂量率（HDR）近距离放疗或结合外照射治疗原发性阴道癌的效果，报道高剂量率近距离放疗是有效和可耐受的[51]。

（3）Kucera等进行了回顾性研究，比较了高剂量（HDR）和传统低剂量（LDR）近距离放疗，发现两者没有总生存率差异[54]。

- 放疗对阴道癌患者，尤其是Ⅰ期患者是一种非常有效的治疗方法[53]。

- 对于局部病变超过Ⅰ期的患者，近距离放疗对提高局部控制率非常必要，全身化疗或许可以改善晚期和远处转移患者的生存率[53]。

· 局部晚期阴道癌患者初诊可考虑行同期放化疗[55-58]。

（1）常用药物包括5-FU、顺铂和丝裂霉素。

（2）Samant等发表了来自加拿大的回顾性分析结果，12例Ⅱ～ⅣA期阴道癌患者行放疗（外照射+近距离放疗）并给予每周顺铂同期化疗[56]。5年后，总生存率为66%，无进展生存率为75%，局部控制率为92%[56]。

（3）Dalrymple等（2004）的研究，入组了14例Ⅰ～Ⅲ期阴道癌患者行同期放化疗[57]。同期化疗采用5-FU、5-FU+顺铂或丝裂霉素，平均随访8年后，结果显示总生存率为65%。

· 因此，同期放化疗对阴道癌的治疗是有效的，晚期患者更应优先考虑。

卵巢癌、原发性腹膜恶性肿瘤和输卵管恶性肿瘤

1. 卵巢癌

· 对于大多数病理类型的卵巢癌（上皮性癌、性索间质肿瘤和生殖细胞瘤），首选治疗是经腹全子宫切除+双侧卵巢切除。

· 对于卵巢上皮癌，最新NCCN指南建议ⅠA～ⅠB期1级患者密切观察，ⅠA～ⅠB期2级或更晚期患者接受紫杉醇、卡铂化疗。

· 全腹放疗不再作为卵巢癌的首选治疗，但在姑息治疗中起着重要的作用。

2. 原发性腹膜恶性肿瘤

· 卵巢外原发性腹膜恶性肿瘤和卵巢浆液性癌在临床表

现、组织学特征和化疗反应上都是相似的[59]。

· 原发性腹膜恶性肿瘤中，近10%的患者初诊为卵巢癌，行诊断性或预防性双侧卵巢切除后才确诊[59, 60]。大多数患者病理类型是浆液性，尽管非浆液性的也可见[59, 60]。

· 减瘤手术和以铂类药物为主的联合化疗是常用治疗方法[60]，放疗可用于姑息治疗。

3. 输卵管恶性肿瘤

· 原发性输卵管恶性肿瘤是侵袭性极强但非常罕见的恶性肿瘤，在妇科恶性肿瘤中的发病率≤2%[61]。

· 原发性输卵管恶性肿瘤在治疗上和卵巢上皮癌相似，常采用以手术和化疗为主的综合治疗[61]。

· Klein等报道了多中心回顾性的研究结果，观察了95例Ⅰ～Ⅱ期原发性输卵管恶性肿瘤患者术后辅助放疗或化疗的效果[62]。作者报道辅助放疗和化疗的患者总体生存率没有差异[62]。

对于晚期原发性输卵管恶性肿瘤的病例，放疗也可以用于姑息治疗。

姑 息 放 疗

· 姑息放疗可以用于缓解妇科恶性肿瘤晚期可能出现的疼痛和出血。

· 姑息治疗的方案多种多样，从常规剂量每天治疗到每天2次的超分割治疗均有使用。

1. RTOG 7905试验

· 48例患者的Ⅱ期临床试验，观察晚期盆腔恶性肿瘤患者姑息放疗+米索硝唑化疗的治疗效果[63]。

· 患者单次放疗剂量为10 Gy，每4周照射1次，总共3次。

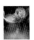

约68%的患者有症状改善，但发生并发症的概率很高（49%的患者出现晚期并发症）[63]。

2. RTOG 8502试验

· 前瞻性的纵向研究，其目的是改进用于RTOG 7905的姑息放疗方式。

· 晚期妇科恶性肿瘤患者接受姑息放疗（总剂量44 Gy，分次剂量3.7 Gy，每天2次，连续执行2天，并在接下来的4天治疗前进行一段时间的休整）[64]。

· 6.9%的患者在18个月后有3级以上的毒性反应，与RTOG 7905试验的49%相比明显降低，且总剂量30 Gy以下的患者无人出现晚期毒性反应[64]。

参 考 文 献

［1］SARKARIA J N，BRISTOW R G. Overview of cancer molecular radiobiology［M］//PP. Radiation Oncology Advances. US：Springer，2008：115-131.

［2］YASHAR C M. Basic Principle in Gynecologic Radiotherapy［M］// Clinical Gynecology Oncology. 7ed. Philadelphia：Mosby 94，2007.

［3］DISILVESTRO P A，ALI S，CRAIGHEAD P S，et al. Phase Ⅲ randomized trial of weekly cisplatin and irradiation versus cisplatin and tirapazamine and 1rradiation in stages IB2，ⅡA，ⅡB，ⅢB，and IVA cervical carcinoma limited to the pelvis：a Gynecologic Oncology Group study［J］. J Clin Oncol，2014，32：no. 5，458-464.

［4］TEWARI K S，DISAIA P J. Radiation therapy for gynecologic cancer［J］. J Obstet Gynaecol Res，2002，28：123-140.

［5］MARKS L B，YORKE E D，JACKSON A，et al. Use of normal tissue complication probability models in the clinic［J］. Int J

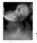

Radiat Oncol Biol Phys, 2010, 76: S10-19.

[6] SMALL W J, MELL L K, ANDERSON P, et al. Consensus guidelines for delineation of clinical target volume for intensity-modulated pelvic radiotherapy in postoperative treatment of endometrial and cervical cancer [J]. Int J Radiat Oncol Biol Phys, 2008, 71: 428-434.

[7] VISWANATHAN A N, THOMADSEN B. American Brachytherapy Society consensus guidelines for locally advanced carcinoma of the cervix. Part I: general principles [J]. Brachytherapy, 2012, 11: 33-46.

[8] JEMAL A, BRAY F, CENTER M M, et al. Global cancer statistics [J]. CA Cancer J Clin, 2011, 61: 69-90.

[9] AALDERS J, ABELER V, KOLSTAD P, et al. Postoperative external irradiation and prognostic parameters in stage I endometrial carcinoma: clinical and histopathol ogic study of 540 patients [J]. Obstet Gynecol, 1980, 56: 419-427.

[10] CREUTZBERG C L, VAN PUTTEN W L, KOPER P C, et al. Surgery and postoperative radiotherapy versus surgery alone for patients with stage-1 endometrial carcinoma: multicentre randomised trial [J] //PORTEC STUDY GROUP. Post operative radiation therapy in endometrial carcinoma. Lancet, 2000, 355: 1404-1411.

[11] CREUTZBERG C L, VAN PUTTEN W L, KOPER P C, et al. The morbidity of treatment for patients with Stage I endometrial cancer: results from a random-ized trial [J]. Int J Radiat Oncol Biol Phys, 2001, 51: 1246-1255.

[12] SCHOLTEN A N, VAN PUTTEN W L J, BEERMAN H, et al. Postoperative radiotherapy for stage 1 endometrial carcinoma: long-term outcome of the ran domized PORTEC trial with central

pathology review [J]. Int J Radiat Oncol Biol Phys, 2005, 63: 834–838.

[13] NOUT R A, VAN DE POLL-FRANSE L V, LYBEERT M L M, et al. Long-term outcome and quality of life of patients with endometrial carcinoma treated with or without pelvic radiotherapy in the post operative radiation therapy in endometrial carcinoma 1 (PORTEC-1) trial [J]. J Clin Oncol, 2011, 29: 1692–1700.

[14] KEYS H M, ROBERTS J A. BRUNETTO V L, et al. A phase Ⅲ trial of surgery with or without adjunctive external pelvic radiation therapy in intermediate risk endometrial adenocarcinoma: a Gynecologic Oncology Group study [J]. Gynecol Oncol, 2004, 92: 744–751.

[15] NOUT R A, SMIT VTHBM, PUTTER H, et al. Vaginal brachytherapy versus pelvic external beam radiotherapy for patients with endometrial cancer of high-intermediate risk (PORTEC-2): an open-label, non-inferiority, randomised trial [J]. Lancet, 2010, 375: 816–823.

[16] SUSUMU N, SAGAE S, UDAGAWA Y, et al. Randomized phase Ⅲ trial of pelvic radiotherapy versus cisplatin-based combined chemotherapy in patients with inter-mediate- and high-risk endometrial cancer: a Japanese Gynecologic Oncology Group study [J]. Gynecol Oncol, 2008, 108: 226–233.

[17] MAGGI R, LISSONI A, SPINA F, et al. Adjuvant chemotherapy vs radiotherapy in high-risk endo-metrial carcinoma: results of a randomised trial [J]. Br J Cancer, 2006, 95: 266–271.

[18] HOGBERG T, SIGNORELLI M, DE OLIVEIRA C F, et al. Sequential adjuvant chemotherapy and radiotherapy in endometrial cancerlresults from two randomised studies [J]. Eur J Cancer,

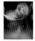
2010, 46: 2422-2431.

[19] HOMESLEY H D. FILIACI V, GIBBONS S K. et al. A randomized phase Ⅲ trial in advanced endometrial carcinoma of surgery and volume directed radiation followed by cisplatin and doxo-rubicin with or without paclitaxel: a Gynecologic Oncology Group study [J]. Gynecol Oncol, 2009, 112: 543-552.

[20] RANDALL M E, FILIACI V L, MUSS H, et al. Randomized phase Ⅲ trial of whole-abdominal irradiation versus doxorubicin and cisplatin chemotherapy in advanced endometrial carcinoma: a Gynecologic Oncology Group study [J]. J Clin Oncol, 2006, 24: 36-44.

[21] EINSTEIN M H, FRIMER M, KUO DY-S, et al. Phase Ⅱ trial of adj uvant pelvic radiation "sand-wiched" between combination paclitaxel and carboplatin in women with uterine papillary serous carcinoma [J]. Gynecol Oncol, 2012, 124: 21-25.

[22] SECORD A A, HAVRILESKY L J, O'MALLEY D M, et al. A multicenter evaluation of sequential multimodality therapy and clini-cal outcome for the treatment of advanced endometrial cancer [J]. Gynecol Oncol, 2009, 114: 442-447.

[23] FRANCO E L, DUARTE-FRANCO E, FERENCZY A. Cervi-cal cancer: epidemiology, prevention and the role of human pap-illomavirus infection [J]. CMAJ, 2001, 164: 1017-1025.

[24] GRIGSBY P W, PEREZ C A. Radiotherapy alone for medically inop-erable carcinoma of the cervix: stage IA and carcinoma in situ [J]. Int J Radiat Oncol Biol Phys, 1991, 21: 375-378.

[25] KOLSTAD P. Follow-up study of 232 patients with stage Ial and 411 patients with stage Ia2 squamous cell carcinoma of the cervix (microinvasive carcinoma) [J]. Gynecol Oncol, 1989, 33: 265-272.

[26] LANDONI F, MANEO A, COLOMBO A, et al. Randomised study of radical surgery versus radiotherapy for stage Ⅰb-Ⅱa cervical cancer [J]. Lancet, 1997, 350: 535-540.

[27] KEYS H M, BUNDY B N, STEHMAN F B, et al. Radiation therapy with and without extrafas-cial hysterectomy for bulky stage IB cervical carcinoma: a ran-domized trial of the Gynecologic Oncology Group [J]. Gynecol Oncol, 2003, 89: 343-353.

[28] WOLFSON A H, VARIA M A, MOORE D, et al. ACR Appro-priateness Criteria☆: role of adjuvant therapy in the management of early stage cervi-cal cancer [J]. Gynecol Oncol, 2012, 125: 256-262.

[29] DELGADO G, BUNDY B, ZAINO R, et al. Prospective surgical-pathological study of disease-free inter val in patients with stage IB squamous cell carcinoma of the cervix: a Gyneco-logic Oncology Group study [J]. Gynecol Oncol, 1990, 38: 352-357.

[30] GAFFNEY D K, ERICKSON-WITTMANN B A, JHINGRAN A, et al. ACR Appropriateness Criteria® on advanced cervical cancer expert panel on radiation oncology-gynecology [J]. Int J Radiat Oncol Biol Phys, 2011, 81: 609-614.

[31] STEHMAN F B, ALI S, KEYS H M, et al. Radiation therapy with or without weekly cisplatin for bulky stage 1 B cervical carci-noma: follow-up of a Gynecologic Oncology Group trial [J]. Am J Obstet Gynecol, 2007, 197: 503, e1-6.

[32] WHITNEY C W, SAUSE W, BUNDY B N, et al. Randomized comparison of fluorouracil plus cisplatin versus hydroxyurea as an adjunct to radiation therapy in stage ⅡB-ⅣA carcinoma of the cervix with negative para-aortic lymph nodes: a Gynecologic On-cology Group and Southwest Oncology Group study [J]. J Clin

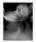
Oncol, 1999, 17: 1339-1348.

[33] MORRIS M, EIFEL P J, LU J, et al. Pelvic radiation with concurrent chemotherapy compared with pelvic and para-aortic radiation for high-risk cervical cancer [J]. N Engl J Med, 1999, 340: 1137-1143.

[34] ROSE P G, BUNDY B N, WATKINS E B, et al. Concurrent cisplatin-based radiotherapy and chemo therapy for locally advanced cervical cancer [J]. N Engl J Med, 1999, 340: 1144-1153.

[35] KEYS H M, BUNDY B N, STEHMAN F B, et al. Cisplatin, radiation, and adj uvant hysteric-tomy compared with radiation and adjuvant hysterectomy for bulky stage IB cervical carcinoma [J]. N Engl J Med, 1999, 340: 1154-1161.

[36] PETERS W A, LIU P Y, BARRETT R J, et al. Concurrent chemotherapy and pelvic radiation therapy compared with pelvic radiation therapy alone as adjuvant ther apy after radical surgery in high-risk early-stage cancer of the cervix [J]. J Clin Oncol, 2000, 18: 1606-1613.

[37] PEARCEY R, BRUNDAGE M, DROUIN P, et al. Phase Ⅲ trial comparing radical radiotherapy with and without cisplatin chemotherapy in patients with advanced squamous cell cancer of the cervix [J]. J Clin Oncol, 2002, 20: 966-972.

[38] MABUCHI S, TAKAHASHI R, ISOHASHI F, et al. A phase I study of concurrent weekly carboplatin and paclitaxel combined with intensity-modulated pelvic radiotherapy as an adjuvant treatment for early-stage cervical cancer patients with positive pelvic lymph nodes [J]. Int J Gynecol Cancer, 2013, 23: 1279-1286.

[39] SEDLIS A, BUNDY B N, ROTMAN M Z, et al. A randomized trial of pelvic radiation therapy versus no further therapy in se-

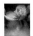

lected patients with stage IB carcinoma of the cervix after radical hysterectomy and pelvic lymphadenec. tomy: a Gynecologic Oncology Group study [J]. Gynecol Oncol, 1999, 73: 177-183.

[40] STROUP A M, HARLAN L C, TRIMBLE E L. Demographic, clinical, and treatment trends among women diagnosed with vulvar cancer in the United States [J]. Gynecol Oncol, 2008, 108: 577-583.

[41] HEAPS J M, FU Y S, MONTZ F J, et al. Surgical-pathologic variables predictive of local recurrence in squamous cell carcinoma of the vulva [J]. Gynecol Oncol, 1990, 38: 309-314.

[42] FAUL C M, MIRMOW D, HUANG Q, et al. Adjuvant radiation for vulvar carcinoma: improved local control [J]. Int J Radiat Oncol Biol Phys, 1997, 38: 381-389.

[43] KIDD E, MOORE D, VARIA M A, et al. ACR Appropriateness Criteria® management of locoregionally advanced squamous cell carcinoma ot the vulva [J]. Am J Clin Oncol, 2013, 36: 415-422.

[44] MOORE D H, THOMAS G M, MONTANA G S, et al. Preoperative chemoradiation for advanced vulvar cancer: a phase II study of the Gynecologic Oncology Group [J]. Int J Radiat Oncol Biol Phys, 1998, 42: 79-85.

[45] MOORE D H, ALI S, KOH W-J, et al. A phase II trial of radiation therapy and weekly cispla-tin chemotherapy for the treatment of locally-advanced squamous cell carcinoma of the vulva: a gynecologic oncology group study [J]. Gynecol Oncol, 2012, 124: 529-533.

[46] WU X, MATANOSKI G, CHEN V W, et al. Descriptive epidemiology of vaginal cancer incidence and survival by race, ethnicity, and age in the United States [J]. Cancer, 2008,

113: 2873-2882.

[47] CREASMAN W T, PHILLIPS J L, MENCK H R. The National Cancer Data Base report on cancer of the vagina [J]. Cancer, 1998, 83: 1033-1040.

[48] FRANK S J, JHINGRAN A, LEVENBACK C, et al. Definitive radiation therapy for squamous cell carcinoma of the vagina [J]. Int J Radiat Oncol Biol Phys, 2005, 62: 138-147.

[49] SINHA B, STEHMAN F, SCHILDER J, et al. Indiana University experience in the management of vaginal cancer [J]. Int J Gynecol Cancer, 2009, 19: 686-693.

[50] HEGEMANN S, SCHÄFER U, LELLÉR, et al. Long-term results of radiotherapy in primary carcinoma of the vagina [J]. Strahlenther Onkol, 2009, 185: 184-189.

[51] MOCK U, KUCERA H, Feliner C, et al. High-dose-rate (HDR) brachytherapy with or without external beam radiotherapy in the treatment of primary vaginal carcinoma: long-term results and side effects [J]. Int J Radiat Oncol Biol Phys, 2003, 56: 950-957.

[52] STOCK R G, MYCHALCZAK B, ARMSTRONG JG, et al. The importance of brachytherapy technique in the management of primary carcinoma of the vagina [J]. Int J Radiat Oncol Biol Phys, 1992, 24: 747-753.

[53] PEREZ C A, GRIGSBY P W, GARIPAGAOGLU M, et al. Factors affecting long-term outcome of irradiation in carcinoma of the vagina [J]. Int J Radiat Oncol Biol Phys, 1999, 44: 37-45.

[54] KUCERA H, MOCK U, KNOCKE T H, et al. Radiotherapy alone for invasive vaginal cancer: outcome with intracavitary high dose rate brachytherapy versus conventional low dose rate brachy-

therapy [J]. Acta Obstet Gynecol Scand, 2001, 80: 355-360.

[55] NASHIRO T, YAGI C, HIRAKAWA M, et al. Concurrent chemoradiation for locally advanced squa-mous cell carcinoma of the vagina: case series and literature review [J]. Int J Clin Oncol, 2008, 13: 335-339.

[56] SAMANT R, LAU B, E C, et al. Primary vaginal cancer treated with concurrent chemoradiation using Cis-platinum [J]. Int J Radiat Oncol Biol Phys, 2007, 69: 746-750.

[57] DALRYMPLE J L, RUSSELL A H, LEE S W, et al. Chemo-radiation for primary invasive squamous carcinoma of the vagina [J]. Int J Gynecol Cancer, 2004, 14: 110-117.

[58] KIRKBRIDE P, FYLES A, RAWLINGS GA, et al. Carci-noma of the vagina-experience at the Princess Margaret Hospital (1974-1989) [J]. Gynecol Oncol, 1995, 56: 435-443.

[59] ELTABBAKH G H, PIVER M S. Extraovarian primary perito-neal car-cinoma [J]. Oncology (Williston Park), 1998, 12: 813-819. discussion 820, 825-826.

[60] BHUYAN P, MAHAPATRA S, MAHAPATRA S, et al. Ex-traovarian primary peritoneal papillary serous carcinoma [J]. Arch Gynecol Obstet, 2010, 281: 561-564.

[61] KALAMPOKAS E, KALAMPOKAS T, TOUROUNTOUS I. Primary fallopian tube carcinoma [J]. Eur J Obstet Gynecol Reprod Biol, 2013, 169: 155-161.

[62] KLEIN M, ROSEN A, LAHOUSEN M, et al. The relevance of ad-juvant therapy in primary carcinoma of the fallopian tube, stages I and II: irradiation vs. chemotherapy [J]. Int J Radiat Oncol, 2000, 48: 1427-1431.

[63] SPANOS W J, WASSERMAN T, MEOZ R, et al. Palliation of advanced pelvic malignant disease with large fraction pelvic radia-

tion and misonidazole: final report of RTOG phase I / II study [J]. Int J Radiat Oncol Biol Phys, 1987, 13: 1479-1482.

[64] SPANOS W J, CLERY M, PEREZ C A, et al. Late effect of multiple daily fraction palliation schedule for advanced pelvic malignancies (RTOG 8502) [J]. Int J Radiat Oncol Biol Phys, 1994, 29: 961-967.

第四部分
外科基本技能

第八章 重 症 监 护

ALEXANDRE BUCKLEY、ANA I TERGAS 编著
高显华、廖洪映、傅文凡 译，常志刚 校

机 械 通 气

· 机械通气（mechanical ventilation，MV）指在呼吸衰竭时部分或完全代替自主呼吸的一种通气方式。机械通气基本原理如下。

（1）通过正压机制起作用。

（2）吸气触发以后，含氧空气进入呼吸道使肺泡扩张，压力升高。

（3）出现吸气终止信号后，紧接被动呼气。

1. 呼吸机制、监测和生理

· 上气管阻力和肺弹性（顺应性）两者都会产生气流阻力。

· 峰压（P_{peak}）在吸气末产生，继之出现平台压。

（1）平台压是指假定在吸气后屏气且无呼气情况下的气管压力。

（2）峰压首次下降后出现平台压（图8-1）。

· 上呼吸道阻力的急剧变化（如气管导管梗阻）会使峰压急剧增加，而平台压保持不变。

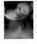

妇科肿瘤诊疗手册

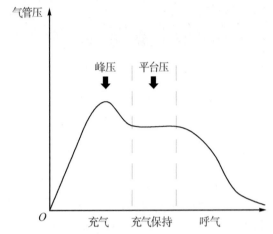

图 8-1　吸气末和呼气保持气管压力曲线，峰压过后压力开始下降并出现平台压

·肺顺应性降低会使峰压和平台压增加（如肺不张、肺炎、气胸），而气管插管的气囊漏气会使峰压下降（图8-2）。

·机械通气可进行定容通气和定压通气。

（1）定容通气优点在于可以保证稳定的容量，但是，对于肺顺应性差的患者定容通气会使胸腔压力过高，导致肺损伤（气压伤），对心输出量有不利影响。

（2）机械通气引起的胸内压增加，阻碍静脉回流，限制心脏舒张，从而减少心室充盈。胸腔内正压通常可促进心室排血。最终的心输出量和血压将取决于这两种效果哪种影响较大。

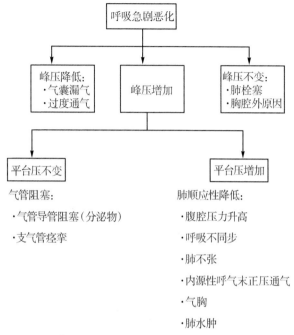

图8-2　患者在呼吸机情况下呼吸急剧恶化的评估，肺顺应性降低会增加峰压和平台压（例如肺不张、肺炎、气胸），而气管插管的气囊漏气会降低峰压

2. 机械通气模式

· 机械通气模式按照提供的呼吸类型进行分类。

呼吸机可按临床医生的需要设置为对容量或者对压力进行控制、辅助或支持。每一次呼吸可由呼吸机或患者触发（表8-1）[1]。

表8-1　机械通气模式[1]

类型	呼吸方式	触发	呼吸类型		
			强制性	辅助性	自主性
CMV	定容或者定压	呼吸机	是	否	否
AC	定容或者定压	呼吸机和患者	是	是	是
IMV/SIMV	定容或者定压	呼吸机和患者	是	是	是
PSV	定压	患者	否	是	否

IMV：间歇指令通气。

最常用的通气模式包括辅助-控制通气（AC）、同步间歇指令通气（SIMV）和压力支持通气（PSV）。

· 机械控制通气（CMV）。

（1）每分钟通气量由医生选择的呼吸频率和潮气量确定。

（2）患者不需任何努力进行呼吸触发或辅助。

· 辅助-控制通气。

（1）医生通过设置呼吸频率和潮气量决定每分钟通气量。

（2）患者自己触发呼吸可以增加每分钟通气量。

（3）患者触发的每次呼吸要接受已设定的潮气量。

· 同步间歇指令通气。

（1）医生通过设置呼吸频率和潮气量决定每分钟通气量。

（2）呼吸和患者的自主吸气同步。

（3）SIMV和AC的区别在于患者可以在没有呼吸机帮助的情况下通过自主呼吸来增加每分钟通气量。

机械通气的启动

需考虑以下几个因素。

（1）有创还是无创机械通气。

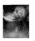

（2）机械通气模式。

（3）预计需要支持的力度。

（4）呼吸机初始参数设置。

模式的选择通常基于临床医生熟悉程度和医疗机构的使用习惯[2]。最近的数据表明肺保护性机械通气用于急性呼吸窘迫综合征（ARDS）是安全的，而且对还没有出现ARDS的患者有潜在的帮助[3]（表8-2）。理想的呼吸支持是在获得足够通气的情况下还能使呼吸肌充分休息而不造成萎缩。AC模式提供最高水平的呼吸支持，可用于启动机械通气。

表8-2 肺保护性机械通气原则

1. 预防容量过大导致创伤（4~8 mL/kg PBW的潮气量，预测平台容积＜30 cmH_2O）

2. 通过呼气末正压通气（PEEP）≥5 cmH_2O和肺复张（30~50 cmH_2O压力下吸气长至30~40秒、高潮气量叹息样呼吸、PSV模式下高压通气）[3]防止肺不张

3. 足量通气（呼吸频率：20~35次/min）

4. 防止高氧［外周血氧饱和度（SpO_2）88%~95%］

PBW：预计体重，女性PBW=45.5+0.91×（身高-152.4）；男性PBW=50+0.91×（身高-152.4）。

机械通气启动后的管理[4]

（1）每2小时减少1 mL/kg的潮气量（Vt），并监测平台压，直到Vt=6 mL/kg。之后继续减少Vt直到平台压＜30 cm H_2O或Vt=4 mL/kg。

（2）监测动脉血气，根据情况正确调整呼吸频率和Vt。

（3）目标：Vt=6 mL/kg，平台压＜30 cm H_2O，pH=7.30~7.45。

急性呼吸窘迫综合征

2011年，欧洲重症医学会在美国胸科学会和重症医学会的支持下，对ARDS的定义（柏林）做了进一步修订。ARDS被描述为一种急性、弥漫性、炎性的肺损伤，它导致肺血管通透性增加，肺的重量增加，含气的肺组织减少。弥漫性肺泡损伤导致死腔增加和肺顺应性下降。临床上表现为低氧血症，X线提示双肺弥漫性阴影[5]（表8-3）。

表8-3　ARDS的定义（ARDS定义特别小组，柏林）[5]

急性呼吸窘迫综合征		
时间		一周内已知的临床损伤或新出现的呼吸道症状恶化
胸部影像		不能用渗出、肺叶/肺不张或结节解释的双肺弥漫性阴影
肺水肿来源		不能完全用心脏衰竭或液体超负荷解释的呼吸衰竭
		如无危险因素存在，需要客观评估（如超声心动图）排除静水压增高性肺水肿
氧合	轻度	在PEEP或CPAP$\geqslant 5$ cm H_2O时，200 mmHg$<$PaO$_2$/FiO$_2\leqslant 300$ mmHg
	中度	在PEEP$\geqslant 5$ cm H_2O时，100 mmHg$<$PaO$_2$/FiO$_2\leqslant 200$ mmHg
	重度	在PEEP$\geqslant 5$ cm H_2O时，PaO$_2$/FiO$_2\leqslant 100$ mmHg

注：ARDS的轻度、中度和重度阶段死亡率分别为27%、32%和45%。存活者平均机械通气时间为5天、7天和9天。

ARDS严重程度与死亡率、平均机械通气时间的增加呈正相关（表8-3）[5]。轻度、中度和重度ARDS对应的死亡率分别为27%、32%和45%。

减少ARDS中呼吸机相关肺损伤的机械通气策略已经达成共识。

低潮气量通气（LTVV）与降低死亡率、减少呼吸机使用天数相关[6, 7]。应采用肺保护性机械通气策略（表8-2）。

- Vt应基于平台压进行调整。
- 平台压应每4小时测量1次，或在PEEP或Vt调整后进行测量。
- 目标平台压<30 cm H_2O。
- 在LTVV模式下氧合目标是PaO_2控制在55～80 mmHg，或血氧饱和度控制在88%～95%。这个目标可以通过调整PEEP和FiO_2来实现。
- 为实现这些目标，可能无法避免出现允许性高碳酸血症。
- LTVV结合增加PEEP实现开放肺通气。
- 使用LTVV避免过度膨胀。
- 提高PEEP，避免肺不张。已证明高PEEP可以提高氧合，降低ICU死亡率，仅降低重度ARDS住院死亡率[8, 9]。

呼吸机撤离、拔管

应尽快评估是否可以安全撤离呼吸机，因为插管时间过长可能增加并发症（例如：上呼吸道气管水肿、感染），成本也会增加。同时也要权衡过早拔管的风险，如失去气管保护、气体交换减弱、吸气和呼气肌肉疲劳[10]。为了防止过早或过晚拔管，可行呼吸机撤离试验。尽管呼吸机撤离试验成功，仍然有10%～20%的患者拔管失败。这些患者死亡率高达20%～50%[11]。

呼吸机撤离试验的推荐标准见表8-4。

（1）需要插管的不良状态已经解决或改善。

（2）心血管系统稳定，停用升压药物。

（3）不需持续镇静。

（4）足够的氧合（在PEEP为5～8 cm H_2O且FiO_2为0.4～0.5的条件下，$PaO_2/FiO_2 \geqslant 150$ mmHg），并且pH≥7.25。

最成功的呼吸机撤离结果是在每日自主呼吸试验（SBT）中，患者通过"T"形管自主呼吸30～120分钟。在SBT时，可以提供最小的压力支持以抵消"T"形管产生的阻力。

表8-4　呼吸机撤离试验的推荐标准

满足以下条件时开始呼吸机撤离试验
1. 需要插管的不良状态已经解决或改善
2. 心血管系统稳定，停用升压药物
3. 不需持续镇静
4. 足够的氧合（在PEEP为5～8 cm H_2O且FiO_2为0.4～0.5的条件下，$PaO_2/FiO_2 \geqslant 150$ mmHg），并且pH≥7.25
进行每日自主呼吸试验（SBT）30～120分钟，如果满足以下条件，患者SBT成功
1. 合适的呼吸模式
2. 充足的气体交换
3. 血流动力学稳定
4. 主观舒适
拔管前应评估气管是否通畅（气囊泄漏）和患者的气管保护能力（咳嗽反射）

SBT期间临床症状和体征的监测

·呼吸的频率和深度。

·充分的气体交换（动脉血气）。

·血流动力学稳定（血压、心率和呼吸频率）。

·患者的主观舒适度。

患者通过SBT后，应评估气管是否通畅（气囊泄漏）和患者的气管保护能力（咳嗽反射），并决定下一步拔管。

气囊泄漏评估气管导管与气管之间的漏气量，预测拔管后气管是否阻塞。

- 气管导管套囊充气，患者处于辅助控制模式。
- 吸引气管插管和上呼吸道气管（评估咳嗽反射）。
- 监测吸气和呼气潮气量（读呼吸机参数），两者应该相似。
- 接下来放掉气囊，观察吸气和呼气潮气量。如果两者容量相差>110 mL，可判断为气道通畅，且拔管后喘鸣的阴性预测值接近98%[12]。

脓毒症的处理和液体复苏

1. 脓毒症

脓毒症是一种由于细菌等病原微生物侵入机体引起全身炎症反应的复杂的临床综合征。脓毒症的标志性体征包括以下几方面。

- 全身性炎症反应。
- 血管扩张。
- 白细胞增多。
- 血管通透性增加。

脓毒症可以引起多器官功能障碍综合征（MODS），而MODS的死亡率很高。及时治疗、充分处理是脓毒症救治的关键。在脓毒症诊断6小时以内的早期目标导向治疗可以使脓毒症患者的院内死亡率降低15%以上[13]。

据报道，脓毒症的院内死亡率高达16%[14]。大肠杆菌和耐甲氧西林金黄色葡萄球菌（MRSA）感染是脓毒症最常见的致病原因。设备、移植物或植入物的并发症是导致脓毒症相关性住院的最常见的原因[14]。

脓毒症通常起源于某个部位感染，然后逐渐发展为菌血症、脓毒症、严重脓毒症、感染性休克，最后进展为MODS[15]。

全身炎症反应综合征（SIRS）的特征是炎症反应失控，它也可以由非感染性疾病（如胰腺炎、自身免疫性疾

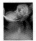

病、血管炎和烧伤）引起。脓毒症和严重脓毒症的定义和诊断标准详见表8-5及表8-6。感染性休克被定义为由感染引起的、充分液体复苏治疗无效的低血压。

表8-5　脓毒症的诊断标准

与感染相关（可能存在或者已经证实）的脓毒症伴全身炎症的表现

全身炎症的表现

· 发热（体温＞38.3 ℃）
· 低体温（体核温度＜36 ℃）
· 心率＞90次/分钟，或者高于该年龄组平均心率的两个标准差
· 呼吸急促
· 精神状态改变
· 显著的水肿或者体液正平衡（24小时＞20 mL/kg）
· 无糖尿病史的患者出现高糖血症（血浆葡萄糖＞140 mg/dL或者7.7 mmol/L）
· 白细胞增多症（WBC＞12 000/μL）
· 白细胞减少症（WBC＜4 000/μL）
· 白细胞计数正常，但是不成熟细胞超过10%
· 血浆CRP的浓度高于正常水平的两个标准差
· 血浆降钙素原的水平高于正常水平的两个标准差

血流动力学指标

· 低动脉压（收缩压＜90 mmHg，舒张压＜70 mmHg，或者成人收缩压下降超过40 mmHg，或者低于该年龄组平均水平的两个标准差）

器官功能障碍指标

· 动脉血低氧血症（PaO_2/FiO_2＜300）
· 急性少尿（在充分液体复苏的情况下，尿量＜0.5 mL/（kg·h），且持续2小时以上）
· 血肌酐水平增高＞0.5 mg/dL或者44.2 μmol/L
· 凝血功能异常（INR＞1.5或者APTT＞60秒）
· 麻痹性肠梗阻（肠鸣音消失）
· 血小板减少症（血小板计数＜100 000/μL）
· 高胆红素血症（血浆总胆红素水平＞4 mg/dL或者70 μmol/L）

组织灌注的指标

· 高乳酸血症（＞1 mmol/L）
· 毛细血管再灌注减慢或者出现体表瘀斑

表8-6　严重脓毒症的诊断标准

脓毒症诱导的组织灌注不足或器官功能障碍（由感染造成的以下任何一项）

- 脓毒血症引起的低血压
- 乳酸值高于正常实验室上限
- 在充分液体复苏的情况下，尿量<0.5 mL/（kg·h）超过2小时
- 在没有肺炎感染源的情况下，急性肺损伤（$PaO_2/FiO_2<250$）
- 在肺炎感染源存在的情况下，急性肺损伤（$PaO_2/FiO_2<200$）
- 肌酐>2.0 mg/dL（176.8 μmol/L）
- 胆红素>2 mg/dL（34.2 μmol/L）
- 血小板计数<100 000/μL
- 凝血障碍（INR>1.5）

脓毒症的处理

- 高度重视脓毒血症，因为早期诊断是治疗成功的关键。
- 保持气道通畅，必要时给予气管插管机械通气以补充足够的氧气。
- 通过监测生命体征（血压、心率、体核温度）、精神状态、尿量、体温和乳酸水平评估灌注情况。
- 纠正各种生理异常。
- 如果怀疑为感染所致，抽血行血培养，并开始使用广谱抗生素进行治疗。

（1）应当在使用抗生素之前抽血行血培养，而且要尽快行抗生素治疗，一般要求在确诊后45分钟以内开始抗生素治疗[15]。延迟使用抗生素是死亡率增加的强力预测因素[16]。

（2）必须在至少两个部位抽血，同时行需氧和厌氧菌的培养。如果临床上怀疑为某个特定部位的感染，还需要行其他特殊的培养，或者留取其他体液标本进行培养，如怀疑为导管感染时可以留取管道送培养。

- 继续给予广谱抗生素治疗，直至找到感染的来源。

建立中心静脉通路以备液体复苏、给药、抽血检查和输血，并通过测量中心静脉压（CVP）和上腔静脉氧饱和度（$ScvO_2$）来监测血流动力学。美国重症医学会和欧洲重症医学会已经提出了"拯救脓毒症运动治疗束"方案，制定了脓毒症管理的时间敏感性指南（表8-7）。

表8-7　拯救脓毒症运动治疗束

脓毒症治疗束
以下项目在3小时内完成
1. 测量乳酸水平
2. 抗生素给药之前获得血培养标本
3. 给予广谱抗生素
4. 若存在低血压或乳酸≥4 mmol/L则给予30 mL/kg的晶体溶液
以下项目在6小时内完成
1. 应用升压药（对初始液体复苏无反应的低血压患者）保持平均动脉压（MAP）≥65 mmHg。
2. 在充分液体复苏（感染性休克）或初始乳酸≥4 mmol/L（36 mg/dL）的情况下，持续动脉低血压
（a）测量中心静脉压
（b）测量中心静脉氧饱和度
3. 如果初始乳酸值升高则重新测量乳酸

在复苏前6小时，其他指导脓毒症导致低灌注的治疗包括以下附加参数[15]。

· 中心静脉压（CVP）8～12 mmHg。

· 尿量≥0.5mL/（kg·h）。

· 上腔静脉氧饱和度或混合静脉血氧饱和度（SvO_2）分别为70%或65%。

2. 静脉输液复苏

几乎所有的脓毒症患者都会出现典型的相对血管内血

容量不足，而且病情可能非常严重。除非有心力衰竭，一般主张初始治疗即给予大剂量补液。晶体液是复苏过程中的首选液体。当患者需要大量晶体液时可以考虑补充白蛋白。羟乙基淀粉由于潜在危害不推荐使用。通常，中心静脉压的目标是8～12 mmHg，但如果患者上了呼吸机，则中心静脉压目标是12～15 mmHg。静脉输液应定量或者快速推注（例如，每30分钟输入500 mL）。严重脓毒症和脓毒症休克的早期目标导向治疗通常要求在治疗的前6小时内需要输入大约5 L的液体[13]。

　　在每次静脉推注液体之前和之后，要评估以下项目。

· 容量状态。

· 组织灌注。

· 血压。

· 肺水肿。

升压药和强心剂

　　升压药引起血管收缩，而强心剂增加心肌收缩能力。平均动脉压的目标是65 mmHg或更高，可以通过液体复苏作为一线治疗达到。如果患者对补液治疗无反应或者因为液体导致肺水肿影响气体交换，则升压治疗应该作为二线治疗。

　　使用升压药和强心剂的方案主要是基于专家意见和使用代用品终点。Cochrane数据库的一项系统评价显示没有哪一种特定升压药对患者更有优势，然而多巴胺被报道有增加心律失常的风险[17]。

· 充分的血容量对升压药治疗的有效性是至关重要的。如果第一种药物的最大剂量不足以维持血压，那么应该增加第二种药物。

· 升压药作用于肾上腺素能受体 α_1、β_1、β_2 及多巴胺受体。

（1）α₁受体主要位于血管壁，引起血管收缩。

（2）β₁受体位于心脏，产生正性肌力效应和变时性效应。

（3）β₂受体位于血管，诱导血管舒张。

（4）多巴胺受体位于肾脏、内脏、冠状动脉和大脑血管。它们的激活导致血管舒张，尽管多巴胺的一种受体亚型因诱导释放去甲肾上腺素引起血管收缩。

· 主要使用的药物有去甲肾上腺素（左旋去甲肾上腺素）、去氧肾上腺素、多巴胺和多巴酚丁胺（表8–8）。

· 血管活性药物的应用应通过中心静脉给药。外周血管可以暂时使用直到中心静脉通路建立。

脓毒症休克患者的药物选择取决于是高动力型的脓毒症休克（低全身血管阻力和高心输出量）还是低动力型的脓毒症休克（低血管阻力及低心输出量）。

· 高动力型的脓毒症休克，可以通过去甲肾上腺素或去氧肾上腺素实现有效的α₁受体血管收缩效应。

· 低动力型的脓毒症休克，可以通过去甲肾上腺素实现β₁受体和α₁受体的正性肌力效应及血管收缩效应。去甲肾上腺素通常是脓毒症休克的首选药物。

· 多巴酚丁胺应避免在脓毒症休克中使用，因其会导致血管舒张，使低血压症状恶化。它主要用在心源性休克中。

表8-8 血管活性药物

药物	受体反应				临床效果	静脉给药速度/μg·min⁻¹（用滴定法测量）	禁忌证提醒
	α₁受体	β₁受体	β₂受体	多巴胺受体			
去甲肾上腺素	强反应	中等反应	无反应	无反应	增加全身血管阻力，稳定/增加心输出量	8~12	超敏反应、严重低血容量、深静脉血栓形成（除了抢救程序以外）
肾上腺素	强反应	强反应	中等反应	无反应	增加心输出量，降低全身血管阻力（低剂量）或增加全身血管阻力（高剂量）	1	超敏反应、冠状动脉性心脏病、青光眼
去氧肾上腺素	强反应	—	—	—	—	100~180	超敏反应、不可控的严重的高血压、室性心动过速、青光眼

续表

药物	受体反应				临床效果	静脉给药速度/μg·min⁻¹（用滴定法测量）	禁忌证提醒
	α₁受体	β₁受体	β₂受体	多巴胺受体			
多巴胺							
0.5~2 μg/(kg·min)	无反应	弱反应	无反应	中等反应	增加心输出量	—	超敏反应、特发性肥厚性主动脉瓣下狭窄
5~10 μg/(kg·min)	—	中等反应	无反应	中等反应	轻度增加心输出量和全身血管阻力	—	—
10~20 μg/(kg·min)	中等反应	中等反应	无反应	中等反应	中等增加全身血管阻力	—	—

中心静脉通路的放置和判读

放置中心静脉通路是住院治疗常见的操作，尤其是在重症监护室。中心静脉通路同样用在需要反复使用静脉给药的治疗中，如血浆置换、血液透析、用药管理（如化疗）及其他适应证（表8-9）。

当进行中心静脉置管时，应避免如下区域：增加感染风险的区域、解剖异常的区域、可能需要长期使用的血管区域（如血液透析）。

表8-9 中心静脉通路给药的适应证

- 药物治疗如果通过外周静脉途径会造成血管损伤（如血管加压药、化疗等）
- 血流动力学监测
- 血浆置换、血浆分离、血液透析
- 外周血管条件太差
- 心脏起搏器
- 放置下腔静脉滤网
- 溶栓治疗
- 支架植入

1. 设备的选择

中心静脉通路的导管有两种主要类型：①隧道式导管（永久）；②非隧道式导管。

根据中心静脉通路的需要选择导管，同时需仔细权衡风险和收益。需要考虑下面几种特定的因素。

- 导管允许的管腔的数量。
- 管腔的孔径。

· 感染的风险。与非隧道式导管相比，隧道式导管感染风险相对较低[18]。

· 血栓形成的风险。管腔相对较少，即直径相对较小的导管血栓形成风险更低[19]。

2. 穿刺位置的选择

· 选择穿刺部位应基于临床应用的需求和手术者的经验。

· 常用静脉为颈静脉、锁骨下静脉和股静脉。

· 穿刺部位不应该被污染或易被污染。

· 避开解剖学异常的部位。

· 如果患者有单侧肺部疾病，一般推荐选择患侧为中心静脉的置管位置，从而避免因并发症（如气胸等）损伤正常肺。

3. 导管感染

预防中心静脉导管相关感染的指南推荐见表8-10[20]。

留置中心静脉导管的患者出现发热。

· 同时从外周血及导管获得血培养。

· 若培养出金黄色葡萄球菌、凝固酶阴性的葡萄球菌或念珠菌，应高度怀疑导管相关的血液感染。

表8-10　预防中心静脉导管相关感染的指南推荐

· 对所有参与导管置入和护理的人员进行教育、培训，定期评估他们对知识的掌握程度及对指南的依从性

· 选择导管和置管位置

（1）选择推荐的置管位置，权衡风险和收益，减少感染性并发症，避免机械并发症（气胸、锁骨下静脉撕裂）

（2）避免股静脉置管

（3）使用非隧道式导管时应选择锁骨下静脉而不是颈静脉或股静脉，以尽量减少导管感染风险

续表

（4）用超声波引导穿刺

（5）使用最少数量的端口或最小的管腔

（6）及时拔除非必要的导管

（7）如果无菌技术不能保证，尽快更换导管（在48小时内）

·无菌技术

（1）手卫生和无菌技术

（2）使用最大范围消毒隔离屏障

（3）消毒剂准备和清洁皮肤

（4）用无菌纱布或无菌、透明或半透膜敷料覆盖导管置管位置

（5）对短期中心静脉置管每2天更换无菌纱布，或者每7天更换透明敷料。

·更换中心静脉导管、PICC管和血液透析导管

（1）不应为预防导管相关感染而定期更换中心静脉导管、PICC管、血液透析导管或肺动脉导管

（2）不应仅依据发热而更换中心静脉导管及PICC管

（3）对非隧道式导管，不应定期采用导丝引导更换来防止感染

（4）在怀疑非隧道式导管感染时不使用更换导丝来更换导管

（5）如果没有证据表明出现感染，可以使用导丝引导更换失效的非隧道式导管

·在危重患者和疑似脓毒症患者中，经验性治疗应包括万古霉素以覆盖金黄色葡萄球菌并覆盖其他革兰阴性菌（例如：哌拉西林钠-三唑巴坦钠注射剂）。

如果导管是感染源，在以下情况下应该拔除导管。

（1）严重脓毒症。

（2）化脓性血栓性静脉炎。

（3）心内膜炎。

（4）置入动脉导管者出现转移性并发症，如肺栓塞、外周血管栓塞等。

（5）血液感染经相应的抗生素治疗后仍持续72小时。

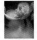
（6）由金黄色葡萄球菌、真菌或分枝杆菌导致的感染。

（7）隧道感染或包裹性感染[21]。

4. 放置中心静脉导管

在准备置管时，准备好所有必要的设备，选择最合适的穿刺位点，患者取平卧位或略垂头仰卧位，消毒所选择区域。准备就绪且手术核对无误后，按图8-3所示的Seldinger技术置入导管。可适当使用镇痛和镇静药物，使患者放松。

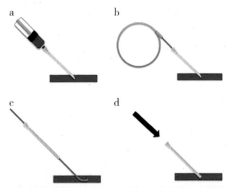

图8-3 Seldinger技术（使用改良后的Seldinger技术置管）

a：在超声引导下，用注射器探寻目标血管；b：拔除注射器并经穿刺针置入导丝；c：去除穿刺针并置入导管；d：拔除导丝并固定导管。

肺动脉导管插入

· 通过套管鞘置入，套管鞘曲线方向应有利于通过心脏室腔。

· 当推送导管时，导管尖端气囊应该完全充气（1.5 mL），以避免血管、心内膜或心脏瓣膜损伤（撤除导管时气囊应放气）。

- 在操作过程中应该持续进行血流动力学监测。通过监测波形定位肺动脉导管尖端位置。
- 当气囊充气至75%～100%时获得肺动脉楔压（PCWP），此时导管正处在肺动脉的最终位置。
- 胸部X线检查确认正确位置（距离中线不超过3～5cm）。
- 在皮肤上固定导管，在患者的表格上记录导管的长度。

对肺动脉导管（Swan-Ganz导管）波形

通过Swan-Ganz导管可以测量从右心室到肺动脉的压力并抽取血样[22]。左心房压力可以通过测量肺动脉楔压估得。这些功能可帮助诊断和管理各种临床状态（表8-11）。

表8-11 Swan-Ganz导管的临床应用

诊断
- 休克的病因
- 低血容量性
- 心源性
- 脓毒症
- 肺栓塞

肺水肿（心源性肺水肿与非心源性肺水肿的对比）

肺动脉高压

心包压塞

治疗
- 药物治疗
- 液体管理
- 脓毒症
- 心肌梗死
- 心力衰竭

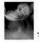

压力波形和解读

导管对空气系统开放之前必须重新校正,使得大气压力为零,同时使导管的气-液界面与心脏平齐。

校正后,应评估导管的动态反应。快速打开和关闭连续冲洗装置的阀门,压力波形首先出现一个方波,接着出现震荡,最后回到基线(图8-4)。

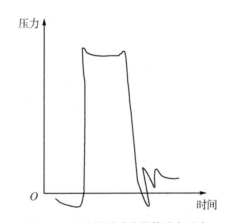

图8-4 充分的肺动脉导管动态反应

快速打开和关闭连续冲洗装置的阀门,压力波形首先出现一个方波,接着出现震荡,最后回到基线。

右心房压力波形

见图8-5,"a"波反映了心房收缩,"c"波反映了三尖瓣的关闭,"v"波反应心室收缩,"y"波反映了三尖瓣开放后压力的下降。

能提高正常右心房压力的情形(0~7 mmHg)。

·右心室梗死。

·肺动脉高压。

·心脏压塞。

·缩窄性心包炎。

· 容量超负荷。

· 房颤和房扑。

· 其他。

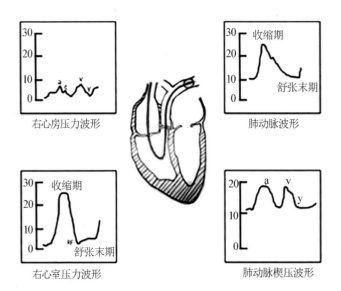

图8-5　通过肺动脉导管读取心脏压力波形

　　a波反映了心房收缩，c波反映了三尖瓣的关闭，v波反应心室收缩，y波反映了三尖瓣开放后压力的下降。

右心室（RV）压力波形

　　图8-5显示了右心室压力波形的形状。快速峰值波代表了右心室收缩期，紧随其后压力缓慢上升代表了右心室舒张期。

· 正常右心室收缩压力范围为15～25 mmHg。

· 正常舒张末期压力范围为3～12 mmHg。

· 右心室收缩期压力增高可见于肺栓塞、肺动脉高压、肺动脉狭窄。

· 右心室舒张末期压力增高见于心室梗死、心脏收缩和心

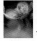

脏压塞、右心室衰竭。

肺动脉波形（插入导管时测量）

上升波形代表心脏收缩期，伴随降中峡的下降波形代表心脏舒张期和肺动脉瓣关闭（图8-5）。

· 正常收缩期肺动脉压力范围为15～25 mmHg。

· 正常舒张期肺动脉压力范围为8～15 mmHg。

肺动脉压升高见于以下情形。

（1）左心力衰竭。

（2）肺栓塞。

（3）原发性肺部疾病。

（4）二尖瓣疾病。

（5）其他。

肺动脉楔压（PAWP）波形

肺动脉楔压波形与右心房压力波形相似。PAWP波形代表左心室舒张末期压力（LVEDP），因此受呼吸影响。PAWP应在吸气末期测量。

· 正常值波动于6～15 mmHg。

· "a"波上升可见于左心室充盈时阻力增加，如：

（1）左心室容量超负荷。

（2）二尖瓣狭窄。

（3）左心室收缩功能障碍或舒张压功能障碍。

· "v"波上升可能代表二尖瓣返流或急性左心房容量超负荷。

某些情况下PAWP和LVEDP可能不一致。影响二尖瓣之前的解剖结构的情形（如二尖瓣狭窄或返流，肺栓塞或其他）可能导致PAWP高于LVEDP。另外，影响二尖瓣之后的解剖结构的情形（如左心室顺应性下降，主动脉瓣返流）可能使PAWP低于LVEDP。

酸碱平衡紊乱

酸碱平衡由肾脏和肺共同维持。每个器官均控制不同的缓冲系统。肾脏排泄酸主要通过将氢结合到两种不同的包含磷酸盐和氨的缓冲系统中。肺维持酸碱平衡通过排出二氧化碳，当评估患者的酸碱平衡时，就要用到碳酸氢盐–二氧化碳缓冲系统。

$$CO_2+H_2O \longleftrightarrow HCO_3^-+H^+$$

pH计算使用亨德森–哈塞尔巴赫（Henderson–Hasselbach）方程：

$$pH=6.10+\log\left(\left[HCO_3^-\right]+\left[0.03 \times pCO_2\right]\right)$$

单纯酸碱失衡通过肺或肾脏代偿不平衡反应。呼吸代偿反应快速，pH出现异常时，30分钟内开始出现呼吸代偿。呼吸代偿通常是在12~24小时达到高峰。肾脏系统的代偿反应较呼吸代偿反应相对滞后，通常在6~12小时开始出现代偿，通常在3~5天之后达到完全代偿。

酸碱失衡不仅影响pH代偿和缓冲系统，还影响电解质（如钠和钾），因此这些参数也应进行评估。pH、碳酸氢盐和二氧化碳分压的正常值根据样品来源的不同会有变化（表8–12）。外周静脉血与动脉血相比，pH低0.02~0.04，HCO_3^-高1~2 mEq/L，二氧化碳分压高3~8 mmHg。在表8–13列出了酸碱紊乱的定义。

表8–12　动脉血样本的正常值

pH=7.4±0.04

HCO_3^-为24±3 mEq/L

二氧化碳分压为40±4 mmHg

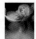

表8–13　酸碱平衡紊乱的定义

酸血症：动脉血pH低于正常范围（7.36）

碱血症：动脉血pH高于正常范围（7.44）

酸中毒：导致pH降低

碱中毒：导致pH增加

代谢性酸中毒：HCO_3^-减少引起的酸中毒

代谢性碱中毒：HCO_3^-增加引起的碱中毒

呼吸性酸中毒：二氧化碳分压增加引起的酸中毒

呼吸性碱中毒：二氧化碳分压减少的引起的碱中毒

单纯酸碱失衡：存在一种代谢紊乱或呼吸性紊乱，伴随适当的呼吸或代谢代偿过程

混合酸碱失衡：同时存在一个以上的酸碱平衡紊乱

代谢性酸中毒

· 在代谢性酸中毒中，血清HCO_3^-减少，呼吸代偿（每分钟通气量增加）将导致二氧化碳分压降低。

· 血清HCO_3^-每减少1 mEq/L，二氧化碳分压降低1.2 mmHg。

· 无法代偿的代谢性酸中毒可见于呼吸系统或神经系统疾病。

· 在严重代谢性酸中毒（$HCO_3^- < 6$ mEq/L）中的呼吸代偿通常仅限于二氧化碳分压为8 ~ 12 mmHg。

· 当纠正二氧化碳分压 > 8 ~ 12 mmHg的酸中毒时可能需要进行药物干预。

· 计算阴离子隙，确定代谢性酸中毒的原因。

· 阴离子隙（AG）= （ $[Na^+]$ + $[K^+]$ ）– （ $[Cl^-]$ + $[HCO_3^-]$ ）。

· AG正常值为3 ~ 11 mEq/L。

· AG偏高代表阴离子过量，如乳酸、酮酸、磷酸根及硫酸根。

·评估导致这些阴离子过多的情况（表8-14）。

表8-14 导致阴离子隙升高和正常的情况

阴离子隙升高

　　乳酸酸中毒

　　酮症酸中毒

　　肾功能衰竭（减少酸排泄和HCO_3^-再吸收）

　　摄入甲醇

　　尿毒症

　　阿司匹林

　　其他毒素

正常阴离子隙（或高氯血症酸中毒/HCO_3^-丢失通过氯重吸收进行代偿）

　　腹泻

　　肾小管酸中毒

　　摄入氯化铵、乙酰唑胺

　　完全肠外营养

　　艾迪生病

　　输尿管肠造口术

代谢性碱中毒

　　在代谢性碱中毒中HCO_3^-增加，通常呼吸代偿会导致二氧化碳分压同向变化。血清HCO_3^-每增加1 mEq/L，二氧化碳分压会增加0.7 mmHg。

　　代谢性碱中毒的主要原因

·胃丢失H^+和氯，促进了肾脏对HCO_3^-的重吸收（如呕吐、鼻胃管吸出）。

·肾脏丢失H^+。噻嗪类利尿剂和髓袢利尿剂（如呋塞米）引起钠和氯丢失，通过肾脏代偿引起HCO_3^-重吸收从而保持电中性。

· 体液容量不足使得钠和HCO_3^-通过肾脏重吸收,同时激活肾素-醛固酮系统促使远端肾小管分泌H^+。

· 低钾血症促进了H^+跨膜转移到细胞内,刺激远端肾小管分泌H^+。

· 慢性二氧化碳潴留。

· 使用了有机阴离子,如乳酸盐、乙酸盐和柠檬酸盐。

代谢性碱中毒可引起神经系统症状、代偿性低通气(增加二氧化碳分压)并减少系统氧合。

呼吸性酸中毒

呼吸性酸中毒是呼吸性酸碱平衡紊乱的急性反应,几分钟内即可在血液、细胞外液和细胞缓冲系统中启动,但反应适度。更显著的反应是由肾脏在几个小时内产生,但需要3~5天完成。

在急性呼吸性酸中毒中,二氧化碳分压每增加10 mmHg则HCO_3^-代偿反应增加1 mEq/L。

呼吸性碱中毒

急性呼吸性碱中毒的代偿反应导致二氧化碳分压每下降10 mmHg血清HCO_3^-下降2 mEq/L。

混合酸碱平衡紊乱

混合酸碱平衡紊乱的特点是超过一种原发性失衡。预期的代偿效应通常不足,因而干预是必要的。

酸碱平衡紊乱的处理

酸碱平衡紊乱通常需针对病因进行治疗。然而,对于那些严重的、危及生命的情况,需要给予特定的干预措施来纠正pH和电解质失衡。

代谢性酸中毒的处理

表8-15中列出了严重酸中毒的主要不良反应。某些有机酸中毒可在病因去除后数小时内恢复正常。相比之下,HCO_3^-丢失(如腹泻、肾脏疾病)的高氯血症性酸中毒患

者可能需要补充外源性碱。治疗的目的是纠正和防止表8-15的不良反应。

表8-15　严重酸中毒的主要不良反应

心血管
　影响心脏收缩，减少心输出量
　小动脉扩张和静脉收缩
　肺血管阻力增加
　肾和肝血流量减少
　降低心律失常阈值
　使儿茶酚胺反应减弱
呼吸
　换气过度
　呼吸肌肉疲劳
　呼吸困难
代谢
　胰岛素抵抗
　抑制无氧糖酵解
　高钾血症
　蛋白质分解代谢增加
脑
　精神状态变差及昏迷

· 呼吸代偿有其局限性，其治疗应该实现保持pH＞7.2及HCO_3^-保持8～10 mmol/L。
· 碱治疗主要使用碳酸氢钠。输注碳酸氢钠存在一定风险，应该谨慎使用。
· 计算碳酸氢钠的量：

　　ΔHCO_3^-的期望值（mmol/L）×体重（kg）×分布空间。

为避免过度治疗的风险，建议开始按50%的分布空间。

例如，要把患者的HCO_3^-的量从4 mmol/L提高到8 mmol/L，其体重70 kg，需输注的HCO_3^-的量为：

$4 \times 70 \times 0.5 = 140$ mmol

碳酸氢钠应该是静脉滴注而不是静脉推注。应该在静脉给药约30分钟后进行临床效果判断和进一步治疗。

代谢性碱中毒的处理

治疗的目的是逆转HCO_3^-产生的潜在原因和/或HCO_3^-的潴留。

· 胃H^+丢失的患者可以用抗酸药（如H_2受体阻滞剂和质子泵抑制剂）治疗。

· 停用外源性碱，如乳酸盐和柠檬酸盐。

· 增强肾脏对碳酸氢盐的排泄能力（纠正血容量不足、低氯血症、低钾血症）。

参 考 文 献

[1] WOLTERS KLUWER HEALTH UPTODATE®. Modes of Mechani-cal Ventilation [DB/OL]. http: //www. uptodate. com/contents/image? imageKe y=PULM/77391&topicKey=PULM%2F1640&source=outline_link&search=mechanical+ventilation&utdPopup=true.

[2] ESTEBAN A. How is mechanical ventilation employed in the intensive care unit? An international utilization review [J]. Am J Respir Crit Care Med, 2000, 161: 1450.

[3] KILICKAYA O. Initial ventilator settings for critically ill patients [J]. Crit Care, 2013, 17 (2): 123.

[4] JAMES M M, BEILMAN G J. Mechanical ventilation [J]. Surg Clin N Am, 2012, 92: 1463-1474.

[5] RANIERI V M, RUBENFELD G D, THOMPSON B T, et al. Acute respiratory distress syndrome: the Berlin definition [J].

JAMA, 2012, 307（23）: 2526-2533.

［6］RANIERI V M, RUBENFELD G D, THOMPSON B T, et al. Lung protective ventilation strategy for the acute respiratory distress syndrome［R］. Cochrane Database Syst Rev, 2013（2）.

［7］THE ACUTE REPIRATORY DISTRESS SYNDROME NETWORK. Ventilation with lower tidal volumes as compared with traditional tidal vol-umes for acute lung ini ury and the acute respiratory distress syndrome［J］.N Engl J Med, 2000, 342: 1301.

［8］BRIEL M. Higher versus lower positive end. expiratory pres-sures in patients with acute lung injury and acute respiratory distress syndrome: systematic review and meta-analysis［J］. JAMA, 2010, 303: 865.

［9］SANTA CRUZ R. High versus low positive end-expiratory pressure （PEEP）levels for mechanically ventilated adult patients with acute lung injury and acute respiratory distress syndrome［R］. Cochrane Database Syst Rev, 2013（6）: CD009098.

［10］MACINTYRE N R. Evidence-based assessments in the ventilator discontinuation process［J］. Respir Care, 2012, 57（10）: 1611-1618.

［11］THILLE A W. Weaning from the ventilator and extubation in ICU ［J］. Curr Opin Crit Care, 2013, 19: 57-64.

［12］MILLER R L. COLE R P. Association between reduced cuff leak volume and postextubation stridor［J］. Chest, 1996, 110 （4）: 1035-1040.

［13］RIVERS E. Early goal-directed therapy in the treatment of severe sepsis and septic shock［J］. N Engl J Med, 2001, 345: 1368.

［14］ELIXHAUSER A. Septicemia in U. S. Hospitals, 2009.Agency for healthcare research and quality［DB/OL］. Rockville, MD: http: //www. Hcup-us. ahrq. gov/repOrts/statbriefs/

sbl22. pdf.

［15］DELLINGER R P. Surviving sepsis campaign: international guidelines for management of severe sepsis and septic shock: 2012 ［J］. Crit Care Med, 2013, 41: 580.

［16］KUMAR A. Duration of hypotension before initiation of effective antimicrobial therapy is the critical determinant of survival in human septic shock ［J］. Crit Care Med, 2006, 34: 1589.

［17］HAVEL C, ARRICH J, LOSERT H, et al. Vasopressors for hypotensive shock ［R］. Cochrane Database Syst Rev, 2011 （5）. Art. No. : CD003709.

［18］DRYDEN M S. Infective complications associated with the use of the Quiton Permcath for long-term central vascular access in hemodialysis ［J］. J Hosp Infect, 1991, 19: 257.

［19］American Society of Anesthesiology Task Force on Central Venous Access, RUPP S M, APFELBAUM J L, et al. Practice guidelines for central venous access: a report by the American Society of Anesthesiologists Task Force on Central Venous Access ［J］. Anesthesiology, 2012, 116: 539.

［20］O'GRADY N P. Guidelines for the prevention of intravascular catheter-related infections ［J］. Clin Infect Dis, 2011, 52 （9）: 162-193.

［21］MERMEL L A, ALLON M, BOUZA E, et al. Clinical practice guidelines for the diagnosis and management of intravascular catheter-related infection: 2009 update by the Infectious Diseases Society of America ［J］. Clin Infect Dis, 2009, 49 （1）: 1-45.

［22］PUTTERMAN C. The Swan-Ganz catheter: a decade of hemody-namic monitoring ［J］. J Crit Care, 1989, 2: 127-146.

第五部分
姑息治疗

第九章 妇科肿瘤姑息治疗

SOLOMON LIAO、ROSENE D PIRRELLO、REBECCA
LIDDICOAT YAMARIK、JAMIE CAPASSO 编著

牛兆园 译

简 介

- WHO姑息治疗的定义：罹患威胁生命的疾病时，患者及其家属均会面对各种问题，姑息治疗就是对疼痛及其他问题予以早期识别、详细评估和治疗，采用各种方法以阻止和缓解痛苦，从而达到改善患者及其家属生活质量的目的[1]。

- 本章第一部分讨论疼痛处置，包括使用阿片类药物及其他镇痛药；其余部分探讨如何筛选与治疗抑郁、便秘、恶心、呕吐、肠梗阻、腹水与呼吸困难。

- 为有效地控制疼痛和症状，姑息治疗必须以患者和家庭为中心。为达此目的，治疗团队务必了解患者的目标需求并对此充分讨论，包括患者对严重疾病的个人认识和治疗选择。目标治疗需明确拟订对疼痛和不适症状的处理，决定处置措施的优先权和侵入性强度。

- 依据患者的期望值制定治疗目标。完全控制症状往往是不可能的，也是不现实的。在初诊和疾病进展时，为患者、家属及卫生保健专业人士设定符合实际的期望值颇为重要。当疼痛及不适症状难以消除时，治疗重点应转为带症状生存，处置各种问题，以改善患者身体机能或

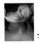

生活质量。患者的生存预后会改变他们的目标期望值，影响对疼痛及不适症状的处置疗效。

疼 痛 控 制

1. 常用阿片类药物

· 表9–1总结了美国常用的阿片类药物

· 吗啡依然是最理想的阿片类药物。

（1）吗啡的优点：①价格相对低廉，适用范围广；②有口服溶剂；③与其他阿片类药物相比，较少引起家庭用药事故。

（2）吗啡溶液制剂适用于不能口服丸剂的患者、管饲饮食的患者及短肠综合征等肠道吸收不良的患者。

（3）经肝脏糖脂化作用后，吗啡转化为吗啡–6–葡萄糖醛酸苷及吗啡–3–葡萄糖醛酸苷，二者均经肾脏排泄，有神经毒性。代谢产物积聚导致阿片类药物诱导的神经毒性，如肌阵挛、精神错乱及癫痫发作。因此，肾功能中度及重度不全的患者应避免使用吗啡，但对肾功能轻度功能不全的患者可谨慎短期使用。

· 二氢吗啡酮较吗啡药力更强，二者疗效无差别。

（1）二氢吗啡酮有长效和短效两种剂型。然而，前者过于昂贵，且许多医疗单位缺药，大部分患者限制使用。

（2）二氢吗啡酮虽然无吗啡的神经毒性，但依然有毒性代谢产物，肾功能不全的患者相对禁忌。

（3）对门诊患者还存在以下不足：价格昂贵、应用受限制、需配伍不同的长效阿片类药物以维持缓解疼痛。

· 羟氢可待酮具有长效和短效两种剂型。

（1）该药仅有口服的丸剂和溶液制剂，没有肠外用剂型。

表9-1 美国常用的阿片类药物[2]

阿片类药物	剂型	规格	首次使用短效阿片类药物的初始剂量
吗啡	口服溶液剂	2 mg/mL、4 mg/mL、20 mg/mL	必要时5～10 mg，口服，每60分钟1次
	缓释片（每12小时1次）	15 mg、30 mg、60 mg、100 mg、200 mg 硫酸吗啡缓释胶囊剂：10 mg、20 mg、30 mg、50 mg、60 mg、80 mg、100 mg、150 mg、200 mg	必要时2～3 mg，静脉注射，每30分钟1次
	缓释片（每24小时1次）	Avinza：30 mg、45 mg、60 mg、75 mg、90 mg、120 mg	
	速释片		
	注射剂（皮下注射、静脉推注、静脉滴注）	10 mg、15 mg、30 mg 有医院专用规格	
美沙酮	口服溶液剂	1 mg/mL、2 mg/mL、10 mg/mL	无数据
	片剂	5 mg、10 mg、40 mg（可溶解剂型）	
	注射剂（静脉推注、静脉滴注）	有医院专用规格	
芬太尼	经黏膜（颊部）给药剂型	Actiq：200 mg、400 mg、600 mg、800 mg、1 200 mg、1 600 mg	必要时25～50 μg，静脉注射，每30分钟1次
	经皮肤给药剂型	Patches：12～12.5 μg/h、25 μg/h、50 μg/h、75 μg/h、100 μg/h	
	注射剂（皮下注射、静脉推注、静脉滴注）	有医院专用规格	

续表

阿片类药物	剂型	规格	首次使用短效阿片类药物的初始剂量
二氢吗啡酮	口服溶液剂	1mg/mL	必要时2mg，口服，每60分钟1次
	缓释片（每24小时1次）	8 mg、12 mg、24 mg、32 mg	
	速释片	2 mg、4 mg、8 mg	
	注射剂（皮下注射、静脉推注、静脉滴注）	有医院专用规格	必要时0.5 mg，静脉注射，每30分钟1次
羟氢可待酮	口服溶液剂	1 mg/mL、20 mg/mL	必要时5mg，口服，每60分钟1次
	缓释片（每12小时1次）	10 mg、15 mg、20 mg、30 mg、40 mg	
		60 mg、80 mg	
	速释片	5 mg、10 mg、15 mg	
二氢羟吗啡酮	缓释片（每12小时1次）	7.5 mg、10 mg、15 mg、20 mg、30 mg	必要时5 mg，口服，每60分钟1次
		40 mg	
	速释片	5 mg、10 mg	

注：吗啡、羟氢可待酮和二氢吗啡酮的口服溶液剂可经肠内营养管给药，因为作用时间长，通常每4小时给药一次或/和必要时用药；美沙酮作用时间长，是管饲饮食患者给药的理想药物，通常每8～12小时给药1次。

（2）长效制剂的不足是价格昂贵，普通制剂难以获得，因此医疗单位有时缺药。另一缺点为极易导致药物滥用。

（3）与二氢吗啡酮类似，与吗啡相比，其代谢产物神经毒性较少。

· 芬太尼有多种剂型，包括经静脉给药剂型、经皮肤给药剂型（transdermal，TD）、经鼻腔给药剂型、经舌下给药剂型和颊黏膜剂型。

（1）该药作为镇痛剂，其药力超过吗啡80倍。

（2）该药具有脂溶性、高效力及低分子量的特性，经相对小面积的皮肤或黏膜即可达到全身给药的效果。

（3）该药最大的优点是其代谢物无活性，既无镇痛作用，也无毒性。因此，与其他阿片类药物不同，芬太尼对肾功能不全的患者无神经毒性。

（4）表9-2归纳了芬太尼TD剂型与阿片类药物口服剂型或注射剂型的优缺点。

芬太尼TD剂型主要的不足是过于昂贵。

有研究机构警告芬太尼TD剂型不适用于首次使用阿片类药物的患者。

芬太尼TD剂型使用后4~8小时吸收，然而，平均12~16小时内不能达到治疗浓度，在29~36小时可达最大浓度。

（5）使用芬太尼TD剂型达到稳定状态时，可达到与同剂量静脉给药或皮下注射类似的药物浓度。

（6）不同患者之间的血药浓度不同，取决于患者皮肤吸收特性和清除率。

（7）体温升高（特别是＞39 ℃）者，吸收率增加，务必仔细监控。

（8）必要时，需改换另外一种阿片类药物口服剂型或肠外用剂型。

表9-2　芬太尼TD制剂与阿片类药物口服剂型或注射剂型的
优缺点对比[2]

芬太尼TD剂型与阿片类药物口服剂型相比	
芬太尼TD剂型的优点	芬太尼TD剂型的缺点
方便	费用高
持续给药	起效慢
作用时间长	毒副作用处理困难
患者依从性更好	血药浓度增加缓慢
恶心、呕吐患者无需口服	可能发生接触性过敏
芬太尼TD剂型与阿片类药物持续 静脉注射/皮下注射相比	
芬太尼TD剂型的优点	芬太尼TD剂型的缺点
价格低廉	起效缓慢
护理简单	毒副作用处理困难
创伤性较小（无针、无给药泵）	因疼痛暴发而需单独间歇给药

（9）值得注意的是芬太尼TD剂型较其他阿片类药物
便秘发生率较少。

· 美沙酮具有几个优点，但使用前务必咨询姑息治疗或疼
痛控制专家。

（1）价格低廉，大多数患者可以负担。

（2）无已知的具有活性的代谢物，只有肾功能下降
至10%以下时方需调节剂量。

（3）是唯一一种长效的阿片类药物溶液制剂，可经
喂养管灌入，适用于吞咽丸剂困难患者。

（4）除具有阿片类药物活性外，美沙酮还具有抑制
N-甲基-D-天（门）冬氨酸受体功能，可协同止痛。

（5）不易引起药物滥用，因此价格较低，对具有药

物滥用史或使用阿片类药物风险的患者，美沙酮是最安全的阿片类药物。

（6）不同于其他阿片类药物，美沙酮代谢不遵从一室药代动力学；具有双相药代动力学特征，因此具备长效和短效两种效应；作用时间长久，维持镇痛时，年轻患者给药间隔为8小时，年老患者为12小时；基于其镇痛时间短的特性，按需给药时，时间间隔为3小时；美沙酮可迅速与mu-阿片类药物受体结合，然而抑制N-甲基-D-天（门）冬氨酸受体需要3~5天，此时达到最大疗效。因此，应逐渐缓慢增加美沙酮剂量，每3~5天增加1次，以免药物过量。

（7）口服吗啡和美沙酮的阿片类药物的等效剂量已经明确，具有一定的波动范围，这取决于24小时所需的吗啡口服剂量等量总和（表9-3）[2]。抑制N-甲基-D-天（门）冬氨酸受体的效应是上述等效剂量存在波动范围的原因，口服和静脉注射的转化比例为2∶1，因此静脉用药的剂量是口服的一半。

表9-3　吗啡口服剂量更换为美沙酮口服剂量比例[2]

24小时吗啡口服剂量	吗啡口服剂量∶美沙酮口服剂量
＜100 mg	3∶1
101~300 mg	5∶1
301~600 mg	10∶1
601~800 mg	12∶1
801~1 000 mg	15∶1
＞1 001 mg	20∶1

注意：由于患者对美沙酮的代谢能力不同，上述表格只能自左向右使用，不可将美沙酮按上述比例更换为吗啡；如需更换药物，应使用一种阿片类药物速释剂型且逐渐增加剂量。

（8）比其他阿片类药物更常见的副作用是QTc间期延长（译者注：QTc是按心率校正的QT间期，延长表示心脏复极延迟，与心律失常敏感性增高有关）。联用其他延长QTc间期药物，此风险增加。尽管文献报道只有使用剂量超过每天150 mg时，方可诱发QTc间期延长，但对于同时使用其他可延长QTc间期的药物或美沙酮使用超过6个月的患者，应予以心电监护。低钾血症和低镁血症的患者更易出现QTc间期延长。

2. 阿片类药物毒副作用

· 每种药物都具有毒副作用，阿片类药物的治疗目标在于逐渐加大剂量以充分缓解疼痛，同时尽可能减少毒副作用。

· 这些毒副作用可采用下列方法予以处置。

（1）使用必需的最小剂量。

（2）联合使用镇痛药。

（3）治疗便秘等毒副作用。

· 表9-4列出阿片类药物最常见的临床相关毒副作用，包括良性病变和严重的致死性毒副作用。最严重的毒副作用为呼吸抑制和死亡，如果处置得当，极少发生。

（1）呼吸抑制常见于有通气障碍的患者，如慢性肺疾病、睡眠性呼吸暂停或肥胖。

（2）同时使用镇静剂（如地西泮）的患者也是高危人群。

（3）呼吸暂停导致低氧血症时，监测脉搏氧饱和度及吸氧对患者无益。

3. 阿片类药物更换

· 一种阿片类药物可安全有效地更换为另一种阿片类药物，但需使用等效止痛剂量，比如疗效相同但镇痛强度不同的阿片类药物。

表9-4 阿片类药物毒副作用的处置[2]

毒副作用	处置方法
胃肠道毒副作用 · 便秘 · 恶心、呕吐 · 胃排空延迟 · 肠梗阻	· 预防性饮食疗法 · 必要时使用栓剂或灌肠 · 止吐药、促动力药 · 阿片类药物拮抗剂（甲基纳洛酮） · 降低阿片类药物剂量（联用或不联用辅助药物）
中枢神经系统毒副作用 · 嗜睡 · 认知障碍 · 谵妄 · 痛觉过敏	· 神经兴奋剂、阿片类药物减量或更换 · 仔细核对用药方案，评价临床表现（感染、神经或心脏） · 抗精神病药物（常用氟哌啶醇） · 阿片类药物减量或更换
呼吸抑制	· 反复评估患者 · 提前筛选易于诱发呼吸抑制的患者和治疗措施 · 增加供氧或予以适当的非侵入性正压通气 · 监测脉搏氧饱和度 · 如果出现低氧血症或呼吸频率≤6次/分钟，谨慎使用纳洛酮（1∶10）
皮肤毒副作用 · 瘙痒症 · 汗液分泌障碍	· 试用抗组胺药物，更换阿片类药物 · 冰袋包裹

· 表9-5[2, 3]列出简单实用的药物更换参考剂量。

（1）注意本表格仅列出正常人的中位值或平均值，临床医生需考虑患者对一种阿片类药物代谢较快，但对另一种阿片类药物可能代谢较慢。

（2）上述情况临床医生难以判断，最好的判断指标是患者疼痛控制效果。例如：如果患者疼痛难以控制或者更为严重，则需要加大剂量；如果疼痛缓解，则需要使用较低的有效剂量；与之类似，如果加用非阿片类镇痛药，也需要降低阿片类药物用量。

表9-5 简单实用的阿片类药物更换参考剂量[2, 3]

药物	口服/mg	静脉注射或皮下注射剂量/mg
吗啡	15	5
二氢吗啡酮	3	1
羟氢可待酮	10	—
二氢可待因酮	15	—
二氢羟吗啡酮	5	1
可待因	150	50
左吗南	2	1

注：本表格仅是一个指导性示例，已发表的各种参考表格都具有一定的局限性，它们简单地提供数学关系，以促进不同临床医生之间取得一致性。已经发表的几个镇痛药等效剂量参考表格大同小异，都是基于小样本单剂量研究，并未考虑交叉耐药问题。患者的临床情况不同，在参考这些累加数据结果时应当慎重。

（3）等效剂量的镇痛药物更换时，需考虑不完全性耐药问题。当更换另一种等效剂量的阿片类药物时，镇痛效果可能增加或降低。为避免上述现象及过度镇静问题，基于患者的镇痛效果，开始给药时应降低20%～30%的等效剂量。

（4）吗啡更换为芬太尼TD剂型药物的建议见表9-6[2]。本方法需要计算24小时患者需要阿片类药物的总量，进一步换算为口服吗啡的等效剂量。本表格不作为将芬太尼TD剂型药物更换为其他阿片类药物的参考。

表9-6 吗啡更换为芬太尼TD剂型药物的建议[2]

第一步：累计24小时需要阿片类药物的总量，将其转化为口服吗啡的等效剂量，可使用等效镇痛药物更换表，如表9-5

第二部：基于患者使用的吗啡等效剂量范围，参考以下剂量选择芬太尼TD剂型药物剂量

每日口服吗啡等效剂量/mg	FDA批准生产商提供的芬太尼TD剂型药物剂量/$\mu g \cdot h^{-1}$
60 ~ 134	25
135 ~ 224	50
225 ~ 314	75
315 ~ 404	100
405 ~ 494	125
495 ~ 584	150
585 ~ 674	175
675 ~ 764	200
765 ~ 854	225
855 ~ 944	250
945 ~ 1 034	275
1 035 ~ 1 124	300

注：芬太尼TD剂型药物仅适用于阿片类药物耐受的患者，即每天需要口服吗啡的等效剂量为至少60 mg。不能基于本表格将芬太尼TD剂型药物转换为另一种阿片类药物，因为据此计算的阿片类药物用量过高。

使用芬太尼输注或患者自控镇痛泵达到稳定剂量时，可更换为等效剂量的芬太尼TD剂型药物，使用最接近等效剂量的规格。例如，患者输注芬太尼稳定剂量为60 μg/h，则选用50 μg/h的芬太尼TD剂型药物。

4. 非阿片类药物治疗

抗炎药物

·许多药物具有直接的或间接的抗炎效果。比如，抗生素通过减少潜在的感染而作为一种有效的抗炎药物，同时某些抗生素具有直接抗炎作用。

·最常用的抗炎药物为类固醇和非甾体镇痛消炎药（NSAID），通常用于骨骼肌肉疼痛，但对内脏炎症性疼痛和某些癌性疼痛（特别是骨转移疼痛）颇为有效。

糖皮质激素

·基于它们强大的抗炎特性，糖皮质激素是首选药物。

（1）镇痛效果始于24～48小时，3～4天达顶峰，5天后镇痛效果消失，出现副作用的风险增加。

（2）姑息治疗患者，对糖皮质激素治疗较NSAID更易于耐受。糖皮质激素的某些副作用甚至对癌症患者有利，如提高食欲、增加体重与体力、减少恶心和气短。

（3）可降低脑转移和肠梗阻的不良影响。

（4）地塞米松适用于大多数姑息治疗患者，与其他类固醇相比，其抗炎效能更为强大。地塞米松还有轻度的盐皮质激素作用，不引起或不增加水肿和液体潴留。由于其镇痛作用和剂量相关，随着用药时间延长，毒副作用增加，镇痛用地塞米松时，应予以短疗程、大剂量的冲击疗法。经典的剂量为每天12～20 mg，尽管仅使用4天或5天，类固醇的镇痛作用可持续达2周。

非甾体镇痛消炎药（NSAID）

·为获得最好的疗效，NSAID使用应有计划，并准时用药。

·紧急情况下，应选用速效NSAID（如布洛芬），以减少毒副作用。

·长效NSAID（如甲氧萘丙酸）适宜于门诊患者。

- 不能口服NSAID者，静脉给予酮咯酸注射液。
- 大剂量使用NSAID者，应给予质子泵抑制剂，以保护胃黏膜。
- NSAID禁用于有出血风险、肾功能损害、心力衰竭和/或尚未控制高血压的患者。

二膦酸盐

- 二膦酸盐通过抑制破骨细胞而减少骨骼炎症反应，特别适用于骨转移导致的骨痛患者。
- 需静脉给药，患者需住院或在门诊患者输液中心接受治疗。
- 为获得持续效果，每月给药1次，还应根据肾功能予以调节。

神经疼痛药物

三环抗抑郁药（TCA）

- TCA依然是治疗神经疼痛的金标准，有大量证据予以支持，然而临床实践中，TCA并非一线用药。

（1）TCA缓解疼痛的确切机制未明。

（2）TCA具有镇静作用，应夜晚给药。

（3）因具有抗胆碱能副作用，TCA通常不适用于老年患者。

（4）其他的剂量相关副作用为直立性低血压，在并存重要心脏疾病的患者中限制使用。

（5）TCA具有多种药物交互作用，在联合用药患者中其应用受限。

5-羟色胺去甲肾上腺素再摄取抑制剂（SNRI）

- SNRI是控制神经性疼痛的高效辅助用药，对伴有抑郁而不能口服TCA的患者颇为适宜。

（1）使用剂量低于治疗抑郁症所用剂量。治疗抑郁症时需2~6周方可获得充分疗效。同样，治疗疼痛时需要

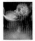
1～2周用药时间。

（2）FDA推荐使用度洛西汀治疗疼痛和抑郁症，此药尚受专利保护，价格昂贵，许多医疗保险并未将其作为治疗神经痛的一线用药。

（3）文拉法辛作用机制和效果与度洛西汀相同[4]，不受专利保护，价格低廉，许多医疗保险已将其覆盖。

加巴喷丁与普瑞巴林

· 加巴喷丁是最常用的治疗神经痛药物，有效率为70%。

（1）虽然构建自 γ-氨酪酸，但其作用机制与 γ-氨酪酸受体无关，而是结合于神经元细胞膜钙通道 α-2-δ 配体受体。

（2）由于具有镇静副作用，开始给予加巴喷丁时，应低于治疗剂量，逐渐增加剂量，约需2周获得治疗效果。

（3）疼痛患者多伴有失眠症，加巴喷丁对此类患者颇为有益。

（4）加巴喷丁治疗癫痫发作时需间隔8小时给药，但对疼痛患者，为避免白天出现镇静副作用，主要是傍晚和睡眠前给药。比如，一天总剂量的25%于早晨给药，25%～50%于下午5～6时给药，超过50%的剂量于睡前给药。

（5）约90%的加巴喷丁自肾脏排泄，肾功能损害患者需调整剂量。

· 普瑞巴林与加巴喷丁结构相似，对神经性疼痛的治疗机制相同。

（1）尚受专利保护，价格高于加巴喷丁。除非患者对加巴喷丁无效，通常不用普瑞巴林。

（2）对加巴喷丁无效的患者，其中一小部分对普瑞巴林治疗有效。

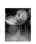

（3）其副作用类似于加巴喷丁，同样需要逐渐增加剂量，大部分药量在傍晚和睡前给予。

其他治疗方法

· 对难治性神经性疼痛或阿片类药物导致的痛觉过敏，可输注钠通道阻滞剂利多卡因或给予N–甲基–D–天（门）冬氨酸受体拮抗剂氯胺酮，通常获得很好的镇痛效果。

· 在使用上述镇痛药物时，务必行姑息治疗或疼痛处理咨询。

抑　　郁

1. 筛查

· 抑郁在女性癌症患者中相当常见。在妇科癌症患者中，抑郁和焦虑功能紊乱的发病率高达50%[5]。

· 在癌症患者中，抑郁未得到应有的重视，治疗不充分。尽管抑郁发生率颇高，但并不意味着癌症必然导致抑郁，这一观点必须摈弃。因为抑郁严重降低患者生活质量，常规予以抑郁筛选相当重要。

· 抑郁缩短患者生存时间，影响患者对癌症治疗的认同和耐受能力，导致患者功能降低，对治疗依从性下降。抑郁也可放大患者对疼痛的感知和其他不适症状。

· 由于在治疗期间，患者抑郁发病率和严重程度存在波动，因此每次随访均需询问患者情绪变化[5]。

· 针对癌症患者，有大量的抑郁评价工具可资使用，尽管颇为有效，但在繁忙的临床工作中，实用性不高。

（1）专家建议在随访时，询问单一抑郁相关问题即能获得可信赖和准确的筛选结果。

（2）不能识别抑郁的原因不是缺乏足够简短且敏感的筛选方法，而仅仅是因为医生一句"你抑郁吗[7]？"

的提问。

（3）某些有修养的患者难以接受抑郁诊断，他们认为这是被关押在精神病医院里的"疯狂"患者所有的症状。此时最好询问患者"你的情绪如何？""情绪有变化吗？""感觉不开心吗？"或"最近是否感觉更加不开心？"

· 诊断抑郁的另一个挑战为如何区分临床抑郁和患者对严重致死性疾病的一种情绪反应。无抑郁的癌症患者可出现大量抑郁症状，包括疲劳、乏力、失眠、多睡、性冷淡、对以前感兴趣的事情厌烦、厌食、犯罪感、担忧、坐立不安或肌肉僵直。不应将二者确切区分，而应将其看做一种疾病的两端：一端为抑郁，另一端为对坏消息的情绪反应。二者之间从轻度的抑郁反应、适应失调到对悲伤反应的能力不足逐渐过渡。

· 区分抑郁和情绪反应的关键在于是否绝望，癌症患者并发抑郁症时表现为彻底绝望，但情绪反应时依然存在希望，有时并没有痴想治愈。

2. 治疗

· 对抑郁症治疗与否取决于几种因素。

· 任何一项治疗措施在实施前，均应评估收益与风险。这基于症状的严重程度和患者存在的其他问题。

（1）对同时伴有严重抑郁和焦虑的患者，治疗颇为有效。例如：患者还存在疼痛，此时尽早使用TCA或SNRI；如患者存在厌食，抗抑郁药米尔塔扎平较为适用。

（2）使用抗抑郁药的同时处理其他症状，减少药物品种，提高患者使用抗抑郁药的依从性。患者或其家属不愿意接受治疗是治疗抑郁的主要障碍。

（3）轻度至中度症状患者采用非药物治疗方法。

（4）非药物处置策略包括劝告、精神支持、认知行为疗法、以解决问题为导向的治疗、放松、思想充实及支持小组。

（5）许多社区提供上述服务。

（6）另外，严重抑郁患者可能需要电休克疗法（ECT）。ECT可以挽救自杀患者或因抑郁而绝食患者的生命，是针对严重抑郁的一种最有效且安全的治疗方法。

但是，许多患者因为ECT导致皮肤红斑和健忘而拒绝接受此治疗。

（7）表9-7列出了抗抑郁药物，包括首剂、剂量范围、适应证和其他药理学反应。

（8）所有抗抑郁药都具有相同的疗效，将近1/3的患者反应良好，1/3有部分反应，1/3则无反应[8]。因此，抗抑郁药的选择取决于副作用、其他治疗作用和使用方便性。

（9）抗抑郁药的副作用可缓解癌症患者的症状，如神经性疼痛、疲劳、恶心、失眠症和热潮红。许多抗抑郁药本身也是抗焦虑药。

（10）当单一用药疗效不足或抑郁同时罹患精神病或偏执狂时，FDA推荐使用非典型抗精神病药作为辅助治疗[9]。

（11）精神兴奋剂起效较快，已经应用于伴抑郁的癌症患者的姑息治疗，适用于生存期过短且难以从其他抗抑郁药获益的患者。可单独使用，或作为初始用药，同时逐渐增加其他长效药物剂量。精神兴奋剂可改善抑郁患者症状和情绪，迅速缓解疲劳、嗜睡、厌食，甚至疼痛症状。然而，精神兴奋剂可诱发焦虑、震颤及失眠，因此应在早晨使用，最晚不迟于下午1时。对不能口服丸剂的患者，可使用苯哌啶醋酸甲酯皮肤贴（Daytrana）。

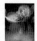
表9-7 常用抗抑郁药物

药物 首剂/剂量范围	抑郁	焦虑	疼痛	疼痛/热潮红	睡眠	恶心	疲劳
SNRI							
度洛西汀 首剂：20~30 mg/d 剂量范围：60~120 mg/d	+F	+F	+F	-	±	-	-
文拉法辛缓释胶囊 首剂：37.5 mg/d或75 mg/d 剂量范围：75~225 mg/d	+F	+F	+	+	±	-	-
TCA							
阿米替林 首剂：25~50 mg/d 剂量范围：100~300 mg/d	+F	-	+	-	+	-	-
地昔帕明 首剂：25~50 mg/d 剂量范围：100~300 mg/d	+F	-	+	-	+	-	-

续表

药物 首剂/剂量范围	抑郁	焦虑	疼痛	疼痛/热潮红	睡眠	恶心	疲劳
去甲替林 首剂：25 mg/d 剂量范围：50~200 mg	+F	-	+	-	+	-	-
精神兴奋剂							
苯哌啶醋酸甲酯 首剂：5~10 mg，每天1~2次 剂量范围：20~60 mg/d	+	-	-	-	-	-	+
莫达非尼 首剂：100~200 mg/d 剂量范围：200~400 mg/d	+	-	-	-	-	-	+
右旋苯丙胺/安非他命 首剂：5~15 mg，每天1~3次 剂量范围：20~60 mg/d	+	-	-	-	-	-	+

续表

药物 首剂剂量范围	抑郁	焦虑	疼痛	疼痛热潮红	睡眠	恶心	疲劳
其他							
丁螺环酮 首剂: 7.5 mg, 每天2次 剂量范围: 15~60 mg/d	+	+F	-	-	-	-	-
喹硫平缓释胶囊 首剂: 50 mg, 睡前 剂量范围: 150~300 mg/d	AF	+	-	-	+	-	-
奥氮平 首剂: 5 mg, 睡前 剂量范围: 10~20 mg/d	AF	-	-	-	+	+	-
米尔塔扎平 首剂: 15 mg, 每小时1次 剂量范围: 15~45 mg, 每小时1次	+F	+	-	+	+	-	-

+F: FDA批准适应证（Micromedex® 2.0. Truven Health Analytics 2012—2014）。

±: SNRI诱发失眠和嗜睡的概率相同。失眠者将每天的药物总量在早晨给予，嗜睡者将每天的药物总量在晚上给予。

AF: FDA批准辅助药物。

便秘的处理

1. 缓泻剂

· 患者喜欢服用的缓泻剂就是最好的通便药。选择通便药最好的方法就是与患者交流，了解他们曾服用的和喜欢的缓泻剂。

· 表9-8列出了常用缓泻剂的优缺点（没有直接比较不同缓泻剂之间疗效的优劣）。

· 缓泻剂的选择取决于实用性和患者其他的合并症情况。例如：

（1）与其他药物（如阿片类药物）混合后，山梨糖醇的甜味有助于患者忍受其他液体制剂苦味（Mary Poppins原则）。

（2）终末期肾病患者不能给予以镁离子为基础的缓泻剂或含磷酸盐的缓泻剂，因透析患者清除上述离子困难。

（3）乳果糖特别适用于进展期肝病患者，有助于肝性脑病的处理。

· 最近的随机对照试验显示多库酯钠等大便软化剂对番泻叶等缓泻剂治疗无任何帮助，因此无需添加[10]。

· 使用阿片类药物或其他治疗等可导致肠蠕动迟缓，给予纤维素类缓泻剂可导致大便梗阻，因此禁用。同样的原因，此类药物禁用于使用利尿剂的患者或不能口服足量液体的患者。

2. 灌肠

· 灌肠的效果取决于两个因素：灌肠液到达的深度和患者可保留灌肠液的时间。

表9-8 常用缓泻剂的优缺点

机制分类	药物名称	优点	缺点
刺激性泻药	番泻叶	· 易于服用 · 价格低廉，非处方药物	· 起效缓慢 · 诱发腹痛
	双醋苯啶	· 易于服用 · 价格低廉，非处方药物	· 起效缓慢 · 诱发腹痛
	氧化镁乳	· 易于服用 · 液体制剂 · 价格低廉，非处方药物	· 起效缓慢 · 不适用于透析患者
	柠檬酸镁	· 高效 · 液体制剂	· 不适用于透析患者 · 可导致脱水及电解质紊乱
渗透性泻药	葡糖醇	· 甜味有助于掩盖其他药物的苦味 · 高效 · 液体制剂	· 对某些人特别是老人而言味道太甜 · 轻度腹痛 · 腹胀 · 有大便失禁风险

续表

机制分类	药物名称	优点	缺点
	乳果糖	·对肝性脑病患者有帮助 ·高效 ·液体制剂	·对某些人特别是老人而言味道太甜 ·价格昂贵 ·腹胀 ·有大便失禁风险
	聚乙二醇	·价格低廉，非处方药物 ·高效 ·耐受性好	·可导致脱水及电解质紊乱 ·有大便失禁风险
纤维素类泻药	欧车前亲水胶	·适用于肠易激综合征患者 ·价格低廉，非处方药物 ·治疗大便失禁	·不能与阿片类药物和利尿剂合用 ·"沙粒样"口感
	果阿胶： benefiber无糖膳食纤维粉	·适用于肠易激综合征患者 ·价格低廉，非处方药物 ·治疗大便失禁	·不能与阿片类药物和利尿剂合用
	甲基纤维素： citrucel天然纤维素胶囊	·适用于肠易激综合征患者 ·价格低廉，非处方药物 ·治疗大便失禁	·不能与阿片类药物和利尿剂合用

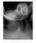

（1）灌肠效果与灌肠者密切相关，灌肠者务必不断指导患者改变体位，以使灌肠液通过结肠所有转弯处，抵达盲肠部位。

（2）最常用的灌肠液为非处方药磷酸钠（Fleets）。

（3）增强灌肠效果的其他灌肠液包括液状石蜡、自来水、乳果糖或钡剂（保留灌肠）。

（4）对于居家的患者，家庭医疗或临终关怀医院的护士可用牛奶和糖蜜灌肠剂行保留灌肠。

（5）对粪便嵌塞的患者，根据临床经验可先自下向内推动，然后再自上向外推动，即先灌肠，当患者开始排出少量粪便时，就开始给予强有力的缓泻剂。

3. 其他治疗

·对于顽固性便秘或粪便嵌塞患者，尚有其他几种处理方法。

（1）对大便嵌塞的患者灌肠无效后，可行Harris冲洗（译者注：将肛管置入直肠，冲洗粪便，随即吸除）。

（2）如果Harris冲洗无效，最后的办法是结肠镜冲洗。

（3）对阿片类药物诱发的便秘，皮下注射甲基纳曲酮（一种外周阿片类药物拮抗剂）颇为有效，不需要阿片类药物脱瘾[11]。该药也适用于拒绝灌肠患者。

（4）选择性氯化物通道拮抗剂Lubiprostone（Amitiza），可增加肠道液体分泌和肠动力，促进大便排泄。

恶心、呕吐

·与其他不适症状处置相似，恶心、呕吐的诊治也建立在其发生机制之上。了解其中的神经递质和发生机制，有针对性地制定治疗方案，减少毒副作用，降低治疗费用，避免千篇一律地给每一个患者使用昂丹司

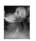

琼（枢复宁）。

· 图9-1显示了诱发恶心的刺激信号反馈至呕吐中枢的系统性信号通路，全面筛查病因可减少遗漏诊断的发生。

· 尽管大多数内科医生认为胃肠道改变是恶心的常见原因，但还有其他许多组织器官传递恶心刺激信号至呕吐中枢。然而，如果胃肠道为恶心、呕吐的原因，则甲氧氯普胺颇为有效，因为该药对胃肠道的影响是多方面的。

· 心因性恶心并不意味着患者伪装症状或"疯狂"。更准确地说，这是一种巴甫洛夫条件反射，即一种潜意识学习而得的行为。甚至在始发因素去除后，恶心、呕吐症状依然存在，并可逐渐发展为慢性。

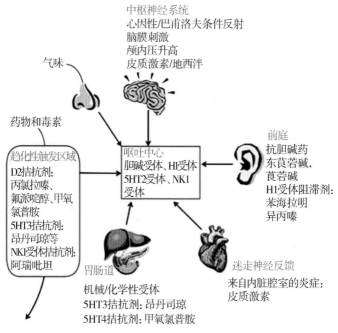

图9-1　恶心、呕吐机制及相关治疗

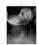

（1）始发因素被相关触发机制置换后，当再次接触触发因素时，可出现巴甫洛夫条件反射。

（2）典型的表现是，当患者看见癌症中心、输液中心或在化疗袋悬挂之前，即可诱发恶心、呕吐。

（3）这些患者体重多不会明显下降，饮水多无问题。

（4）由于无法避免触发因素，因此可按时给予苯二氮䓬类药物，以打断大脑皮层的信号联系。

· 脑转移，包括软脑膜病变，可导致恶心呕吐。持续的顽固性恶心、呕吐应排查是否脑转移。可给予短疗程大剂量的类固醇（比如地塞米松，连用5天），以减少相关水肿和炎症反应，暂时缓解恶心、呕吐症状，直至脑部病灶得以确定处置。

· 趋化因子触发中心（CTZ）是药物诱发恶心、呕吐的最常见信号整合部位。

（1）CTZ的生理作用在于通过检测血液中的毒素并诱发呕吐，以保护机体避免食物中毒。

（2）CTZ是一个多巴胺中心，许多止吐药是多巴胺受体阻断剂，通过CTZ而发挥作用，如丙氯拉嗪与氟哌啶醇。

（3）其他止吐药是将多巴胺受体阻断剂和抗胆碱药混合而成，如异丙嗪和曲美苄胺。

（4）添加抗胆碱药，减少多巴胺受体阻断剂的副作用（如张力障碍），同时增加了针对前庭系统的止吐效应。

· 采集每一个恶心、呕吐患者信息时，均需询问有无前庭系统触发因素。由于嗅觉神经直接将信号传递至呕吐中心，因此除了避开和覆盖气味源外，对气味诱发的恶心、呕吐无任何处理办法。

肠 梗 阻

· 卵巢癌患者恶性肠梗阻（MBO）的发病率为25%～50%，见于该病的各个阶段[12]。

　　· 几种不同机制同时起作用。

　　（1）肿瘤或水肿压迫肠道。

　　（2）肿瘤浸润肠道浆膜层和肌层，导致肠动力下降及假性肠梗阻。

　　（3）肠腔内肿瘤堵塞。

　　（4）因放疗或手术史导致腹腔内纤维化[13]。

· 图9-2显示肠梗阻症状的发生机制[14]。

· 梗阻部位不同导致症状差异，常为多部位梗阻。疼痛最为常见，见于超过90%的患者（表9-9）[15]。

· 与非MBO不同，MBO发展缓慢，历时较久，间断发作，以不完全性肠梗阻起病，并逐渐加重，最后发展为完全性肠梗阻。

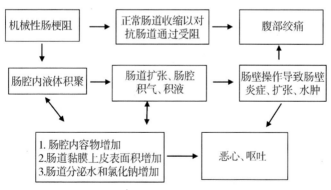

图9-2　肠梗阻症状发生机制

417

表9-9　不同梗阻部位的症状差异

症状	胃/小肠	结肠
呕吐	呕吐量大，以未消化食物或水为主	呕吐量小，呕吐物含肠内容物
疼痛	严重、间歇短、位于脐周、往往是始发症状	症状出现晚、痉挛痛、发作间期长
腹胀	胃梗阻可能无腹胀	可见
厌食	常见症状	不常见症状

· 卵巢癌患者罹患MBO的典型表现为非急腹症，肠绞窄或穿孔少见。因此，有充足的时间行放射影像学检查，进而决定最好的治疗策略。

1. 诊断评估

· 腹部立卧位X线检查是小肠梗阻的首选诊断手段，可发现扩张肠襻和气液平面。如果无肠梗阻表现，可能为功能性肠梗阻。

· CT扫描可评估病变范围、梗阻位置及协助选择处理方法。相对腹部平片，CT诊断MBO的敏感性及特异性较高；然而，癌播散可能遗漏诊断。比如，CT检查诊断直径不足0.5 cm的卵巢癌种植灶的概率仅为20%[16, 17]。

（3）如果怀疑胃出口梗阻、近端十二指肠或结肠梗阻，应行内镜检查，必要时予支架扩张。

2. 处置方法

· MBO的处理方法。

（1）外科旁路手术。

（2）远端小肠梗阻或大肠梗阻行造口术。

（3）十二指肠或结肠梗阻者行支架置入术。

（4）药物治疗。

（5）为排出胃肠道内气体而行胃造口术。

· 是否给予患者姑息性外科手术治疗难以决断，相关资料匮乏。外科手术治疗不良结局的相关因素包括以下几点。

（1）高龄。

（2）ECOG3～4级〔译者注：美国东部肿瘤协作组（Eastern Cooperative Oncology Group，ECOG）制定的一个简化活动状态评分表，将患者的活动状态分为0～5级。一般认为3～4级患者不适宜进行化疗〕。

（3）弥散性癌播散导致的MBO。

（4）多部位梗阻。

（5）大量腹水。

（6）营养不良。

（7）肠道动力紊乱。

· 下列MBO患者适宜行腹腔镜探查术。

（1）体力状况良好。

（2）最少还有几个月的生存期。

（3）单一部位梗阻。

（4）无腹水。

术前应和患者讨论造口的可能性。

· 不适宜手术的患者，可予以药物治疗，以缓解疼痛、腹部绞痛，减轻恶心、呕吐症状，尽可能避免使用胃肠减压管。为缓解疼痛，可皮下或静脉给予阿片类药物，最好使用患者自控镇痛泵（PCA）。减少胃肠道分泌的药物可缓解恶心和疼痛（表9-10）。

（1）相较于东莨菪碱，奥曲肽可更好地缓解MBO症状，耐受性良好，副作用较少。

（2）长效奥曲肽可予以肌内注射，但是皮下注射必须在肌内注射后1周内进行，然后每月行肌内注射[13]。

表9-10 适用于肠梗阻时减少胃肠道分泌的药物

药物	类别	给予途径	剂量	副作用/问题
东莨菪碱	抗胆碱药	皮下注射、静脉注射、肌内注射	0.6~1 mg，每天3~4次	口干、谵妄、尿潴留、便秘
东莨菪碱皮肤贴	抗胆碱药	经皮肤	1.5 mg/片，每72小时1次	口干、谵妄、尿潴留、便秘
甘罗溴铵	抗胆碱药	皮下注射、静脉注射	0.2 mg，每4~6小时1次	口干、尿潴留、便秘
奥曲肽	生长抑素类似物	皮下注射、静脉注射	每天400~1 200 μg，持续输注或间断输注，每天2~3次	价格昂贵，长期使用的患者需每月肌内注射

（3）地塞米松应与奥曲肽同时给予，以减少肿瘤性炎症，加速缓解MBO症状。使用方法是高剂量治疗，每天16～20 mg，连用5天，开始经静脉给药，当患者耐受口服液时，改用口服，按时予以止吐药以控制恶心、呕吐反应。

· 为排出胃肠道内积气而行胃造口术的适应证。

（1）非手术治疗患者药物治疗失败。

（2）再次梗阻的可能性极大。

（3）行胃造口术后可在以下方面获益：①较胃肠减压管更为舒服；②满足经口进食的欲望；③患者在家也可用吸引器或注射器行胃肠减压，从而缓解恶心呕吐。

（4）对于弥漫性癌扩散、肿瘤包围胃壁及腹水患者，也可实施胃造口术。

（5）腹水患者，应予以先期腹腔穿刺置管引流术，以减少造口渗漏的发生。

（6）胃造口术后超过90%的患者恶心、呕吐症状缓解。

（7）胃造口术并发症发生率为15%～25%，发生率从高至低排序为：渗漏、造口周围感染、造口管梗阻、造口管移位、造口管故障、出血及腹膜炎。

（8）经胃造口置管后，可安全化疗[18]。

腹　　水

· 由于腹腔恶性肿瘤而导致的液体在腹膜腔积聚即为恶性腹水。

· 初诊卵巢癌患者恶性腹水的发生率约为1/3，死亡时为2/3[19]。

· 恶性腹水导致的症状繁多，患者难以忍受，令患者最痛苦的症状包括腹痛、腹胀、早饱、恶心、呕吐、呼吸困难、端坐呼吸、行动及弯腰困难[20, 21]。

· 恶性腹水形成机制与下列因素有关。

（1）血管通透性增加。

（2）液体分泌增加。

（3）淋巴管堵塞。

（4）肾素–血管紧张素系统激活。

（5）肝转移导致门静脉高压。

· 正常情况下，腹膜腔毛细血管分泌组织液，淋巴管将其重吸收。癌肿通过多种途径打乱上述平衡，形成腹水。

（1）首先，肿瘤微血管易于渗漏，含高蛋白的组织液进入腹腔。

（2）肿瘤细胞、内皮细胞和血管内皮生长因子促使形成过量液体。

（3）淋巴管多为肿瘤阻塞，阻碍液体重吸收至静脉系统。

（4）淋巴管回流障碍导致血容量不足，激活肾素血管紧张素系统，肾脏重吸收钠与水增加，导致水钠潴留。

（5）最后，肝转移灶导致门静脉高压症和腹水形成[21, 22]。

治疗

· 总体而言，恶性腹水使用利尿剂治疗资料匮乏，无对比利尿剂和腹腔穿刺术的临床试验研究。

（1）将近40%的患者对利尿剂有反应[20]。巨块型肝转移可导致门静脉高压症，可形成腹水，利尿剂适用于此类患者（血清白蛋白/腹水白蛋白＞1.1）。

（2）螺内酯（醛固酮拮抗剂）抑制肾脏水和钠重吸收，是常用的治疗恶性腹水的一线药物。初始剂量为每天100 mg，可逐渐增加至每天400 mg。

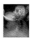

（3）呋塞米初始剂量为每天20 mg，可逐渐增加至每天40～80 mg，务必检测并维持平衡血清钾离子浓度。

（4）肝硬化患者，螺内酯与呋塞米比例为100∶40，可保持血清钾离子正常。呋塞米可导致低钾血症，使用时需监测血清电解质平衡。

（5）最理想的体重下降指标为每天0.5 kg，不超过每天1 kg。过度利尿可导致低血容量、低血压及肾损伤。

（6）初始使用较低剂量，然后逐渐增加，可降低上述风险。

（7）呋塞米易于导致低血压，可分两次给予，每次用其半量。

（8）螺内酯半衰期较长，应每天给予1次[23]。

·腹腔穿刺术是恶性腹水最常用且非常有效的处理措施。

（1）据报道一次性引流9 L腹水仍未出现低血压或肾功能不全等并发症[19]。在不予以静脉补液或输注白蛋白的情况下，引流5 L腹水通常是安全的，不会导致低血压。

（2）腹腔穿刺术并发症包括低蛋白血症、低血压、继发性腹膜炎。明显出血、肠穿孔和肺栓塞少见[24]。

（3）可能情况下，应在B超定位引导下穿刺置管。腹水再次积聚相当常见，因此应限制肠外液体输注，抑制腹水再次快速形成。

（4）再次置管使用同一个穿刺部位是安全的，可在门诊完成穿刺术，对于临终的患者甚至可在家中完成。

（5）通常联合使用腹腔穿刺术和利尿剂以控制腹水，对患者接受穿刺术的次数无任何限制。

·对于需每周多次穿刺引流的患者，介入科医生可置入经隧道的腹腔导管。该导管体外长约30 cm，可绑在患者腹部，藏于衣服下面。

（1）患者可在家中将腹水引流至收集袋。

（2）据文献报道，腹腔导管感染和堵塞的发生率为4%~6%[20]。

（3）此导管置入术要求患者预期寿命至少30天。

（4）对于每周需要多次（＞1次）腹腔穿刺术的患者，如要转到临终关怀医院或无医生行穿刺术的家中，也要在出院前行经隧道的腹腔导管置入术。

·最近，关于恶性腹水化疗的研究已经开始。

（1）如果腹水的形成依赖于不正常的肿瘤血管形成及其通透性改变，那么血管内皮生长因子（VEGF）抑制剂对卵巢癌相关腹水具有治疗作用。

（2）临床试验已经证实抗血管形成药物贝伐珠单抗可控制恶性腹水的形成。

（3）Numnum等报道4例复发性卵巢癌伴腹水形成患者，需频繁腹腔穿刺，给予贝伐珠单抗15 mg/kg，每3周1次。所有患者腹水症状缓解，毒副作用尚可接受。随访6个月，贝伐珠单抗治疗后，4例患者均不需治疗性的腹腔穿刺术[25]。

（4）Hamilton等报道1例复发的进展期卵巢癌伴严重腹水形成且体力状况较差的老年患者，接受腹腔内注射贝伐珠单抗（5 mg/kg），用药2次后，改善了患者腹水症状和生活质量[26]。

·一种阻止与VEGF受体结合的融合蛋白VEGF-trap也应用于顽固性腹水的治疗。

（1）VEGF-trap（或称为Aflibercept）含有VEGFR-1的第二结合区和VEGFR-2的第三结合区[27]。通过将这些细胞外蛋白序列与人IgG骨架的Fc段结合，开发出一种对VEGF高结合力的嵌合蛋白质，可与VEGF-A家族所有的异构体结合[27, 28]。

（2）几个单一用药和联合用药的Ⅱ期临床试验已经探讨了VEGF-trap（Aflibercept）治疗包括卵巢癌在内的实体肿瘤所致腹水的安全性和有效性[29, 30]。已发表2个使用VEGF-trap治疗进展期卵巢上皮癌伴严重腹水的报道。Colombo等登记16例化疗无效的进展期卵巢上皮癌伴严重腹水患者，行Ⅱ期临床试验探讨VEGF-trap治疗的安全性和有效性[31]。最主要的观察终点为重复腹腔穿刺的反应率（repeat paracentesis response rate，RPRR），要求治疗后重复穿刺的间隔时间至少是基线间隔时间的2倍，方可认为对VEGF-trap治疗有反应。当RPRR≥60%时，则认为VEGF-trap治疗对恶性腹水有效。结果显示再次腹腔穿刺的间隔时间平均为76.0天（95%CI为64.0～178.0），较基线时间（16.8天）延长4.5倍。

Gotlieb使用VEGF-trap治疗进展期卵巢上皮癌伴严重腹水患者，结果显示与安慰剂相比，再次腹腔穿刺的间隔时间明显延长（55.1天，安慰剂组为23.3天；延长31.8天，95%CI为10.6～53.1，P=0.001 9），更为惊奇的是，在实验组采用双盲治疗前提下，有2例患者持续6个月不需行再次穿刺术。

呼 吸 困 难

· 呼吸困难主观上感觉"空气缺乏"或"气喘"，客观表现为呼吸急促。虽然二者通常密切相关，但未必一定如此。比如恐慌发作的患者多出现呼吸困难，导致过度通气，但他们的呼吸状态正常；另外，许多慢性心肺疾病患者可有呼吸急促，呼吸频率异常，但主观上症状轻微。

· 呼吸困难的原因广泛，涉及自头至盆腔的各种器官组

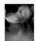

织。尽管多数医生倾向于心肺疾病为首要原因，但也要考虑其他解剖区域，以免漏诊或忽视其他有关因素。

· 既然呼吸困难为主观感觉，那么其最后信号通路则为大脑皮质。因此，尽管呼吸困难的病因位于其他部位，但焦虑颇为常见，地西泮治疗有效。

（1）位于皮质层或大脑呼吸中枢的肿瘤转移或梗死等脑部病变，罕见导致呼吸困难。

（2）鼻腔病变可导致主观呼吸困难，尽管气道充分开放。比如，鼻出血并没有导致全身性影响的情况下，也可导致明显的呼吸困难和焦虑。

（3）肿瘤头部和颈部转移可导致气道堵塞。由于大部分急性堵塞源于水肿，所以类固醇可使梗阻短暂缓解，长期缓解需要放疗或手术。

· 心肺疾病导致的呼吸困难多种多样。

（1）妇科恶性肿瘤患者最常见的原因为肺栓塞。

（2）在生命最后阶段，最常见的原因为吸入性肺炎。

（3）癌症相关胸腔积液颇为常见，可行胸腔穿刺术或留置胸腔引流管。

（4）肺转移和淋巴管转移所致呼吸困难罕见，心包受累同样少见。

（5）气道堵塞可行支气管镜支架置入术，同时行或不行激光治疗。

（6）肺淋巴管播散可用大剂量类固醇予以姑息治疗，但此时生存期大概仅有几天至几周。

（7）心包穿刺术可暂时缓解恶性心包积液症状，直至行心包膜开窗术之后也有疗效。

· 脊椎转移导致呼吸困难有两种机制。

（1）第5颈椎水平以上的脊髓受压或神经根侵犯可导致膈肌麻痹，可用大剂量类固醇予以姑息治疗，更有效的

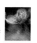

方法是放疗或外科手术。

（2）多发性脊椎转移可导致脊椎压缩骨折，形成脊柱后弯。严重的胸部脊柱后弯可导致限制性肺疾病。张力性恶性腹水可影响膈肌舒张。

治疗

· 非特异性的一线治疗药物为阿片类药物，所有阿片类药物均有效。然而，尽管安全，该类药物在呼吸困难的处置中一直没有得到充分使用[33, 34]。

· 支气管扩张药、黏液溶解药或生理盐水雾化吸入可用于喘鸣患者或可疑肺部黏液栓塞的患者。

· 利用潜水反射进行非药物治疗，如凉风吹面或凉毛巾敷面。

· 对无低氧血症的患者，吸氧无益[35]。

总　结

许多治疗方法可用于缓解妇科恶性肿瘤患者的疼痛和其他不适症状。理想的处置策略是基于症状发作机制的系统治疗。姑息治疗可提高患者整个病程的生活质量。诊治医师胜任此种繁重的工作，并将复杂的信息提交姑息治疗组以充分讨论，确定更适宜的处理策略，以最大限度地改善患者的生活质量。

参 考 文 献

［1］WHO Definition Of Palliative Care. http：//www. who. int/cancer/palliative/definition/en/［DB/OL］. Accessed 5 June, 2014.

［2］PANTILET S, ANDERSON W, GONZALES M, et al. Hospital-based palliative medicine：a practical, evidence-based approach［M］. Hoboken：John Wiley & Sons, 2015.

[3] FERRIS AND PIRRELLO. Improving equianalgesic dosing for chronic pain management [R] // American Association for Cancer Education Annual Meeting Presentation, Cincinnati, OH, Sept 2005.

[4] ATTAL N, CRUCCU G, BARON R, et al. EFNS guidelines on the pharmacological treatment of neuropathic pain: 2010 revision [J] . Eur J Neurol, 2010, 17 (9) : 1113–e88.

[5] CHASE D M, MONK B J. Supportive care for women with gyne-cologic cancers [J] . Expert Rev Anticancer Ther, 2008, 8 (2) : 227–241.

[6] KIRKOVA J, DAVIS M P. Cancer symptom assessment instru-ments: a systematic review [J] . J Clin Oncol, 2006, 24: 1459–1473.

[7] CHOCHINOV H M, WILSON K G. Are you depressed? Screening for depression in the terminally ill [J] . Am J Psychiatry, 1997, 154: 674–676.

[8] LI M, FITZGERALD P, RODIN G. Evidence–based treatment of depression in patients with cancer [J] . J Clin Oncol, 2012, 30: 1187–1196.

[9] GAO K, SHEEHAN D V, CALABRESE J R. Atypical antipsychot-ics in primary general anxiety disorders or comorbid with mood disor-ders [J] . Expert Rev Neurother, 2009, 9 (8) : 1147– 1158.

[10] TARUMI Y, WILSON M P, SZAFRAN O, et al. Rand-omized, double–blind, placebo–controlled trial of oral docusate in the management of constipation in hospice patients [J] . J Pain Symptom Manage, 2013, 45 (1) : 2–13.

[11] THOMAS J, KARVER S, COONEY G A, et al. Methylnal-trexone for opioid–induced constipation in advanced illness [J] . N Engl J Med, 2008, 358 (22) : 2332–2343.

［12］POTHURI B，MONTEMARANO M，GERARDI M，et al. Percutaneous endoscopic gastrostomy tube placement in patients with malignant bowel obstruction due to ovarian carcinoma［J］. Gynecol Oncol，2005，96（2）：330-334.

［13］MATULONIS U A，SEIDEN M V，ROCHE M，et al. Longacting octreotide for the treatment and symptomatic relief of bowel obstruction in advanced ovarian cancer［J］. J Pain Symptom Manage，2005，30（6）：563-569.

［14］RIPAMONTI C I，EASSON A M，GERDES H. Management of malignant bowel obstruction［J］. Eur J Cancer，2008，44（8）：1105-1115.

［15］RIPAMONTI C，TWYCROSS R，BAINES M，et al. Clinical-practice recommendations for the management of bowel obstruction in patients with end-stage cancer［J］. Support Care Cancer，2001，9（4）：223-233.

［16］DE BREE E，KOOPS W，KRÖGER R，et al. Peritoneal carcinomatosis from colorectal or appendiceal origin：correlation of preoperative CT with intraoperative findings and evaluation of interobserver agreement［J］. J Surg Oncol，2004，86（2）：64-73.

［17］JACQUET P，JELINEK J S，STEVES M A，et al. Evaluation of computed tomography in patients with peritoneal carcinomatosis［J］. Cancer，1993，72（5）：1631-1636.

［18］RATH K S，LOSETH D，MUSCARELLA P，et al. Outcomes following percutaneous upper gastrointestinal decompressive tube placement for malignant bowel obstruction in ovarian cancer［J］. Gynecol Oncol，2013，129（1）：103-106.

［19］HARDING V，FENU E，MEDANI H，et al. Safety，costeffectiveness and feasibility of daycase paracentesis in the management of malignant ascites with a focus on ovarian cancer［J］. Br J

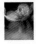
Cancer, 2012, 107（6）: 925-930.

［20］FLEMING N D, ALVAREZ-SECORD A, VON GRUENIGEN V, et al. Indwelling catheters for the management of refractory malignant ascites: a systematic literature overview and retrospective chart review［J］. J Pain Symptom Manage, 2009, 38（3）: 341-349.

［21］BECKER G, GALANDI D, BLUM H E. Malignant ascites: systematic review and guideline for treatment［J］. Eur J Cancer, 2006, 42（5）: 589-597.

［22］WOOPEN H, SEHOULI J. Current and future options in the treatment of malignant ascites in ovarian cancer［J］. Anticancer Res, 2009, 29（8）: 3353-3359.

［23］RUNYON B A. Management of adult patients with ascites due to cirrhosis: update［DB/OL］. http: //www. aasld. org/practiceguidelines/Documents/ascitesupdate2013. pdf, 2013, Accessed 11/12/13.

［24］SANGISETTY S L, MINER T J. Malignant ascites: a review of prognostic factors, pathophysiology and therapeutic measures［J］. World J Gastrointest Surg, 2012, 4（4）: 87-95.

［25］NUMNUM T M, ROCCONI R P, WHITWORTH J, et al. The use of bevacizumab to palliate symptomatic ascites in patients with refractory ovarian carcinoma［J］. Gynecol Oncol, 2006, 102（3）: 425-428.

［26］HAMILTON C A, MAXWELL G L, CHERNOFSKY M R, et al. Intraperitoneal bevacizumab for the palliation of malignant ascites in refractory ovarian cancer［J］. Gynecol Oncol, 2008, 111（3）: 530-532.

［27］STEWART M W, GRIPPON S, KIRKPATRICK P. Aflibercept［J］. Nat Rev Drug Discov, 2012, 11（4）: 269-270.

[28] STEWART M W. Aflibercept（VEGF Trap-eye）: the newest anti-VEGF drug [J]. Br J Ophthalmol, 2012, 96（9）: 1157-1158.

[29] GAYA A, TSE V. A preclinical and clinical review of aflibercept for the management of cancer [J]. Cancer Treat Rev, 2012, 38（5）: 484-493.

[30] TENG L S, JIN K T, HE K F, et al. Clinical applications of VEGF-trap（aflibercept）in cancer treatment [J]. J Chin Med Assoc, 2010, 73（9）: 449-456.

[31] COLOMBO N, MANGILI G, MAMMOLITI S, et al. A phase II study of aflibercept in patients with advanced epithelial ovarian cancer and symptomatic malignant ascites [J]. Gynecol Oncol, 2012, 125（1）: 42-47.

[32] GOTLIEB W H, AMANT F, ADVANI S, et al. Intravenous aflibercept for treatment of recurrent symptomatic malignant ascites in patients with advanced ovarian cancer: a phase 2, randomised, double-blind, placebo-controlled study [J]. Lancet Oncol, 2012, 13（2）: 154-162.

[33] CLEMENS K E, QUEDNAU I, KLASCHIK E. Is there a higher risk of respiratory depression in opioid-naïve palliative care patients during symptomatic therapy of dyspnea with strong opioids? [J]. J Palliat Med, 2008, 11（2）: 204-216.

[34] GOMUTBUTRA P, O'RIORDAN D L, PANTILAT S Z. Management of moderate-to-severedyspnea in hospitalized patients receiving palliative care [J]. J Pain Symptom Manage, 2013, 45（5）: 885-891.

[35] DAVIDSON P M, JOHNSON M J. Update on the role of palliative oxygen [J]. Curr Opin Support Palliat Care, 2011, 5（2）: 87-91.

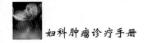

索　引

A

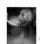

P

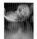

S

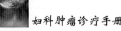

T

V